慢性病诊疗管理实务

□ 丛书主编　饶　莉　何晓俐
□ 学术顾问　程南生　李　卡

慢性病
诊疗管理模式

——以四川大学华西医院为例

主编　谭明英　滕世伟　何建萍

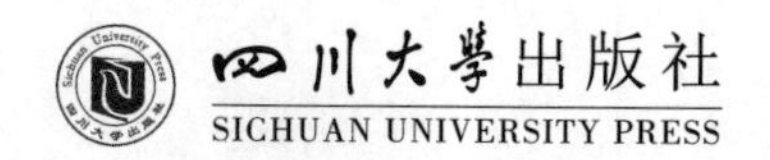

项目策划：周　艳
责任编辑：周　艳
责任校对：张宇琛　张伊伊
封面设计：墨创文化
责任印制：王　炜

图书在版编目（CIP）数据

慢性病诊疗管理模式 ：以四川大学华西医院为例 / 谭明英，滕世伟，何建萍主编． — 成都 ：四川大学出版社，2021.8

（慢性病诊疗管理实务 / 饶莉，何晓俐主编）

ISBN 978-7-5690-4878-0

Ⅰ．①慢… Ⅱ．①谭… ②滕… ③何… Ⅲ．①慢性病－诊疗 Ⅳ．①R4

中国版本图书馆 CIP 数据核字（2021）第 158147 号

书名　慢性病诊疗管理模式——以四川大学华西医院为例
MANXINGBING ZHENLIAO GUANLI MOSHI—YI SICHUAN DAXUE HUAXI YIYUAN WEI LI

主　　编	谭明英　滕世伟　何建萍
出　　版	四川大学出版社
地　　址	成都市一环路南一段 24 号（610065）
发　　行	四川大学出版社
书　　号	ISBN 978-7-5690-4878-0
印前制作	四川胜翔数码印务设计有限公司
印　　刷	四川盛图彩色印刷有限公司
成品尺寸	170mm×240mm
印　　张	21
字　　数	400 千字
版　　次	2021 年 8 月第 1 版
印　　次	2021 年 8 月第 1 次印刷
定　　价	98.00 元

◆ 读者邮购本书，请与本社发行科联系。
电话：(028)85408408/(028)85401670/
(028)86408023　邮政编码：610065
◆ 本社图书如有印装质量问题，请寄回出版社调换。
◆ 网址：http://press.scu.edu.cn

四川大学出版社
微信公众号

编委会

目　　录

第一章　慢性病管理概述……………………………………………………（ 1 ）
第一节　慢性病管理相关政策导向……………………………………………（ 3 ）
第二节　慢性病管理相关理论…………………………………………………（ 10 ）
第三节　医院慢性病管理组织体系……………………………………………（ 15 ）
第四节　医院慢性病管理办公室………………………………………………（ 21 ）
第五节　慢性病管理专病项目小组……………………………………………（ 22 ）
第二章　医院契约式慢性病管理……………………………………………（ 25 ）
第一节　医院契约式慢性病健康管理体系建设………………………………（ 27 ）
第二节　大型综合医院契约式慢性病连续性健康管理模式…………………（ 33 ）
第三节　医院慢性病随访体系建设……………………………………………（ 40 ）
第四节　医院契约式慢性病健康管理质量控制………………………………（ 46 ）
第三章　医院门诊慢性病就诊管理…………………………………………（ 55 ）
第一节　门诊慢性病专科层级管理……………………………………………（ 57 ）
第二节　门诊特殊慢性病管理…………………………………………………（ 63 ）
第三节　老年/特约门诊管理 …………………………………………………（ 71 ）
第四节　精神病门诊管理………………………………………………………（ 81 ）
第五节　慢性病双向转诊管理…………………………………………………（ 89 ）
第四章　门诊慢性病多学科诊疗……………………………………………（ 95 ）
第一节　门诊慢性病多学科诊疗概述…………………………………………（ 97 ）
第二节　案例分享………………………………………………………………（109）
第五章　慢性病门诊护理工作管理…………………………………………（113）
第一节　慢性病门诊护理工作概述……………………………………………（115）
第二节　慢性病门诊护理工作岗位设置与服务内容…………………………（117）
第三节　伤口总论………………………………………………………………（119）
第四节　慢性病门诊各类造口的护理工作管理………………………………（135）

第六章　慢性病合理用药与药学服务模式……………………………（149）
　第一节　慢性病合理用药………………………………………………（151）
　第二节　国内外慢性病管理中的药学服务模式………………………（177）
　第三节　药学服务模式与慢性病管理…………………………………（178）
第七章　医院慢性病的互联网管理……………………………………（213）
　第一节　慢性病在线诊疗………………………………………………（216）
　第二节　慢性病在线咨询………………………………………………（222）
　第三节　慢性病远程会诊………………………………………………（228）
第八章　慢性病管理中医患沟通技巧…………………………………（233）
　第一节　沟通的概念及分类……………………………………………（235）
　第二节　慢性病诊疗中的医患沟通……………………………………（246）
　第三节　慢性病管理中的医际沟通……………………………………（257）
第九章　慢性病管理与医疗保障………………………………………（259）
　第一节　医疗保障相关概念……………………………………………（261）
　第二节　我国慢性病管理与医疗保障相关政策………………………（262）
　第三节　我国慢性病门诊医疗保障体系制度…………………………（269）
　第四节　成都市门诊慢性病保障政策介绍……………………………（271）
第十章　慢性病管理与分级诊疗和医联体……………………………（289）
　第一节　分级诊疗和医联体相关概念…………………………………（291）
　第二节　慢性病管理与分级诊疗和医联体的关系……………………（293）
　第三节　我国分级诊疗和医联体的发展………………………………（294）
　第四节　分级诊疗和医联体模式下慢性病管理实践和建议…………（298）
第十一章　医学科研工作………………………………………………（301）
　第一节　医学科研课题的选择…………………………………………（303）
　第二节　科研设计………………………………………………………（308）
　第三节　科研课题申报…………………………………………………（314）
　第四节　科研成果鉴定与转化…………………………………………（320）
　第五节　慢性病科研工作简介…………………………………………（322）
参考文献…………………………………………………………………（323）

第一章 慢性病管理概述

第一节　慢性病管理相关政策导向

一、《“健康中国 2030”规划纲要》

《“健康中国 2030”规划纲要》是新中国成立以来首次在国家层面提出的健康领域中长期战略规划，是贯彻落实党的十八届五中全会精神、保障人民健康的重大举措，对全面建设小康社会、加快推进社会主义现代化具有重大意义。

（一）基本原则

1. 健康优先

把健康摆在优先发展的战略地位，立足国情，将促进健康的理念融入公共政策制定实施的全过程，加快形成有利于健康的生活方式、生态环境和经济社会发展模式，实现健康与经济社会良性协调发展。

2. 改革创新

坚持政府主导，发挥市场机制作用，加快关键环节改革步伐，冲破思想观念束缚，破除利益固化藩篱，清除体制机制障碍，发挥科技创新和信息化的引领支撑作用，形成具有中国特色、促进全民健康的制度体系。

3. 科学发展

把握健康领域发展规律，坚持预防为主、防治结合、中西医并重，转变服务模式，构建整合型医疗卫生服务体系，推动健康服务从规模扩张的粗放型转变为质量效益提升的绿色集约式发展，推动中医药和西医药协调发展，提升健康服务水平。

4. 公平公正

以农村和基层为重点，推动健康领域基本公共服务均等化，维护基本医疗卫生服务的公益性，逐步缩小城乡、地区、人群间基本健康服务和健康水平的差异，实现全民健康覆盖，促进社会公平。

（二）战略目标

（1）人民健康水平持续提升；
（2）主要健康危险因素得到有效控制；
（3）健康服务能力大幅提升；
（4）健康产业规模显著扩大；
（5）健康的制度体系更加完善。

（三）核心内容

《“健康中国 2030”规划纲要》共分为二十九个章节。

首先，阐述维护人民健康和推进健康中国建设的重大意义，总结我国健康领域改革发展的成就，分析未来 15 年面临的机遇与挑战，确立了“以促进健康为中心”的“大健康观”“大卫生观”，提出将这一理念融入公共政策制定实施的全过程，统筹应对广泛的健康影响因素，全方位、全生命周期维护人民群众健康的基本定位。

其次，着眼长远与立足当前相结合，围绕全面建成小康社会、实现“两个一百年”奋斗目标的国家战略，充分考虑与经济社会发展各阶段目标相衔接，与联合国“2030 年可持续发展议程”要求相衔接，同时针对当前突出问题，创新体制机制，从全局高度统筹卫生计生、体育健身、环境保护、食品药品、公共安全、健康教育等领域政策措施，形成促进健康的合力，走具有中国特色的健康发展道路。以人民健康为中心，坚持以基层为重点，以改革创新为动力，预防为主，中西医并重，将健康融入所有政策。人民共建共享的卫生与健康工作方针突出强调了三项重点内容：

（1）预防为主、关口前移，推行健康生活方式，减少疾病发生，促进资源下沉，实现可负担、可持续的发展；

（2）调整优化健康服务体系，强化早诊断、早治疗、早康复，在强基层的基础上，促进健康产业发展，更好地满足群众健康需求；

（3）将“共建共享、全民健康”作为建设健康中国的战略主题，坚持政府主导，动员全社会参与，推动社会共建共享，人人自主自律，实现全民健康。

最后，提出了健康中国“三步走”的目标：到2020年，主要健康指标居于中高收入国家前列；到2030年，主要健康指标进入高收入国家行列；到2050年，建成与社会主义现代化国家相适应的健康国家。

二、《中国防治慢性病中长期规划（2017—2025年）》

《中华人民共和国国民经济和社会发展第十三个五年规划纲要》和《“健康中国2030”规划纲要》均提出了“实施慢性病综合防控战略”的任务要求。在我国日益严峻的慢性病发病形势和政策引导下，2017年1月，国务院印发了《中国防治慢性病中长期规划（2017—2025年）》（以下简称《规划》），针对我国慢性病的现实需求和未来发展趋势，明确了未来8年慢性病防治的发展目标和工作重心，部署做好未来5～10年的慢性病防治工作。

（一）基本原则

1. 坚持统筹协调

统筹各方资源，健全政府主导、部门协作、动员社会、全民参与的慢性病综合防治机制，将健康融入所有政策，调动社会和个人参与防治的积极性，营造有利于慢性病防治的社会环境。

2. 坚持共建共享

倡导“每个人是自己健康第一责任人”的理念，促进群众形成健康的行为和生活方式。构建自我为主、人际互助、社会支持、政府指导的健康管理模式，将健康教育与健康促进贯穿于全生命周期，推动人人参与、人人尽力、人人享有。

3. 坚持预防为主

加强行为和环境危险因素控制，强化慢性病早期筛查和早期发现，推动由疾病治疗向健康管理转变。加强医防协同，坚持中西医并重，为居民提供公平可及、系统连续的预防、治疗、康复、健康促进等一体化的慢性病防治服务。

4. 坚持分类指导

根据不同地区、不同人群慢性病流行特征和防治需求，确定针对性的防治目标和策略，实施有效防控措施。充分发挥国家慢性病综合防控示范区的典型引领作用，提升各地区慢性病防治水平。

（二）规划目标

《规划》将慢性病防控的具体指标量化。到 2020 年，慢性病防控环境显著改善，降低因慢性病导致的过早死亡率，力争 30～70 岁人群因心脑血管疾病、癌症、慢性呼吸系统疾病和糖尿病导致的过早死亡率较 2015 年降低 10%。到 2025 年，慢性病危险因素得到有效控制，实现全人群全生命周期健康管理，力争 30～70 岁人群因心脑血管疾病、癌症、慢性呼吸系统疾病和糖尿病导致的过早死亡率较 2015 年降低 20%。逐步提高居民健康期望寿命，有效控制慢性病疾病负担。

（三）内容解读

《规划》强调加强慢性病的宣传教育和预防，实现由“以治病为中心”向“以健康为中心”转变，坚持预防为主，提高生存质量的基本原则。《规划》中还强调慢性病的二级预防，以血压、血糖、血脂、肺功能、大便隐血等指标监测为重点，推进居民健康体检，促进慢性病早期发现，逐步开展慢性病高危人群的患病风险评估和干预指导。同时，《规划》强调贯彻零级预防理念，将慢性病的筛查工作进一步前移，全面加强幼儿园、中小学营养均衡、口腔保健、视力保护等健康知识和行为方式教育，强化个人防病理念，促进改变不恰当的生活方式。

《规划》中还提出探索慢性病健康管理服务新模式，动员社会力量开展慢性病防治服务，促进慢性病全程防治管理服务与居家、社区、机构养老紧密结合，推动互联网创新成果应用。通过“互联网+”赋能慢性病健康管理高效、便捷与智能化发展，最终实现早就诊、早诊断、早治疗，并结合精准医学及基因筛查等开展综合治疗探索。

《规划》强调优先将慢性病患者纳入家庭医生签约服务范围，积极推进高血压、糖尿病、心脑血管疾病、肿瘤慢性呼吸系统疾病等患者的分级诊疗，形成“基层首诊、双向转诊、上下联动、急慢分治”的合理就医秩序，完善“治疗—康复—长期护理”服务链。

此外，《规划》强调发挥中医“治未病”优势，大力推广传统养生健身法，建立由国家、区域和基层中医专科专病诊疗中心构成的中医专科专病防治体系。针对中医药具有优势的慢性病病种，总结形成慢性病中医健康干预方案并推广应用，发挥中医药在慢性病防治中的优势和作用。通过中西医结合，优势互补，形成和谐发展的局面，为中医发挥更大的作用开辟空间，形成中国特色的慢性病治疗体系。

三、《慢性病健康管理规范（T/CHAA 007－2019）》

慢性病由于其发病率高、知晓率低、控制率低和死亡率高等特点，已经成为我国重要的公共卫生问题。尽管已有研究表明慢性病是可防可控的，但迄今为止，我国针对慢性病的防控管理仍未形成标准化的服务体系，概念较为模糊，服务流程及管理相对混乱。基于此国情，中国健康管理协会联合13家医疗相关单位近20位业内专家共同商讨、起草并于2019年正式发布《慢性病健康管理规范（T/CHAA 007－2019）》（以下简称《规范》）。

（一）适用范围

本《规范》规定了主要慢性病健康管理的术语和定义、流程、组成部分、信息系统及服务人群信息汇总、分析与利用。本《规范》适用于医疗卫生服务机构、健康体检机构、健康管理相关企业等对个体开展心脑血管疾病、糖尿病、癌症、慢性呼吸系统疾病等主要慢性病的健康管理服务。

（二）内容解读

本《规范》针对慢性病健康管理需求与特点制定了标准化服务流程。同时，顺应慢性病健康管理信息化发展趋势，在信息系统组成、功能与模块应用上给予指导性意见，供医疗机构及健康管理机构参考。慢性病健康管理主要分为以下四个部分。

1. 个人健康信息收集与管理

详细罗列了慢性病健康管理应该采集的患者个人健康信息，主要包括基本信息、健康信息，如家族史、生活方式及行为危险因素、心理因素、体格测量、临床辅助检查、实验室检测指标。同时强调保护个人隐私，保障信息安全，对慢性病健康管理服务中所收集和产生的个人信息进行妥善保管和维护，按级别授权使用。

2. 慢性病风险预测

介绍了两种常见的慢性病风险预测方法——指标法和模型法，通过风险预测，可以对个人未来一定时间内发生某种慢性病的可能性进行预测，也可对个体未来发生慢性病并发症或死亡的风险进行预测。

3. 干预与治疗

通过健康教育和健康促进或开具健康处方的形式对一般个体和高危个体进行生活方式及行为危险因素干预和校正，包括膳食营养、身体活动、烟草使用、酒精使用、心理、睡眠等方面，详细介绍了干预方法。同时，对慢性病患者定期随访内容、方式和频率做出建议性指导。

4. 随访及效果评估

阶段性效果评估有利于临床医护人员实时掌握慢性病患者管理效果，及时调整管理方案，以利于顺利进入下一个管理周期。其主要包括个人健康知识知晓情况，个人行为危险因素改变情况，个人体格测量、实验室检测及临床辅助检测指标变化情况，个体慢性病发生危险程度变化情况，个体慢性病并发症发生情况，个体对服务的依从性情况，个体对服务的满意度等。

四、《健康中国行动（2019—2030年）》

党的十九大做出了“实施健康中国战略”的重大决策部署。为积极应对当前突出的健康问题，必须关口前移，采取有效干预措施，努力使群众不生病、少生病，提高生活质量，延长健康寿命。为此，特制定《健康中国行动（2019—2030年）》（以下简称《健康中国行动》）。

（一）指导思想

以习近平新时代中国特色社会主义思想为指导，全面贯彻党的十九大和十九届二中、三中全会精神，认真落实党中央、国务院决策部署，坚持以人民为中心的发展思想，牢固树立“大卫生、大健康”理念，坚持预防为主、防治结合的原则，以基层为重点，以改革创新为动力，中西医并重，把健康融入所有政策，针对重大疾病和一些突出问题，聚焦重点人群，实施一批重大行动，政府、社会、个人协同推进，建立健全健康教育体系，引导群众建立正确健康观，形成有利于健康的生活方式、生态环境和社会环境，促进以治病为中心向以健康为中心转变，提高人民健康水平。

（二）基本路径

1. 普及健康知识

把提升健康素养作为增进全民健康的前提，根据不同人群特点有针对性地加强健康教育与健康促进，让健康知识、行为和技能成为全民普遍具备的素质和能力，实现健康素养人人有。

2. 参与健康行动

激发居民热爱健康、追求健康的热情，养成符合自身和家庭特点的健康生活方式，合理膳食、科学运动、戒烟限酒、心理平衡，实现健康生活少生病。

3. 提供健康服务

推动健康服务供给侧结构性改革，完善防治策略、制度安排和保障政策，加强医疗保障政策与公共卫生政策衔接，提供系统连续的预防、治疗、康复、健康促进一体化服务，提升健康服务的公平性、可及性、有效性，实现早诊早治早康复。

4. 延长健康寿命

强化跨部门协作，鼓励和引导单位、社区、家庭、居民个人行动起来，对主要健康问题及影响因素采取有效干预，形成政府积极主导、社会广泛参与、个人自主自律的良好局面，持续延长健康寿命。

（三）政策解读

《健康中国行动》是卫生工作重点战略的转型，全面贯彻了党的十九大报告提出的“实施健康中国战略”的思想，将卫生工作重心由以往的“解决缺医少药”“看病难、看病贵”问题转移到了“解决健康问题”。聚焦当前人民群众面临的主要健康问题和影响因素，从政府、社会、个人（家庭）三个层面协同推进，通过普及健康知识、参与健康行动、提供健康服务，实现促进全民健康的目标，具体体现在以下四个方面：

（1）在定位上，从以“疾病”为中心向以“健康”为中心转变。聚焦每个人关心、关注的生活行为方式、生产生活环境和医疗卫生服务问题，针对每个人在不同生命周期所面临的突出健康问题，做出系统、细致的安排和建议。

（2）在策略上，从注重“治已病”向注重“治未病”转变。注重根据不同人群的特点有针对性地做好健康促进和教育，努力使个人通过文件能够掌握必备的核心健康知识与信息，能够掌握获取有关知识与信息的渠道与方式，让健康知识、行为和技能成为全民普遍具备的素质和能力，形成自主自律的健康生活方式，推动将“每个人是自己健康第一责任人”的理念落到实处，努力使群众不得病、少得病，提高生活质量。

（3）在主体上，从依靠卫生健康系统向社会整体联动转变。坚持“大卫生、大健康”理念，从供给侧和需求侧两端发力。《健康中国行动》围绕行动目标和宗旨分别从政府、社会、个人（家庭）三个责任方展开，集中说明了：为什么要做、做成什么样，怎么做、各方如何一起做等问题。每一项任务举措具体明确、责任清晰，强化部门协作，调动全社会的积极性和创造性，实现政府牵头负责、社会积极参与、个人体现健康责任，把健康中国“共建共享”的基本路径落到实处，是“把健康融入所有政策”的具体实践。

（4）在文风上，努力从文件向社会倡议转变。《健康中国行动》以社会公众为主要阅读对象，在充分吸收已有专项文件、规范、指南等的基础上，把专业术语转化成通俗易懂的语言，将科学性与普及性有机结合，努力做好健康科普工作，让老百姓能看得懂、记得住、做得到。

第二节　慢性病管理相关理论

一、健康管理理论

（一）理论背景

该理论产生于20世纪中期，当时西方社会人口老龄化日益严重，疾病谱发生改变，医疗新技术发展伴随医疗费用逐渐上涨，促使医学模式转变，形成新的健康管理理念。

（二）主要内容

健康管理是指对健康人群、亚健康人群和疾病人群的健康危险因素进行全面的检测、评估、分析、预防和维护的整个过程。健康管理理论具有三个主旨：第一，始终控制健康危险因素是管理的核心。区别于传统理论中重治疗的特点，健康管理理论的工作重点是控制与干预健康危险因素。第二，协同推进一、二、三级预防。第三，将临床医学和预防医学相结合，将单纯生物医学模式转变成生物、心理和社会医学相结合的新型医学模式。

（三）实践成果

健康管理理论的实践成果表明，通过充分调动社会各个群体健康管理积极性，可以使有限的医疗卫生资源充分利用起来，实现最大的健康收益，提升人们健康和自我保健意识方面的主动性和自觉性，改善人群的健康状态。这一成果对我国的启示是：医疗卫生服务的重点应放在初级卫生保健，立足于基层医疗卫生机构，对常见病和多发病等进行防治，可显著提高资源投入的成本效益。

二、整合型卫生服务

（一）理论背景

2008年，世界卫生组织提出了整合型卫生服务（Integrated Health Service，IHS）。资源整合和合作发展是国际趋势，合作可实现优势资源的互补，整合合作在企业中越来越常见。这种背景下，为应对疾病谱的改变、提高卫生资源的使用效率、改善患者的健康，有必要开展整合型卫生服务。

（二）主要内容

整合型卫生服务是指，对医疗体系中涵盖的不同层级资源进行系统的组织和管理，根据患者的需要，提供预防和治疗整合一体的服务。Ester通过系统研究整合型卫生服务的成功经验，提出整合型卫生服务成功的十大基本原则：

全面整合的连续性服务，以患者为中心，地理可及和人员覆盖，跨专业团队提供标准化服务，合理的治理结构，医师整合，绩效管理，科学的财务管理，信息系统，组织文化和领导能力（表1－1）。

表1－1　整合型卫生服务的十大基本原则

基本要素	含义
全面整合的连续性服务	覆盖所有健康相关的服务，包括健康教育、预防、诊断、治疗、康复、护理等一体化连续性服务
以患者为中心	以患者为中心的哲学理念，聚焦患者的健康需求，增强患者参与理念
地理可及和人员覆盖	最大化提升服务可及性，最小化降低检查和诊疗重复率
跨专业团队提供标准化服务	通过跨专业团队提供基于循证医学证据的标准化服务，不因治疗地点不同而发生变化
合理的治理结构	扁平化的、更具响应性的、多样化的科层制组织结构能够充分调动各组织机构的能动性
医师整合	基于基层首诊经验，强调全科医生的作用，整合公共卫生医师、专科医师，提供连续、系统的健康服务
绩效管理	致力于整合型服务质量提升，执行诊断、治疗和干预措施与临床结局相挂钩的绩效管理模式
科学的财务管理	对不同类型或层次的服务进行资金分配，资金分配机制需有助于组间合作和健康结局
信息系统	互联互通的电子健康档案信息共享，增强整合型服务全过程的信息交流
组织文化和领导能力	利益各方需要具有“以人群健康为基础”的共同信念，并通过坚强的领导去贯彻，形成共同的组织文化

三、慢性病管理模型

（一）理论背景

随着健康危险因素评价分析研究的不断发展，以危险因素干预为基础的慢性病管理理论逐渐形成，在意识到医疗机构的诊疗是“分散性、片段式”的，缺乏对患者自我管理的健康教育后，瓦格纳于1999年创立慢性病管理模型

(Chronic Care Model，CCM)。慢性病管理模型又称瓦格纳卫生保健模型，主旨是向慢性病患者提供综合的、有组织的健康管理服务。

（二）主要内容

慢性病管理模型包括卫生服务系统、基于社区的社会网络支持、服务提供系统、自我管理支持、决策支持、临床信息系统六个要素，见表1-2。

表1-2　慢性病管理模型的基本要素和改善措施

基本要素	改善措施
卫生服务系统	完善慢性病防控的顶层设计，注重慢性病管理的整体性、协调性和系统性，积极评估项目实施的政策背景，提出并改进项目实施的策略措施
基于社区的社会网络支持	利用社区健身中心、老年活动中心、家庭护理等社区资源，融合社区文化背景和社会关系网，为慢性病管理提供支持
服务提供系统	组建多学科专业服务团队，包括全科医师、护士、临床药师、公共卫生人员、营养师等，采用多种渠道加强医患沟通
自我管理支持	提高患者自我健康管理的意识和技能，使其成为自身疾病治疗的主动参与者
决策支持	基于循证医学，将疾病诊治指南、服务流程等与临床信息系统进行整合，提高慢性病管理中检查、干预、随访的科学性，提高治疗依从性
临床信息系统	建立慢性病管理患者健康云档案，及时、动态共享是提高卫生服务质量和效率的重要手段

（三）实践成果

慢性病管理模型提高了患者健康生命年。Coleman等对2000年至2008年内运用慢性病管理模型的研究进行系统分析，结果显示相比对照组，干预组患者的临床症状、检验检查结果、生命质量都有显著改善。

四、慢性病创新照护框架

为改善慢性病管理模型在卫生资源相对匮乏的发展中国家地区的应用，世界卫生组织于2002年提出了慢性病创新照护框架（Innovative Care for Chronic Conditions Framework，ICCC），该框架通过患者（微观层面）、卫生保健组织和社区（中观层面），以及政策（宏观层面）三个层面提出共八个基本要素和改善措施来改进慢性病卫生保健，见表1－3。

表1－3　慢性病创新照护框架的基本要素和改善措施

基本要素	改善措施
支持模式转变	传统分散短暂的急性保健模式，不能满足慢性病患者的需求，创新卫生保健系统可转变其服务以包括慢性病保健，最大限度地增加保健覆盖程度和资源使用效率
管理政治环境	在政治决策人员、卫生保健领导人、患者、家庭和社区成员各个利益方，在各个阶段开始实行双向信息共享和形成共识
建设综合卫生保健	慢性病保健需要确保在健康服务提供者之间自始至终地分享信息，提高资源使用效率，改善就医体验
为健康而使部门政策调整一致	在涉及健康的政府各部门之间，最大限度调整一致，以实现良好健康管理效果。如在劳动保障（保证安全工作环境）、农业（如监督农药使用）、学校（开设健康促进课程）等方面最大限度达成一致
更有效地使用卫生保健人员	利用先进的网络通信技术，开展健康教育和患者咨询，培训卫生保健人员和志愿者参与慢性病管理
以患者和家庭为保健中心	慢性病的管理需要生活方式和日常行为的改变，需围绕患者和家庭调整慢性病卫生保健措施
在患者的社区中支持他们	慢性病的保健并非局限于卫生机构，需要扩展至患者的生活和工作环境，而社区服务可在这方面发挥作用
强调预防	慢性病及其并发症都是可以预防的，早发现，锻炼身体，减少烟草和酒精的使用，注重合理膳食搭配，都可有效预防慢性病的发生发展

五、“凯撒三角”慢性病管理模型

凯撒医疗集团的慢性病管理模型，又称“凯撒金字塔”慢性病管理模型或“凯撒三角”慢性病管理模型，其根据慢性病患者的卫生服务需求分为三个层级。

第一层（金字塔底端）：处于该层的患者通过加强初级保健服务和自我管理，可以控制疾病危险因素的发展。这部分人群占了总人群的绝大多数（65％至80％）。

第二层（金字塔中端）：该层为慢性病高危患者，通常存在明确的疾病危险因素，需要通过专家进行病例管理（25%至30%）。

第三层（金字塔顶端）：该层患者病情复杂且多伴有并发症，需要初级保健与专科诊疗共同服务。其人数较少，约占总人数的5%。

第三节　医院慢性病管理组织体系

慢性病健康管理是将既往医疗机构的被动服务转变为主动服务，以患者健康为中心，注重慢性病的预防及患者的健康促进，提供全方位、全生命周期的连续性健康管理服务。通过医技护及多学科团队（标准化）合作，保证患者疾病治疗效果，建立医护互动的随访体系。加强健康宣传教育，使患者拥有健康的生活方式，从而减少疾病发生或再发。通过建立良好的医患关系，改善患者服务体验。慢性病健康管理中积累的大数据，在病历分析、循证医学、医学研究、降低入院率、人群健康研究等方面有较大的作用，有利于发掘医疗服务价值，提高医院的运行效率。医疗机构通过建立规范的管理组织体系，可以有效实现战略发展目标，最终建立基于单病种的规范化、标准化连续性医疗服务体系。

一、管理学理论

（一）岗位概念及特点

岗位是指组织中为完成某项任务而设立的工作职位，岗位是组织的基本单位。岗位有以下特点：

（1）岗位的存在与否不取决于担任岗位职务的人，而是组织的需要。

（2）岗位是动态的，随着组织策略和结构的变化，岗位会发生变化。

（3）为避免人力资源浪费，需要清楚界定岗位的责任。

（二）岗位设计原则

1. 功能需要原则

满足医院职能机构功能的需要，是医院人员编制的主要依据。在进行人员编制时，应根据医院的不同等级和任务、不同的专业、不同的功能、不同的条件，从功能和任务的实际需要出发来确定。

2. 因事设岗原则

因事设岗是岗位设计最基本的原则，从“理清该做的事”开始，“因事设岗、按岗定标、以标择人”。设置岗位时要按照医院各部门的职责范围划定岗位，不因人设岗。

3. 精简高效原则

精简高效原则又称为最低职位数量原则，具体是指医院应该根据目标或任务科学地确定人员的编制，做到组织结构优化，配置合理，以最少的人才投入，产出最大的医疗效果，并使个体的潜能和创造力能充分发挥出来，从而达到节约人力成本、提高工作效率的目的。这样既可避免人员编制过多，造成职位虚设、机构臃肿、人浮于事，从而增加医院的运行成本，又可避免因编制过少，造成职能不全、人力不足，从而影响医院整体任务的完成情况或整体目标的实现。

4. 能级对应原则

能级对应即组织中各个岗位人员能力应当与岗位要求相对应。将医院工作的特定技术水平要求与员工的专业技能有机结合起来，“将合适的人安排在合适的岗位”，充分发挥每位员工的专业技术特长，使人员能力与岗位要求相对应。

5. 系统原则

医院是系统组织，每个人员的具体岗位设置都要遵从系统性原则，要从总体上以及机构之间、职位之间的联系来分析确定，做到合理配置，包括合理的层次结构、合理的年龄结构、合理的知识结构。

6. 动态发展原则

由于医疗服务市场以及广大群众对医疗保健服务的需求不断变化，同时，医院在体制、制度、机构等方面正不断进行变革，以适应形势发展和变化的需要，因此，医院的人员设置需要按照动态发展的原则不断地进行调整，以满足人民群众和社会日益增长的卫生服务需求。

（三）职责与职责管理

1. 职责

职责是责、权、利的统一，具体是指一个岗位所要求的需要去完成的工作内容以及应当承担的责任范围。职责是职务与责任的统一，由授权范围和相应的责任两部分组成。

在岗位说明书或职位说明书中，应明确规定职工所要承担的职责范围，应享有的权利和对其享有的合理利益的保障。医院根据实现组织目标的要求，按照一定的步骤来逐层分解，合理设定医院的组织架构和各个岗位的职责。各个岗位的职责与各部门的职能相对应，各个部门的职能又和医院的战略相对应，只有各岗位、各部门都分别真正实现了各自的功能，才能最终实现组织目标。

职责从某种意义上意味着一种能力要求，一定的职责必须有一定的能力相匹配。因此，医院应进行科学的组织设计和工作分析，界定各岗位与各部门的职责范围，根据岗位职责所要求的能力标准，严格筛选所要招聘的职工，以保证职工的能力与其岗位职责匹配。除此以外，在医院的职责管理中，对职责不应当片面强调工作内容和范围，而应该多考虑不同部门间的关联性，以使部门之间能相互了解，相互配合，运行自如。

2. 职责管理

（1）职责管理概念。

职责管理是指通过对企业内部划分职责、明确定义职责、指定职责的负责人，通过职责负责人进行任务分派，通过信息和短信方式及时通知，使企业内部职责范畴的事务得到统一归档和监督管理，有效解决企业职责不明确、做事推脱和效率低下等问题。在实际中，应运用事找人，而不是人找事的工作模式，全方位做好岗位的职责管理工作，能最大限度地激发员工的工作积极性与主动性，切实提高工作效率。

总而言之，职责管理就是准确地确定职责内容，清晰地确定职责负责人等。在医院管理中，院方和职工都需要对职责的具体内涵做出科学的界定和正确的理解，从而实现双赢，保证各项工作顺利完成。

（2）职责管理方法。

医院人员的任用、考核、培训、招聘、激励以及目标、时间等方面的管理都与职责存在很多联系。因此，全面、准确理解职责与职责管理的含义，是科学进行职责管理的前提和基础。

①职责描述。

在所有规范化管理的医院中，职责都是以岗位或职务说明书的形式来说明的。

医院职工上岗的首要工作就是学会认真解读岗位或职务说明书。通过解读岗位或职务说明书，职工可以了解以下几点信息：自己岗位的具体工作任务和范围；对自身的能力要求；与其他岗位的相互关联等。

②匹配职责与能力。

匹配职责与能力的职责管理方法，是为了真正地有效解决任职人员工作能力与岗位职责要求不匹配的问题。匹配职责与能力，应注意以下关键问题：确认任职人员是否理解职责；任职人员能力与职责要求之间是否存在差距；由谁来完成工作；让职工做出承担职责的承诺。

③职责对话。

由于工作性质和工作内容不同，医院内部各部门之间相互不了解的现象较为普遍，可能会存在本部门在履行职责时没有考虑到其他部门，无意间对其他部门的工作产生影响，从而使关联各方无法共同达成组织目标的情况。职责对话的目的，就是彻底消除这种职责隔阂，建立部门间的普遍联系，将关联各方的关系加以清晰界定和确认，使得各方的职责都建立在各方可以密切配合和全力支持的基础上。

④表达期望。

在医院内部供应链中，如果各部门孤立履行自身职责，而对与其他部门间应有的相互配合和支持方面漠然置之，会使得各部门之间工作断层，不能有效推进工作。因此，各部门表达各自的期望，在职责管理中有着十分重要的意义。通过表达期望，各方可先确认对方需求，有助于一起圆满地完成总体组织目标。

⑤建立约定。

通过界定职责范围内的模糊或空白地带，保证有效履行职责。

职责管理强调的是一种事先管理，通过事先的职责对话、建立约定、表达期望等方式，将很多问题事先就加以界定和解决。

二、慢性病管理专家委员会

慢性病管理专家委员会（以下简称“慢委会”）是医院慢性病单病种健康

管理的领导组织，由医院院长、分管副院长、有关职能部门负责人和临床慢性病项目组专家等组成，负责医院慢性病契约式健康管理的总体规划、规章制度和考核标准的制定和审查。委员会下设置三个专委会，即质量与安全管理专委会、定价与分配管理专委会、信息化建设与管理专委会，负责对医院各专科、专病、专项相关工作的指导和督查（图1-1）。

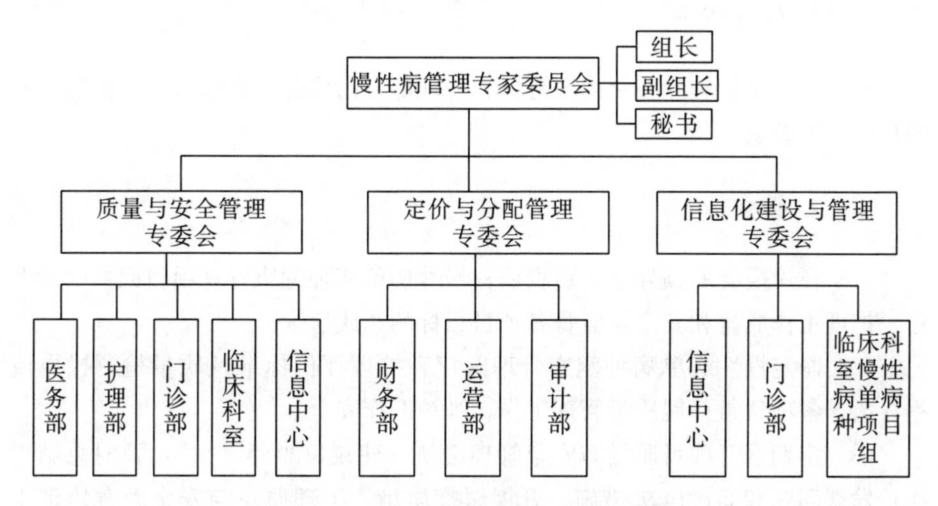

图1-1 医院慢性病管理组织架构图

（一）人员构成

慢委会设组长、副组长、秘书各1人，成员包括医保办、医务部、护理部、药学部、信息中心、财务部、运管部等核心部门相关人员；下设慢性病管理办公室，负责日常管理工作。

（二）职责

（1）负责医院慢性病健康管理的重要组织工作。

（2）每半年或不定期召开会议，讨论和研究医院慢性病或单病种健康管理相关问题。

（3）负责制订医院慢性病健康管理工作规划，建立相适应的规章制度或规范，并督导执行。

（4）负责审批临床科室新申请的慢性病单病种健康管理项目。

（5）负责指导及督查医院慢性病健康管理办公室相关服务管理工作。

（6）负责医院慢性病健康管理服务体系建设和数据统筹管理。

（7）负责医院慢性病健康管理工作质量考核评估。

三、质量与安全管理专委会

（一）人员构成

质量与安全管理专委会由医务部、护理部、门诊部、临床科室和信息中心的相关专家组成。

（二）职责

（1）在慢委会的领导下，负责监督慢性病单病种健康管理项目服务中的医疗、护理工作质量和安全，监督各项目目标的达成情况。

（2）制定慢性病单病种健康管理医疗和护理评价标准及质量检测操作流程，指导各项目组开展质量管理工作，维护医疗安全。

（3）定期召开项目质量与安全管理会议（建议每半年一次），及时总结工作，发现问题和商讨解决措施；开展医疗质量、护理质量与安全教育培训工作，定期组织培训会（建议每年一次），共同提高医疗护理质量和安全工作管理水平。

（4）每半年向慢委会反馈医疗、护理质量与安全工作情况。

（5）对慢性病健康管理的发展趋势进行前瞻性研究，探索更加严谨、科学的医疗、护理质量和安全评价方法。

（6）负责每半年一次，组织和开展“服务满意度”调查，发现问题并提出改进方案。

四、定价与分配管理专委会

（一）人员构成

定价与分配管理专委会由财务部、运营部、审计部的相关人员组成。

（二）职责

（1）及时了解并贯彻执行各级政府相关财经政策，从经济角度为慢性病工作的开展提出合理化建议，制定符合国家政策和法规的制度和执行办法。

（2）审核并制定慢性病各项目收费定价标准和符合物价相关规定。

（3）研究制订慢性病管理有关项目经费的分配方案，并报医院经管会讨论和批准。

（4）督导和管理慢性病诊疗服务过程中有关经济活动的可行性、合法性，并对经济运营情况做出及时、准确和客观的分析，提出合理化调整建议。

五、信息化建设与管理专委会

（一）人员构成

信息化建设与管理专委会由信息中心、门诊部、临床科室慢性病单病种项目组的相关人员组成。（图 1-1）

（二）职责

（1）负责信息系统建设规划与实施，与各项目组密切合作，制订医院慢性病单病种健康管理信息化建设方案、年度计划，执行和考核。

（2）负责信息化建设的管理与运行维护。

（3）掌握信息化建设在慢性病管理方面的新发展、新技术、新应用，为医院开展连续性健康管理服务提供技术支持。

（4）负责信息系统使用授权，明确数据库用户及权限设置，用户权限的申请、变更按规定履行审批手续。

（5）负责数据的存储和安全，按照专委会制定的数据管理流程要求进行数据提取管理。

第四节 医院慢性病管理办公室

以四川大学华西医院为例，在医院门诊部成立“慢性病连续性健康管理办公室”，直属门诊部。

一、人员构成

医院慢性病管理办公室设办公室主任1名，医学统计人员1名，护理人员1名，综合岗位人员1~2名。

二、慢性病管理办公室职责

（1）在门诊部的统一领导下，按照慢委会制订的医院慢性病健康管理计划，负责具体工作的落实和管理。

（2）负责制订办公室工作计划、工作规范、服务流程，及时总结工作经验。

（3）研究新时期健康发展各项政策，创新管理思路，协调推进各项目组工作，解决存在的问题，促进项目实施。

（4）负责新项目申报组织工作，根据各项目组的服务需求，对项目进行初级审核，协助各专科组织多学科服务团队，提高管理服务质量。

（5）了解和协调各项目组的运行、质量、信息等管理工作，进行监督和处置。

（6）协助各项目组为患者提供院内科间转诊、多科会诊或MDT门诊转诊预约服务，并进行管理。

（7）负责持医院慢性病单病种健康管理卡患者的现场反馈和投诉等工作，定期开展满意度调查工作，不断提升慢性病管理水平。

第五节　慢性病管理专病项目小组

通过评估当前慢性病患者门诊就诊和入院情况，结合医院优势学科有计划地组建心脑血管疾病、肿瘤、自身免疫疾病、呼吸系统疾病、眼科疾病、骨骼性疾病等慢性病管理专病项目小组。

一、人员构成

慢性病管理专病项目小组由专科医生、专科护士、医技等多学科人员组成。

二、职责

负责制订组内专病的标准化操作流程，根据慢性病患者的实际情况制订慢性病管理随访计划，科学有序地向患者提供预防、治疗、检查、随访、健康教育、绿色通道等连续性的优质优效的健康服务。

（一）随访医生工作职责

（1）评估患者病情并建立健康档案，下达治疗和健康教育相关医嘱。
（2）负责患者药物治疗、康复功能计划、定期门诊随访工作。
（3）承担针对慢性病患者的定期健康教育知识讲座工作。
（4）判断患者病情，提供就诊、入院绿色通道。

（二）随访护士工作职责

（1）负责各种问卷评估。
（2）筛选住院及门诊挂号就诊人员。
（3）负责个体化健康教育。
（4）负责电话随访。
（5）负责电话咨询（健康生活，饮食指导）。
（6）负责组织健康教育。

（三）随访秘书工作职责

（1）负责患者档案建档。
（2）负责管理患者档案。
（3）负责系统资料录入及整理。
（4）协助组织沙龙活动。
（5）负责复诊接听电话。
（6）接待投诉与意见反馈。

MXB

第二章 医院契约式慢性病管理

第一节　医院契约式慢性病健康管理体系建设

一、建设背景

慢性病具有病种多、病程长、治愈率低、致残率和致死率高等特点。随着我国社会环境、生态环境和人们生活行为方式的转变，以及人口老龄化的加速，慢性病已经成为威胁我国大众健康的头号杀手，占人群死因构成的88%左右，疾病总负担的70%以上。在慢性病发病日益严峻的背景下，我国陆续发布了《中华人民共和国国民经济和社会发展第十三个五年规划纲要》和《“健康中国2030”规划纲要》，提出了“实施慢性病综合防控战略”的任务要求，并明确了“降低重大慢性病过早死亡率”的发展目标。2017年1月，国务院根据我国慢性病流行和防治状况，印发了《中国防治慢性病中长期规划（2017—2025年）》，明确了未来8年慢性病防治的发展目标和工作重点，强调要提高居民健康期望寿命，优化配置医疗资源，健全“治疗-康复-长期护理”服务链，努力全方位、全周期地保障人民健康，减轻医疗负担。2018年1月，国家卫健委印发了《进一步改善医疗服务行动计划（2018—2020年）》，要求各医疗机构应顺应国家新时期健康战略，提高医疗服务的连续性、有效互动和依从性，控制慢性病病情发展，降低医药费用，提高医疗服务质量，改善就医体验，提高社会和患者的满意度。2018年10月，国家卫健委又印发了《进一步改善医疗服务行动计划（2018—2020年）考核指标》，要求医院走出围墙，体现全流程、全周期的一体化、连续性医疗服务。其中建立单一病种一体化临床路径为基础的连续性医疗服务及质控体系，成为其中重要的内容。而后，国家卫生健康委于2019年7月正式出台了《健康中国行动（2019—2030年）》，其中将开展的十五项重大专项行动中有多项是针对慢性病在生活、生态、社会环境及防控上的规范管理和改进，突出了对慢性病管理在定位、策略、主体和行动上的四个全新转变，明确以健康为中心，预防为主，关口前移，向社会整体联动，提倡全民参与，个人行动转变的指导思想。慢性病需要长期干预和有效控制，通过系统化管理可以有效减少机体损伤。

针对慢性病患者的管控，我国实行分层级管理模式，基层医疗机构主要采取家庭医生签约契约式管理服务模式来管理社区四大常见慢性病患者。现实工作中，基层医疗机构存在慢性病管理人员缺乏，绩效考核机制激励性不足，基层医务人员工作繁重且缺乏活力，整体知识、技术能力、管理流程欠缺，难以达到与三级医院同质化的医疗水平的情况，致使基层医疗机构长期处于滞后阶段，专科水平有限，“接不住”人数庞大、病种类型复杂的慢性病患者，使较多慢性病患者无法“下沉”至社区管理。大型综合医院拥有优质的医疗资源，专科建设完善，成体系化发展，从“健康中国”的视角，可以充分发挥大型公立医院慢性病防控的优势，探索大型综合医院慢性病管理服务体系的建立。通过探索构建慢性病管理新模式，充分利用医院的优质资源为慢性病患者提供优质、连续性的健康服务，满足慢性病患者长期连续性、规范化管理要求，促进机构间、专业间的通力合作，构建多层级的健康服务网。通过人才培养、医疗同质化管理，有效实现优质医疗资源的“下沉”，打破双向转诊中上转容易、下转难的壁垒，真正达到新医改分级诊疗的目的，充分发挥大型综合医院维护健康公益和社会引导效益作用，为实现“健康中国梦”助力。

二、建设目标

医疗机构通过组织管理上的顶层设计，建成与基层社区联动的规范化、标准化、信息化、多学科联合的慢性病健康管理体系。随访体系可用于指导各个临床慢性病单病种项目组，根据不同慢性病病种特征，从慢性病患者临床诊治，病情稳定情况，并发症的预防、康复，医疗费用的减少，生活质量和患者满意度的提高等多方面，通过系统、规范化的团队管理，达到疾病控制预期良好、减少慢性病患者并发症的发生、改善生活质量、延长寿命的效果。医疗机构通过对以慢性病单病种一体化临床路径为基础的连续性健康管理随访体系的探索和实践，努力建成一个以三级医院为主体，与基层社区联动的基于单个病种的规范化、标准化、信息化、多学科联合的慢性病单病种健康管理体系，从而提高慢性病患者的诊治质量，方便患者就医，提升患者满意度，运用大数据为我国慢性病临床科研提供坚实的数据支持，并为国家建立一个可复制的连续性健康管理体系。

三、建设意义

（一）推动区域性慢性病分级诊疗，引导患者合理就医

医疗机构慢性病健康管理随访体系的建立是推动区域慢性病分级诊疗的重要举措。大型综合医院应充分利用自身的品牌连带效应和丰富的医疗资源，借助医联体内多重合作模式（松散型、紧密型、半紧密型），下放优质医疗资源，调整区域内医疗服务供给结构，推动医疗人才和患者向基层流动，有效进行区域内资源的合理配置，提升基层医疗机构服务能力和质量，切实推进分级诊疗和双向转诊，引导更多患者信赖下级医院，理性就医，促进科学就医格局的形成。

（二）统一慢性病管理标准，实现多层级医疗机构间医疗同质化管理

大型综合医院可以通过医联体内的专科联盟，充分利用优势学科的医疗力量和丰富的临床实践经验，制定各项慢性病专病的标准化管理流程，定期针对专科关键新技术组织培训，指导下级医院按照统一的标准管理，在医疗技术流中充分发挥大型综合医院的科技引领作用，促进区域内形成多层级医疗机构间的技术协同管理，为推动分级诊疗奠定技术支撑基础。

（三）提升区域内医护人员慢性病诊疗、管理技能和总体素质，发挥“传、帮、带”作用

基层医疗机构由于人力、物力有限，长期以来处于滞后阶段，普遍存在基本技能掌握不足、专科知识匮乏、健康教育水平差等情况。有关报道显示，截至 2018 年，我国共有基层医疗卫生机构 943639 个，医院 33009 个，基层医疗机构占据全国医疗卫生机构总数的 94.6%，而全科医生每万人口中只有 2.22 人，基层“健康守门人”储备堪忧。面对全科医学教育需求量大的境况，我国至今也没有建立真正意义上的旨在培养社区和乡村医生的现代全科医学教育体系。优质医疗相对集中的大型综合医院，应该担负起在职全科医学岗位培训的

重任，探索多种形式的课程教学及适应医疗技术的推广活动，促进区域医疗机构合作网络建设。大型综合医院可利用自身丰富的医疗资源，通过举办慢性病专题学术讲座、医护规培、继续教育等多种形式将慢性病的预防、治疗等相关技术推广至各个社区和基层医院，让基层医护人员更多地接触优质医疗资源，提升区域范围内医护人员的总体技术水平。

（四）以学科为主导，构建区域内慢性病健康教育示范基地

基层医疗机构是慢性病防治的前沿阵地。大型综合医院应以区域医院各自的优势学科为主导，构建区域内的慢性病健康教育平台，根据病种特性，分别设计制作慢性病健康教育处方，普及如糖尿病、高血压、脑卒中、冠心病等常见慢性疾病的防治，饮食营养健康知识和健康的生活方式，将健康教育和健康促进作为医院慢性病管理和医院文化建设的重要组成部分。定期派专科团队到基层开展健康行为指导，介绍慢性病病因、主要危险因素、症状体征及并发症，提供安全用药知识的咨询服务。全民健康体系的建立还需要信息化的引领和支撑，医疗机构应充分利用“互联网＋”新兴行业技术的高效性、便捷性，开设健康知识普及和咨询信息平台，如微信公众号、微博、慢性病知识库移动 App 等，搭建以三级医院为主导、二级专科医院和社区卫生服务中心共同参与的多层级医患联动式的交流平台，构建区域内慢性病健康教育示范基地。

四、契约式慢性病健康管理

（一）服务理念

以人为中心，在慢性病发生、发展、转归和康复过程中，将既往医疗机构只管诊断和治疗的被动服务转变为主动服务，对慢性病患者的健康实行全流程、全周期、连续性的循环式管理，在实施健康管理过程中为慢性病患者提供相应的个性化服务，提高医疗服务的连续性、有效互动性和依从性，普及疾病防治知识的教育，控制慢性病病情的发展，降低医疗费用，提高医疗服务质量，改善就医体验，提高社会和患者的满意度。

（二）服务方式

临床科室慢性病管理专病项目组根据所属学科领域，选择合适的慢性病单病种，结合临床慢性病患者疾病管理特征，从服务目的、服务对象、项目目标、团队组成、知情同意书、服务内容、服务流程等方面制订相应慢性病单病种的健康管理方案，最终形成项目书。通过医、技、护及多学科团队（标准化）合作，保证患者疾病治疗效果；加强健康宣传教育，使患者拥有健康生活方式，减少疾病发生或复发；通过对慢性病入组患者系统化的管理，建立良好的医患关系，改善患者服务体验，达到预期的管理效果。

（三）服务目标

1. 系统整合，提高管理的连续性

各级医疗机构加强合作，相互协同，实现临床治疗、疾病预防和健康促进相互衔接，以满足各类慢性病患者的需求，为患者提供一体化和连续性的医疗服务。

2. 强化健康干预与健康管理

充分发挥大型综合医院基层带动作用，为患者提供全面、连续、个性化的健康管理服务，包括健康教育、用药指导、心理指导、随访管理等，加强“以健康管理为中心”的服务建设，预防并延缓慢性病并发症的发生和发展。

3. 服务对象评估与纳入

临床科室慢性病管理专病项目组根据本科病种特征评估病情，确定纳入服务对象范围。

（1）评估纳入：临床专科医生通过问诊病史、体格检查和辅助检查对入院和门诊患者的一般状况、既往治疗及依从性等进行全面评估，判断疑似患者是否符合疾病诊断标准。依据评估结果，针对患者病情状况制订健康管理和干预方案。通过临床确诊环节，确定患者是否需要纳入项目组。

（2）自主选择入组：慢性病患者依自愿的原则与科室慢性病管理团队签约，注册成为慢性病连续性健康管理服务的会员。

（四）服务内容

各科根据病种成立慢性病管理专病项目小组，各小组明确项目负责人和相关人员职责，确定服务对象入组范围，建立标准化随访流程，包括详细的服务项目、随访安排时间、内容、执行人和应急预案，并将患者的随访情况记录到专属的管理档案中，由专人统一管理。

1. 建立慢性病管理档案

慢性病入组患者签署知情同意书，医护团队为纳入的患者建立健康管理档案，告知服务内容，发放健康教育手册。

2. 制订健康管理干预方案

临床专科项目组医生根据健康评估结果，针对纳入项目组的慢性病患者制订有针对性的个体化健康管理干预方案。方案内容主要包含两个部分：一是医疗干预方案，包括药物治疗、医疗器械使用、康复训练、心理健康疏导、饮食指导、健康科普教育和其他临床专科治疗；二是非医疗干预方案，主要是针对患者行为生活方式和危险因素等进行干预，通过定期开展健康科普知识讲座和疾病日常维护健康知识推送帮助患者进行居家自我管理。

3. 随访管理

医护团队按照随访计划定期对慢性病患者进行随访管理，内容包括病情评估与监测、检查、检查结果解读、开药、提供后续连续诊疗建议、定期面诊、定期随访评估、电话/网络平台提供咨询。医护人员通过电话、互联网信息系统配合物联网技术，掌握患者病情，实时调整干预方案，持续关注患者身体和心理的多重变化，保证及时有效地控制疾病。同时，各慢性病管理小组制订并发放健康教育处方，定期进行慢性病健康知识的推送和健康教育讲座；通过科学、连续的随访管理帮助慢性病患者建立健康生活方式，有效引导患者加强自身管理，从而形成一个完整的闭环式管理过程。

4. 诊治绿色通道

根据患者病情需要，为病情突变患者提供治疗相关危急并发症急诊、急救、多科会诊绿色通道。

第二节　大型综合医院契约式慢性病连续性健康管理模式

一、组织管理

组织管理是通过建立组织结构，确定工作岗位或职位，明确权责关系，有效协调组织内部的各种资源，使组织中的成员相互配合、协同工作、提高组织工作效率，顺利实现组织目标的过程。

医院组织管理（hospital organizational management）是围绕医院开展的医疗服务设置相应的部门、科室和工作岗位，以使医院安全、高效地提供医疗服务。医院组织管理应使医院工作成员明确各自的工作、职责范围，在组织结构中的上下、左右关系，避免职责不清造成的工作障碍，使医院协调、高效地运行，保障医院组织目标的实现。

慢性病健康管理是医疗机构根据患者病种和疾病等级，采取个性化、有针对性的疾病监管措施和健康教育，以签约服务包的方式和患者达成契约服务，通过收集患者疾病信息和生活习惯建立健康档案，针对健康危险因素，为患者量身制订个性化的健康管理方案，定期随访并对疾病病程进行监测和危险因素干预，是一种较为简便、经济的服务模式。

二、慢性病健康管理规章制度

慢性病健康管理规章制度是医院为满足慢性病患者的医疗需求，开展契约式慢性病管理服务而制定的规章制度，用以明确组织结构中各部门、各科室、各岗位间的相关关系及工作权责，让业务科室和相关行政部门工作人员能有规可依、有章可循，以适度的管理，充分调动全体员工的工作积极性，促进慢性病健康管理项目规范、有序、科学地运作，防控医疗纠纷的发生，降低单位经营运作成本，不断提高工作效率和质量。

（一）基本工作制度

根据我国慢性病流行和防治现况，依照国家相关部门先后发布的《中华人民共和国国民经济和社会发展第十三个五年规划纲要》《“健康中国 2030”规划纲要》《中国防治慢性病中长期规划（2017—2025年）》《进一步改善医疗服务行动计划（2018—2020年）》等文件精神，为完成“慢性病综合防控战略”任务要求，提高居民健康期望寿命，优化配置医疗资源，健全“预防-治疗-康复-长期护理”服务链，建立以单一病种一体化临床路径为基础的连续性医疗服务及质控体系，全方位、全周期地保障人民健康，推进慢性病连续性健康管理项目工作的有序开展，需制定相关工作制度，相关内容参见第一章。

（二）慢性病管理投诉流程制度

慢性病管理投诉流程制度如图2-1所示。

（1）临床各慢性病管理专病项目组负责接待入组患者的投诉，同时联系科室相关病种管理团队协调处理。

（2）投诉若涉及多科室或处理困难时，联系慢性病健康管理办公室，经与相关科室沟通、核实情况后将情况反馈给接待投诉项目组，并于5个工作日内将处理情况（包括调查核实情况、涉及科室及人员申诉材料、处理结果、整改情况、患者回复记录等）反馈给科室备案。

（3）若患者直接投诉到慢性病健康管理办公室，由办公室联系相关科室项目负责人或项目组秘书沟通处理，并由办公室将处理结果反馈给患者。

（4）若涉及办公室不能处理的投诉，则上报医院相关部门。

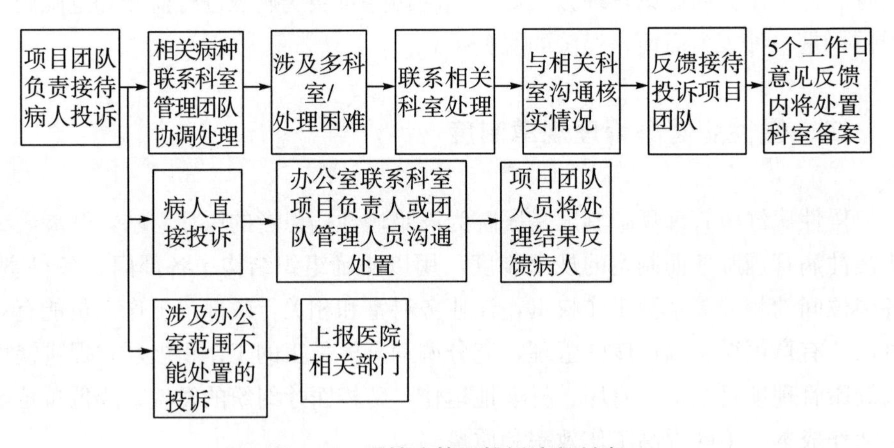

图2-1 慢性病管理投诉流程制度

（三）慢性病健康管理项目组档案管理制度

为了维护患者健康档案的完整、安全，规范档案管理，维护医患双方的合法权益，特制定慢性病健康管理项目组档案管理制度。

(1) 医院慢性病管理健康档案由专人、专本管理，由项目秘书为患者建立唯一的标识号码，使用标识号码和身份证明编号均能对健康档案进行检索。

(2) 严格执行档案的接收、管理和借阅制度，认真履行登记、签字等手续。

(3) 档案管理人员不得私自摘抄和传播具有保密性质的档案内容，保护患者的隐私。

(4) 未经科室主任批准，任何人不得私自将患者档案携带外出甚至复制。

(5) 未完成随访记录，未经装订的档案资料需妥善保存，严禁随意乱放；已完成随访记录的档案，由秘书整理后归档统一保存。

(6) 档案管理人员应树立“以防为主，防治结合”的安全观，对患者健康档案实行科学的保管和保护，切实有效地防止和减少档案的自然损毁和人为损坏。

(7) 档案管理人员应对所保管的档案逐年进行系统、准确的统计、调查和分析，提供统计资料，实行统计监督。

(8) 档案管理人员根据患者随访情况定期补充患者健康信息，并按时进行，保证信息的连续性，为随访工作创造条件。

(9) 档案管理人员调离工作岗位时，应认真办理档案交接手续。

(四) 数据提取流程制度

数据提取流程图如图 2-2 所示。

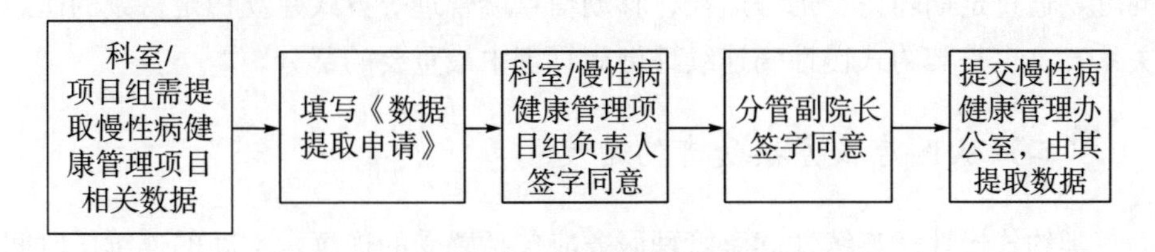

图 2-2 数据提取流程图

(1) 科室/项目组需提取慢性病健康管理项目相关数据时，必须填写《数据提取申请》。

(2)《数据提取申请》须由科室/慢性病健康管理项目组负责人签字同意。

(3) 科室慢性病健康管理项目组负责人签字同意后，再交由医院分管副院长签字同意。

(4) 将《数据提取申请》提交给慢性病健康管理办公室，由慢性病健康管理办公室负责数据提取。

三、契约式慢性病管理要素

（一）从医疗服务提供者的角度

契约式慢性病连续性健康管理服务包括信息的连续、管理的连续、人际关系的连续三个核心要素。

1. 信息的连续

信息的连续是指诊疗及相关信息在整个慢性病健康管理服务过程中，借助信息化的技术得到有效传递和共享。

2. 管理的连续

管理的连续是指医、技、护健康照护团队围绕慢性病患者健康需求和自身情况变化协同合作，动态调整患者的医疗照护计划，为慢性病患者提供连续不间断的医疗服务。

3. 人际关系的连续

人际关系的连续是指医、技、护健康照护团队围绕慢性病患者疾病或健康问题，通过定期随访、远程监控、移动信息端管理等方式建立稳定持续的医患关系。这也是契约式慢性病连续性健康管理中最重要的部分。

（二）从医疗服务接受者的角度

契约式慢性病连续性健康管理服务应包括感受的连续、空间的连续、时间的连续三个方面。

1. 感受的连续

感受的连续是指慢性病患者在接受契约式慢性病连续性健康管理服务的过程中一直体验到的医护患关系协调，管理服务不间断、安全经济的服务。

2. 空间的连续

空间的连续是指慢性病患者接受的契约式慢性病连续性健康管理服务不受家庭或医院地理位置的影响。

3. 时间的连续

时间的连续是指慢性病患者入组，在契约服务有效期内（推荐从发现疾病到死亡的整个生命周期）都能获得卫生服务机构所提供的连续性健康管理服务。

四、慢性病单病种临床路径管理

（一）临床路径管理基本概念

临床路径管理是一种新兴的医院规范化医疗管理方式，最早出现在 20 世纪 80 年代中期的美国。临床路径管理是指针对某一疾病建立一套标准化治疗模式与治疗程序，通过标准化的、综合多学科的方法来调整医疗行为，对患者的治疗是依据事先制定的基于时间或治疗结果的流程表顺序进行，在规定时间内达到预定的治疗结果。

临床路径管理的目的：

（1）减少临床治疗的变异；

（2）改善医疗品质；

（3）有效利用医疗资源；

（4）减少医疗成本支出；

（5）建立团队性的医疗。

（二）慢性病单病种临床路径管理

1. 慢性病单病种项目组组建

临床各学科亚专科医疗组长，根据本学科所属亚专科方向，结合临床工作管理实践和慢性病患者疾病管理服务需求，通过集体讨论预申报的慢性病单病种项目，制订详细的专病健康管理服务方案及标准化操作流程，内容包括患者纳入途径、健康档案的建立、个体化的健康教育、个性化的随访、健康知识讲座计划、质量控制，以及医疗、护理方面检测操作流程的评价标准及质量等。要确定慢性病项目名称、项目负责人、项目组一般成员（包括医生、护士、技师及其他健康管理辅助人员）、项目组质控人员、项目组联络员等成员名单。（表 2—1、图 2—3）

表 2—1 临床＊＊＊科《＊＊＊＊＊＊慢性病健康管理服务》项目团队构成

慢性病项目组名称：	
负责人（姓名）：	岗位类别（职称）及联系方式：
项目组医生姓名（职称）：	
项目组随访护士姓名（职称）：	
项目组技师姓名（职称）：	
项目组联络员（1～2 名）：	联系方式：
科室审批（姓名）：	日　期：　　　年　月　日
生效日期：20　年　月　日	
结束日期：20　年　月　日	

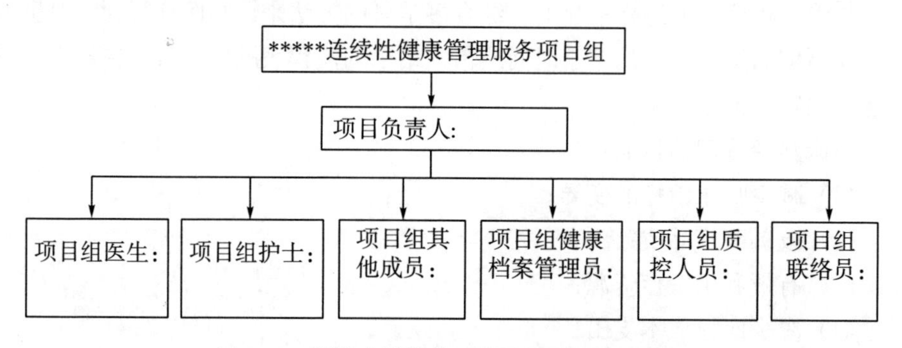

图 2—3 慢性病健康管理项目团队组织架构图

2. 慢性病单病种项目申报审批

各学科的项目组经集体讨论并填写《慢性病连续性健康管理服务项目申报表》，交科室管理小组审核同意并签字后，同时上交一份《慢性病连续性健康管理项目书》报送至慢性病健康管理办公室初审。初审通过后报至慢性病连续性健康管理专家委员会最终审核，审核通过后由组长和副组长签字，最后由医院财务部落实经费及分配方案等。以四川大学华西医院慢性病连续性健康管理项目申报为例，具体申报和审批流程如图 2-4 所示。

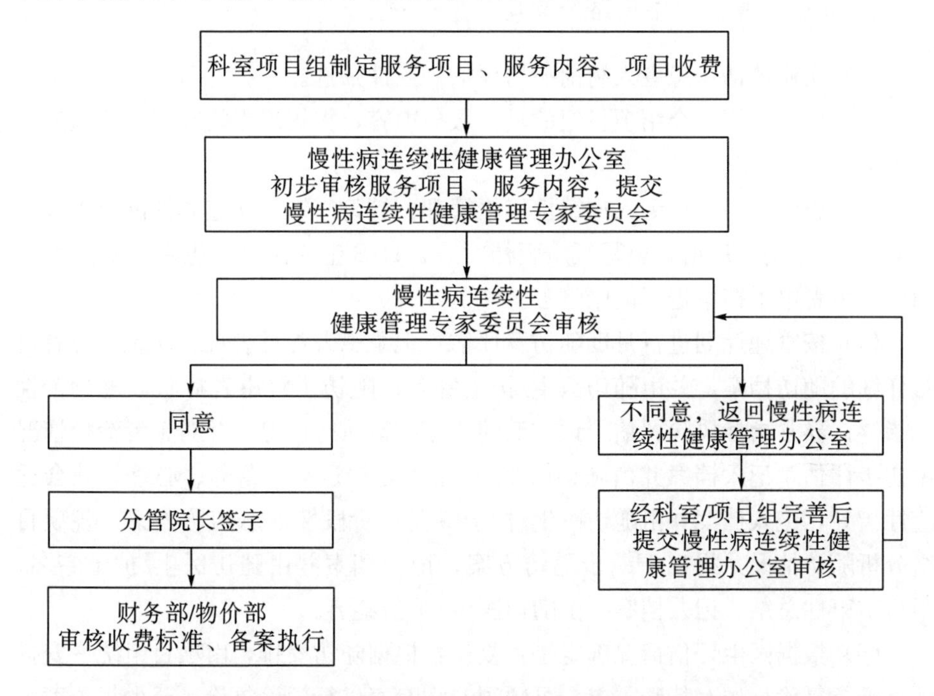

图 2-4　四川大学华西医院慢性病连续性健康管理项目申报与审批流程图

3. 慢性病单病种项目服务管理

（1）服务目的：保障慢性病患者治疗的连续性，优化健康管理模式，提高患者依从性、满意度、治疗效果，建立医疗大数据等。

（2）服务对象（入组范围）：科室项目组根据病种评估病情，确定具体的纳入范围。

（3）服务目标：科室项目组根据不同疾病特征，从患者的临床诊治、病情稳定情况、并发症的预防、康复、减少费用、提高生活质量、满意度等方面，通过系统管理，预期达到的目标。

（4）项目团队组建：列出项目组团队组织架构及项目组成员，并明确具体分工名单。

（5）知情同意书：项目组需履行告知义务，与入组患者签署《慢性病连续性健康管理知情同意书》。

（6）服务内容：根据病种制订具体的随访计划，列明服务项目，详细的随访服务时间、内容、执行人等，并将随访情况记入患者健康档案。

4. 慢性病单病种临床路径管理基本步骤

(1) 疾病评估：患者入组前病情评估，条件筛选。

(2) 项目介绍：介绍项目组的具体服务内容，根据患者需要制订合适的项目方案。

(3) 患者入组正式纳入连续性健康管理：签订《慢性病连续性健康管理知情同意书》；询问病情，填写纸质版档案表；HIS 生成医嘱，患者缴费；系统内建立患者电子档案进行健康管理。

(4) 按管理计划进行月度随访及评估：记录患者常见表现、症状，患者每月详细的随访档案，并由随访医生/护士签名；随访了解患者症状，进行个性化指导；异常指标风险评估干预；询问治疗方案执行情况，并对患者治疗情况做初步评估，记入档案并由随访医生/护士签名；运动、营养、心理、社会适应性指导，记入档案并由随访医生/护士签名；阶段性汇总随访档案，各项目组分析随访情况并提出下一步随访方案，记入档案并由随访医生/护士签名；项目结束性总结，记入档案并由随访医生/护士签名。

(5) 根据医生评估情况确定是否复诊：根据随访安排，由项目组统一安排地点进行复诊；如有特殊需求，可预约专病专家进行门诊复诊；至少每季度组织一次健康教育，记入档案并签名；(医护营养) 团队分析随访记录，及时调整，记入档案并签名；出现其他相关疾病需院内其他科室转诊时，联系双向转诊办公室预约其他科室号源，预约成功后，由随访人员通知患者就诊时间，记入档案并签字；根据病情及转诊意见综合评估，调整管理方案，记入档案并签字。

第三节　医院慢性病随访体系建设

一、随访的概念

随访是指医院对曾在医院就诊的患者通过通信或其他便捷、有效的方式，定期了解其病情变化和指导其康复的一种有效方法。慢性病随访是医疗机构服务管理过程中的重要部分，是医疗人员对患者进行持续观察、了解恢复情况、跟踪疾病治疗效果的一种手段。长期系统的病历随访工作有助于临床医生全面了解患者的预后情况、健康恢复情况、远期疗效以及判断新方法、新技术、新药在临床的应用效果，方便医生对患者进行长期跟踪观察，积累临床经验，有利于医学科研工作的开展和医务工作者业务水平的提高，推动临床医学的发展，从而更好地服务患者。传统的医学随访主要以门诊、电话或信件为沟通手段，随着云计算、大数据、人工智能等互联网技术在医学领域的广泛应用以及随访对象需求的多样化，传统的随访方式越来越不能适应医院的信息化建设和数字化管理要求，其正逐步向远程医学随访转变。

二、随访管理的意义

（一）提高患者医疗服务的连续性、依从性、及时性

保证患者医疗服务的连续性、依从性、及时性，有利于患者出院后病情的监控，减少出院患者失访率和延误救治。同时，随访管理有助于系统性地对患者进行康复指导和健康教育，提高患者对自身健康的认知水平，加深对饮食健康、食品安全、家族遗传病、传染性疾病的康复状况及肿瘤预防、正确的体能锻炼等方面的认识，对患者身体及心理上的危险因素进行早期干预，提高患者心理健康水平，消除其不良情绪，增强其主动参与自我管理的意识和积极性。

（二）提高医疗质量和服务水平

当前生物—心理—社会医学模式要求医务人员不仅要全面了解疾病产生的原因，还要对患者的心态和社会背景进行系统的评价，根据患者的生物、心理、社会特征进行诊断与治疗。随访管理可以帮助临床医生充分掌握患者疾病发展状况及心理、社会情况，及时发现用药过程中的不良反应，及时调整治疗方案和用药情况，减少医疗事故和医患纠纷的发生，保证临床医疗质量安全。同时，临床医生获取患者完整的病历资料，有利于医学科研工作的开展，而通过对患者展开长期的医学队列研究，积累疾病的分布及发生、发展情况，可为学科发展提供强有力的研究基础支持。

（三）改善医患关系，提高患者满意度

改善医患关系和减少医患纠纷已经成为社会关注的焦点，也是构建和谐医院的一个重要内容。随访管理有助于医护与患者建立起沟通桥梁，从而改善医

患关系，及时了解患者对医疗服务的满意度。医疗机构可通过了解患者满意度，及时更新服务理念，改善服务态度，创新服务举措，提高服务水平，增强医疗机构整体竞争力。

三、随访管理内容及计划执行

（一）内容

（1）慢性病健康管理服务内容告知及指导，发放健康教育手册，指导患者或家属使用相关系统设备。

（2）介绍疾病常见表现、症状，引导患者掌握自查、自检方法，提早发现、提早治疗。

（3）病史收集，了解患者疾病症状，评估与监测病情，解读检查结果，根据患者疾病状况开药、开检查单，接受患者咨询，对异常指标风险进行评估干预和个性化指导。

（4）持续性监测患者病情发展状况，按照计划执行治疗方案，对患者治疗情况做定期评估，记入档案并签名。

（5）进行疗效评估，评估是否需要复查复诊，告知下次复诊时间，记入档案并签名。

（6）给予运动、营养、心理、社会适应性指导，进行个性化随访，记入档案并签名。

（7）提供后续诊疗建议，接受患者紧急情况咨询，必要时提供就诊或入院绿色通道。

（8）阶段汇总随访档案，项目组分析随访情况并提出下一步随访方案，记入档案并签名。

（9）定期组织专题知识讲座，每年定期召开病友会，记入档案并签名。

（10）完成随访结束性总结，记入档案并签名。

（二）执行记录表

项目组应根据所属病种临床管理中患者的治疗特点和临床服务需求设计随访管理计划执行记录表，按标准服务流程提供服务并做好记录，可参考表2-2、表2-3、表2-4。

表 2-2 随访管理计划执行记录表

服务项目	服务内容	服务频次	服务时间	随访情况记录	签名
建立疾病管理档案	签署知情同意书、纳入健康管理数据库及建立健康管理档案	1 次/年			
	________疾病连续性健康管理服务内容告知及指导、发放健康教育手册、指导患者或家属使用系统设备	1 次/年			
____疾病随访就诊	病史收集、病情评估与监测、开药、开检查单、检查结果解读	12 次/年			
	基本体检（专科查体），治疗方案确定与调整，接受患者咨询，提供后续诊疗建议，必要时联系就诊或入院绿色通道	12 次/年			

续表 2−2

服务项目	服务内容	服务频次	服务时间	随访情况记录	签名
____疾病随访就诊	健康教育（专题讲座、病友会）	6 次/年			
入院绿色通道	____疾病入院绿色通道	≤2 次/年			
转诊绿色通道	提供院内相应科室转诊绿色通道	≤4 次/年			
图文咨询	互联网医院线上图文咨询服务	4 次/年			

表 2−3 随访服务记录表

姓名：______________ 编号：______________

随访日期		年 月 日
随访方式		1 病房 2 门诊 3 电话/网络门诊
病情评估与监测	一般健康情况	
专科检查	血压（mmHg）	
	体重（kg）	
	体质指数（BMI）（kg/m^2）	
	心率（次/分钟）	
	其他	

续表2－3

个体化健康指导	膳食指导			
	用药指导			
	检查结果解读			
	心理状况评估及干预			
	睡眠状况评估	1 良好	2 一般	3 差
	遵医行为评估	1 良好	2 一般	3 差
	服药依从性评估	1 规律	2 间断	3 不服药
	药物不良反应评估	1 无	2 有	
	其他			
辅助检查				
药物调整				
随访方案调整		1 否	2 是	
此次随访分类		1 控制满意　2 控制不满意　3 不良反应　4 并发症		
随访方案调整		1 否	2 是	
入院治疗		1 否	2 是	
转诊	原因			
	科别			
随访人签名				

表 2－4　随访管理计划外执行记录表

姓名：	
随访日期	年　　月　　日
随访原因	

续表2-4

处理措施	
访问人签字：	
日期：	

第四节　医院契约式慢性病健康管理质量控制

一、质量管理概念

国际标准化组织认为，质量管理是在质量方面指挥和控制组织的协调和活动，通常包括制定质量方针、质量目标、质量策划，质量控制，质量保证和质量改进。

二、医疗质量管理概念

医疗质量管理是指遵循医疗质量形成的规律，应用各种科学的方法，以保证和提高医疗质量为目标，根据医疗质量管理的信息，合理运用人力、物力、设备和技术等，达到技术符合标准和规范、功能满足患者需求的质量目标的一系列活动。在医院医疗服务管理发展过程中，我们发现，医疗服务仅仅强调有效性和安全性是不够的，这只是对医疗服务的最低层次的要求。在医院的医疗服务过程中，还必须强调医疗服务时间、经济投入和患者对医疗服务的满意度。目前，医疗机构已经不能仅仅从有效和安全的角度来认识和评价医疗服务，还应当注重与医疗服务有关的其他服务要素。医院的医疗质量应该是一个广义的概念，不仅强调诊疗质量，还强调患者的满意度、医疗工作效率、医疗技术经济效益、医疗的连续性和系统性等。

三、医疗质量管理原则

（一）患者满意原则

医疗服务的对象是患者，医疗质量的优劣主要体现在患者的满意度上，患者是医疗质量的最终评价者，患者满意是医疗机构追求的最高标准。

（二）标准化原则

标准是衡量事物的准则、榜样和规范，是对重复性事物和概念所做的统一规定。因此，医疗活动的各个环节必须有相应技术、服务标准规范、控制和协调，否则很难连续有序地进行。

1. 标准是医疗活动的依据

标准涵盖了医疗活动的各个方面，如医疗技术操作标准、危重症抢救标准、管理标准等。医疗操作的所有活动都要按照标准执行，通过管理实践标准，并通过标准化的管理提高医疗质量。

2. 标准的实现必须依赖真实可靠的数据

进行医疗活动全面的综合性评价时要采用定性与定量相结合的管理方法，用数据评价、分析和评估，总结标准的管理效应，以真正发挥标准化管理的作用。

3. 标准须有较明确的目的性

在医疗过程中，标准必须落实到各具体科室、医疗组和个人，有明确的目的性。

（三）持续性改进原则

随着患者自我意识的提高，患者医疗服务的需求会不断提高。医院作为医疗服务的主体，为了及时满足患者的需求，就需要对医疗服务、质量及繁杂的程序进行改进，直到患者满意为止。医疗质量改进过程中更重要的是医院质量控制标准、控制内容和控制方法的不断改进和完善。

（四）全员参与原则

全员参与质量管理是现代质量管理发展的需要，它要求医院各个部门的人员全过程主动参与质量管理计划的制订和实施的过程。

（五）预防为主原则

通过科学设计，针对医疗过程中的风险环节，规范诊疗和护理行为，有效预防医疗风险，保障医疗安全，并辅以检查，作为质量管理和控制的必要手段，对医疗过程进行监督，对存在的问题及时反馈，保证医疗活动的有序、有效开展。

四、慢性病健康管理质量控制

慢性病连续性健康管理质量控制强调医疗连续性服务和生活连续性服务的有效统一，其是慢性病连续性健康管理各种活动的综合效果。慢性病医疗连续性服务具体可分为特异性医学服务（如诊断、治疗、护理、康复、预防、保健等）和非特异性医学服务（如营养、心理、健康干预、生活服务等）。在慢性病健康管理医疗服务质量中，医疗效果与慢性病患者的满意度是两个非常重要的内容。慢性病健康管理医疗服务质量不仅包括医疗效果，而且包括患者满意度，患者的满意度是基于慢性病健康管理医疗效果的。慢性病健康管理质量主要包括以下三个方面。

（1）结构质量：医疗、护理和管理部门员工的资质和能力；

（2）过程质量：患者诊断、治疗、康复及随访管理服务过程；

（3）结果质量：慢性病患者疾病的控制和好转情况。

质量控制流程图如图 2－5 所示。

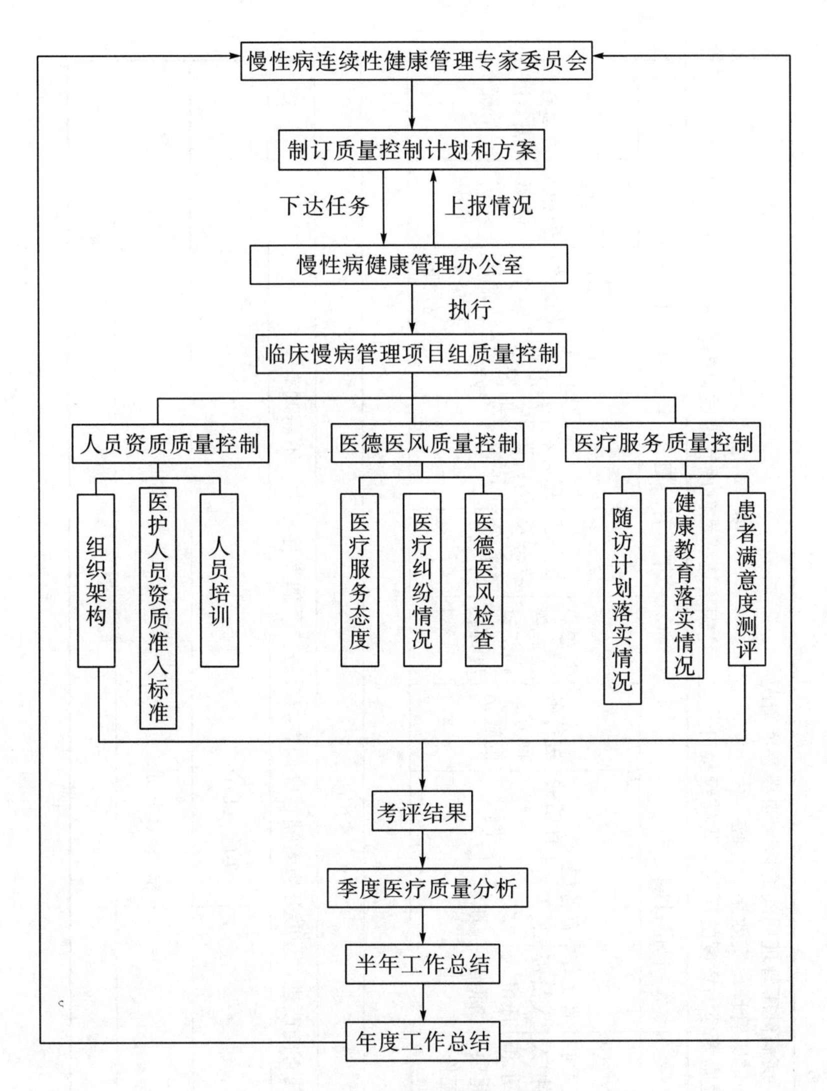

图 2-5　质量控制流程图

（一）慢性病健康管理项目组内质量控制

临床各慢性病健康管理项目组每年定期（一季度、半年、一年）对签约患者的管理情况进行组内管理质量评估，对组内管理情况进行监测、评估，真实地掌握慢性病患者入组后连续性健康管理期间的体验和满意度情况，客观地评价组内连续性健康管理落实的效果，通过 PDCA 循环管理进行原因分析和服务质量改进，填写自查自检表（参考表 2-5），并将评估结果反馈给慢性病健康管理办公室。

表 2－5　慢性病健康管理项目组自查自检表

<table>
<tr><td>监测项目</td><td colspan="15">________慢性病健康管理服务</td></tr>
<tr><td>预期目标</td><td colspan="15">1. 真实地掌握患者________疾病健康管理期间的体验与满意度情况
2. 客观地评价________疾病健康管理落实效果
3. 找出影响________疾病健康管理满意度的原因，为持续提升________疾病连续性健康管理质量提供客观依据</td></tr>
<tr><td>负责人</td><td colspan="4"></td><td colspan="2">起止日期</td><td colspan="9">年　月　日—年　月　日</td></tr>
<tr><td>监测情况</td><td>充分沟通，签署知情同意书</td><td>建立健康档案</td><td>有组织架构</td><td>有兼职或专职医护人员承担此项工作</td><td>有工作人员资质准入标准</td><td>有各层级人员岗位职责</td><td>有相关工作制度</td><td>进行各种方式的随访</td><td>对患者实施疾病活动度评估</td><td>关注患者心理状态及治疗依从性</td><td>患者评估科学、正确</td><td>实施多种形式的健康教育</td><td>对随访过程中的意外事件，按照应急预案处理</td><td>患者掌握相关健康知识情况</td><td>患者满意度情况</td></tr>
<tr><td>问题叙述</td><td colspan="15"></td></tr>
<tr><td>原因分析</td><td colspan="15"></td></tr>
<tr><td colspan="16">是否展开调查与改进：□展开患者满意度调查与改进　□偶发性异常，不需调查</td></tr>
<tr><td>计划（Plan）</td><td colspan="5"></td><td colspan="2">实施（Do）</td><td colspan="8"></td></tr>
<tr><td>处理（Action）</td><td colspan="5"></td><td colspan="2">检查（Check）</td><td colspan="8"></td></tr>
<tr><td colspan="16">改进后监测追踪</td></tr>
</table>

自查自检内容如下：

（1）充分沟通，签署知情同意书；

（2）建立健康档案；

（3）有组织架构；

（4）科室开展慢性病连续性健康管理工作，并有专职或兼职医护人员承担此项工作；

（5）有工作人员资质准入标准；

（6）有各层级人员岗位职责；

（7）有相关工作制度；

（8）进行各种方式的随访；

（9）对患者实施疾病活动度评估；

（10）关注患者心理状态及治疗依从性；

（11）患者评估科学、正确；

（12）基于评估结果和患者需求，对患者实施多种形式的健康教育；

（13）对随访过程中的意外事件，按照应急预案处理；

（14）患者掌握相关健康知识情况；

（15）患者对服务的满意度情况。

（二）慢性病健康管理办公室履约督导

慢性病健康管理办公室根据质量与安全管理专委会的工作安排，结合临床各慢性病健康管理项目组反馈的组内评估结果，每年定期（一季度、半年、一年）对慢性病连续性健康管理的患者进行服务满意度调查、项目目标达成情况调查，及时发现问题，并针对问题进行改进。慢性病健康管理办公室通过对签约患者进行抽调复核，形成评估结果，每年将评估结果上报慢性病连续性健康管理专家委员会。

复核检查内容如下：

（1）项目组是否介绍过健康管理服务相关规定；

（2）是否签订了入组知情同意书；

（3）患者在健康管理服务期间，是否有相对固定的负责医生和随访护士；

（4）患者对项目组连续性健康管理服务过程是否满意；

（5）定期开展随访管理情况；

（6）定期开展健康教育情况；

（7）医护的服务态度，是否耐心解答患者疑问；

（8）患者病情控制情况；

（9）服务收费合理性。

（三）慢性病健康管理质量的持续性改进

1. PDCA 循环

PDCA 循环常作为管理工具用于医疗质量持续性改进。PDCA 循环中 P 代表计划（plan）、D 代表实施（do）、C 代表检查（check）、A 代表处理（action）。具体实施运用中主要包括以下几个方面：

（1）明确改进目的：改进的目的要明确，并可随时根据新的目的而修订新的标准。

（2）问题发现和解决途径：依据医疗质量管理的持续改进原则，及时发现问题，寻找原因并制订改进措施。

（3）营造宽松的工作环境：医疗质量的持续性改进是医院所有职工的职责和义务。因此，医院、科室领导要允许医务人员提建议，而且还要鼓励相关人员提出有建设性的意见，以发现更多的问题，不断改进。

（4）最终衡量标准：医疗质量的持续性改进要以质量和效益来衡量其必要性和重要性。对持续性改进的管理主要包括：组织质量改进必须有实效，评估不断改进的项目，标准要有合适的着眼点，要定期对质量改进活动进行评估。

2. 慢性病健康管理质量改进流程

医院要根据患者不断变化的要求，不断地提高患者的满意度，就必须开展持续性改进活动。为此，医院应该建立慢性病健康管理质量改进系统，采取适当的方式进行持续性改进，以提高患者满意度，实现慢性病健康管理的质量方针和目标。慢性病健康管理质量改进主要流程如下：

（1）分析和评价现状，以识别改进区域；

（2）确定改进目标；

（3）寻找可能的解决办法，以实现改进目标；

（4）评价这些解决办法并做出选择；

（5）实施选定的解决办法；

（6）测量、验证、分析和评价实施的结果，以确定这些目标实现情况；

（7）正式采纳、更改。

慢性病健康管理持续质量改进表如表 2-6 所示（参考）。

表 2-6 慢性病健康管理持续质量改进表

一、监测项目			
二、预期目标			
三、负责人		四、起止日期	
五、监测情况			
六、问题叙述			
七、原因分析			
八、是否展开调查与改进：□展开 PDCA 调查与改进 □偶发性异常，不需调查			
计划（Plan）		实施（Do）	
处理（Action）		检查（Check）	
改进后监测追踪			

P D A C

（四）慢性病健康管理质量改进系统框架的构建

（1）制定慢性病健康管理质量方针和质量目标，营造一个激励改进的氛围和环境。

（2）实施过程中收集信息，包括。

①入组患者意见和建议。

②患者投诉信息。

③医疗服务质量监测信息。

④信息系统统计汇总的统计结果。

⑤质量管理系统内审和管理评审等各种审核结果。

⑥项目组日常监督检查信息。

（3）通过数据分析找出入组患者的不满意、医疗服务未满足要求、过程不稳定等事项。

（4）利用内部审核的结果不断发现慢性病健康管理质量管理体系的薄弱环节。

（5）利用纠正措施，对存在的问题和不合格事项进行纠正。

（6）采取预防措施，避免不合格事项的发生或再发。

（7）通过在管理评审活动中对慢性病健康管理质量管理体系的适应性、充分性和有效性的全面评估，发现对质量管理体系有效性进行持续改进的机会。

（8）实现慢性病健康管理质量方针和质量目标。

第三章 医院门诊慢性病就诊管理

由于人口老龄化加剧、不健康的生活方式以及医疗资源分配不均，慢性病已经成为全球健康问题。2018年，《中国健康管理与健康产业发展报告NO.1(2018)——新分科 新业态》指出：我国慢性病发病患者数在3亿左右，其中65岁以下人群慢性病负担占50%。我国城市和农村因慢性病死亡人数占总死亡人数的比例分别高达85.3%和79.5%。由此可见，慢性病已经不仅仅是一个公共卫生问题，更是一个影响国家经济和社会发展的社会问题。根据《"健康中国2030"规划纲要》要求，医疗机构结合实际探索慢性病连续性、相互衔接的服务管理体系和服务管理模式，对慢性病患者日常的就医进行规范化管理势在必行。

第一节 门诊慢性病专科层级管理

2019年，国务院印发《国务院关于实施健康中国行动的意见》，国家层面出台《健康中国行动（2019—2030年）》，围绕疾病预防和健康促进两大核心，提出将开展15个重大专项行动，包括健康知识普及、合理膳食、全民健身、控烟、心理健康促进等。规划到2030年，全民健康素养水平大幅提升，健康生活方式基本普及，居民主要健康影响因素得到有效控制，因重大慢性病导致的过早死亡率明显降低，人均健康预期寿命得到较大提高等目标。《健康中国行动（2019—2030年）》提出到2022年和2030年要实现的总体目标中，心脑血管疾病、癌症、慢性呼吸系统疾病、糖尿病等重大慢性病的防治为重要一环。健康水平的提高需要公众的健康意识和健康观念的转变，也需要政府、社会、个人全方位的积极参与。

按照国家分级诊疗制度要求，明确各级各类医疗机构的诊疗服务功能定位，三级医院主要提供急危重症和疑难复杂疾病的诊疗服务，鼓励二、三级医院向基层医疗卫生机构提供远程会诊、远程病理诊断、远程影像诊断、远程心电图诊断、远程培训等服务。同时，鼓励有条件的地方探索“基层检查、上级诊断”的有效模式，促进跨地域、跨机构就诊信息共享。发展基于互联网的医疗卫生服务，充分发挥互联网、大数据等信息技术在分级诊疗中的作用。

卫生部颁布的《全国慢性病预防控制工作规范》明确规定，城市二级及以上医院和县级医院在慢性病防控工作中要开展慢性病有关的健康咨询、健康教育和知识宣传。要求大型医疗机构依托其在医疗、教学、科研、预防方面的优势，结合生物—心理—社会医学模式下的候诊教育、健康处方、宣传日活动、健康讲座、院内宣传栏等开展慢性病防控工作。以四川大学华西医院为例，其年均门诊量约460万人次，最高日门诊量20000余人次，居前几位的科室分别为心脏内科、内分泌科、神经内科等。门诊病种中慢性病占较大比例，超70%，居前位的为心血管疾病、脑血管疾病、高血压、糖尿病、慢性阻塞性肺疾病等。由此可见，大型医疗机构的慢性病防控工作十分重要。该院系统分析现有的门诊服务模式，以信息化为手段，以改善医疗服务为重点，以患者满意为目标，对门诊慢性病实施专科层级管理，科学合理配置医疗资源，重建面向更高质量的慢性病诊疗服务就医流程。

一、层级管理概述

层级管理是管理学中的一个概念，通常指在组织管理过程中，明确各岗位的职责、权力和利益，严格按照组织程序，各司其职，有助于管理从宏观粗放向微观细微方向发展。层级管理理念运用到门诊慢性病管理中，不但能提高门诊医生的工作热情和职业期许，稳定门诊医生队伍，整体提升医生看诊质量，而且有利于缓解医疗资源紧缺矛盾，进一步明确各层级医生的职责，最终提高患者就医满意度。

二、四川大学华西医院层级管理实践

（一）门诊医师层级管理的设置

根据医师学历、职称、临床工作能力等，由低到高设立主治医师、五级专家、四级专家、三级专家、二级专家、一级专家不同层级的门诊医师岗位。同时，设置层级进阶机制，对门诊医师的层级管理实行定期考核，动态管理。

（二）门诊专科分层级设置

根据门诊学科，分便民、专科、专病等门诊。便民门诊主要为慢性病患者复诊、复查和连续治疗提供服务，由住院医师出诊。专科门诊为200种专科慢性病初诊、确诊和治疗服务，由高级医师出诊。目前设定的慢性病专科门诊，病种涵盖高血压、冠心病、糖尿病、肺动脉高压、慢性乙型病毒性肝炎、类风湿关节炎等多种慢性病，共计250个专科门诊诊室。具体门诊类型如下：

1. 便民门诊

便民门诊主要为慢性病患者开具常规检验检查单，如常规化验（查血、大小便）、彩超、X光、测眼压、C14呼气试验、心电图、普通胃/肠镜等。

2. 普通门诊

普通门诊主要接待初诊患者，即首次到医院看病、发病症状不明显、不清楚应该看什么专科或需要完善相关检查后再看专病门诊的患者，或者为诊断明确的慢性病患者定期开药或复查。普通门诊以各科留院且具备一定年限临床工作经验的主治医师坐诊为主。医院目前主要设置有心脏内科普通门诊、消化内科普通门诊、肾脏内科普通门诊、血液内科普通门诊、骨科普通门诊、呼吸内科普通门诊、感染科普通门诊、乳腺外科普通门诊、内分泌普通门诊、胃肠外科普通门诊、风湿免疫科普通门诊、神经外科普通门诊等。

3. 一级系统专科门诊

一级系统专科门诊与普通门诊功能类似，为发病不明显、无法明确归类专科、需进一步检查的慢性病患者看诊或为复诊患者开具药物、检查单等。与普通门诊不同的是，此类门诊坐诊医师工作年限较普通门诊长，工作经验也更加丰富。目前医院开设的一级系统专科门诊有全科医学科、普外科、普内科等。

4. 二级器官专科门诊

随着社会的发展，人民对健康的理解和需求也呈现出多样化趋势，当代医学的发展也不断趋向于某一种或某类疾病的研究。为更好地发挥医院专科人才及技术优势，突出医疗特色，满足广大患者的就医需求，在一级系统专科门诊的基础上，衍生出了众多二级器官专科门诊，如眼底病、青光眼、周围血管病与慢性创面、肝炎、肝硬化、肺血管病、心肺康复、糖尿病、颈腰椎病等慢性病专科门诊。

5. 三级专病门诊

三级专病门诊是相对于一级系统专科门诊、二级器官专科门诊来分的，主要针对慢性专科疾病诊断基本清楚、专科特征明显的患者。三级专病门诊以副主任、主任级别医师坐诊为主，至少有8年以上的临床经验。目前医院设置有心脏内科、消化内科、肾脏内科、甲状腺外科、血液内科、泌尿外科、骨科、呼吸内科、感染科、乳腺外科、内分泌科、胃肠外科、风湿免疫科、神经外科、美容烧伤整形科、肝胆胰外科、小儿外科、康复医学科、睡眠医学中心、皮肤性病科、核医学科、临床营养科、头颈肿瘤科、腹部肿瘤科、胸部肿瘤科、小细胞肺癌专科、心理卫生专科等46个临床科室。

6. 特约门诊

特约门诊即持特约诊疗证人员诊疗门诊，为持有相关证件的干部保健对象提供个性化的医疗保健服务。

7. 特需门诊

特需门诊由各专业顶级的专家（正高、博/硕导、学术和技术带头人等）坐诊。目前医院有顶级专家96名，其中一级专家兼博导70名，一级专家26名，覆盖31个专科。特需门诊为患者提供个性化的医疗服务，沟通交流时间长、就诊环境佳，开设光荣军人、劳模、高干绿色就医及检查预约通道，患者和医师满意度高。

8. 教授团队门诊

教授团队门诊由本专业一名知名专家领衔团队的专家成员（几名中级职称及以上医师为团队成员），根据统一的诊治标准接诊，经评估确属疑难杂症，在完善相关检查后，再通过科内转诊的方式为其预约团队专家看诊，明确诊断，制订治疗方案。下面以刘浩教授团队为代表阐述四川大学华西医院相关实践。

刘浩教授是国内颈椎手术权威及知名专家之一，其团队推出了“统一诊治标准，重症患者无缝转诊权威专家”的看诊模式，即患者可以预约刘浩教授团队中任一医师的门诊，经团队医师检查、诊断和治疗后，病情严重者可由团队医师直接预约刘浩教授的专家门诊，无需再通过医院挂号平台抢挂专家号，解决患者挂号选科难，挂专家号难，初诊医生开检查单、诊断治疗还需要挂号再等待等费时费事费钱的问题。经团队医师门诊看诊后收入院需手术的患者均会收入刘浩教授医疗组，由刘浩教授制订治疗方案并主持手术。

专家团队看诊模式的优势在于：慕名前来的患者不需要集中抢挂刘浩教授的专家号，团队医师能根据统一的诊治标准接待患者，同时完善相关检验检查，必要时直接转刘浩教授看诊。通过该看诊模式，一方面患者可及时得到合理诊治，另一方面也可避免患者费力抢挂到专家号，但因辅助检查不完整，专家只能开一些检验检查单的情况发生，如此不但患者支出了不必要的专家挂号费，同时又浪费了知名专家医疗资源。

9. 疑难重病多学科联合门诊

多学科联合门诊是指由两个及两个以上科室具备门诊资质的副高及以上中西医专家现场讨论患者病情，为多科疑难重症患者联合会诊，从而明确诊断或出具最佳治疗方案的门诊模式。

10. 各类随访门诊、复查门诊、特慢性病门诊

各类随访门诊、复查门诊、特慢性病门诊开展慢性病或术后的复查、随访或健康教育服务等，以慢性病门诊住院医师、专科护士坐诊为主。目前医院开设有风湿免疫慢性病管理门诊、乳腺外科复查门诊、乳腺癌内科随访门诊、营养管理随访门诊、感染预防门诊、冠心病支架术后随访门诊、肺癌术后随访门诊、内分泌健康教育门诊、慢性肾脏病健康教育门诊、内分泌性高血压随访门诊、肾上腺疾病随访门诊、胃肠外科随访门诊、心血管慢性病管理门诊、新冠肺炎出院随访门诊、血透随访门诊等。

11. 罕见病门诊

为充分利用医院的优质资源，改善罕见病患者的就诊现状，服务罕见病患者，体现四川大学华西医院国家级疑难重症诊疗中心职能，2016 年医院设立了罕见病诊治中心。该中心通过集约患者、集约专家、集约科研平台等方式，负责协调来院罕见病患者的诊治以及资料收集等工作，开展罕见病诊治。目前开设的罕见病专科有风湿免疫科、神经内科、心脏内科、肾脏内科、血液内科、耳鼻咽喉头颈外科、皮肤性病科、呼吸内科、消化内科、感染性疾病中心、眼科、内分泌代谢科。

12. 互联网医院

2019年10月10日，四川大学华西医院正式获批增加“四川大学华西医院互联网医院”作为第二名称，挂牌互联网医院。2020年2月28日，四川大学华西医院互联网医院正式上线运行。患者及家属通过互联网诊疗平台，即“四川大学华西医院”微信公众号、华医通APP（大众端），即可享受四川大学华西医院医护团队的专业服务。

通过在线门诊，患者不用到医院，通过手机客户端看诊，通过互联网将检查报告发送给医生查阅、咨询等，医生可在线为患者开具药物、检验检查单、入院证等，患者也可申请自助开具常规检验检查单，如常规化验（查血、大小便）、彩超、X光、测眼压、C14呼气试验、心电图、普通胃/肠镜等。其中，还专门开设了“门特专区”，特别针对成都市市级和四川省省本级门诊特殊慢性病患者，提供在线续方、药品配送、在线充值预交金、在线审方等线上服务功能。利用“互联网+医疗”，在更大的范围内整合区域的医疗资源，提升资源配置的效率，放大医疗服务的能力，为社会和患者提供更多更好的医疗服务。

（三）实现分梯次门诊预约挂号服务

医院大力倡导分时段就诊，目前实行挂号全预约，预约分时段就诊。但是患者往往凭借主观意向决定就诊时间，造成看诊量在某一时段特别集中，影响看诊效率。针对这一情况，医院在挂号管理理念上不断优化，以预约挂号服务体系为基础，实行初诊由患者自行于医院挂号App、微信公众号等平台预约挂号，复诊由门诊医师考量进行诊间预约挂号，转诊由转诊办公室协助预约挂号，重大阳性检查结果疾病由疑难会诊中心预约挂号等分层服务，缓解慢性病患者就医紧张现状，进一步引导患者分时段就诊，合理分流患者，提高服务效率。

三、分层级管理的意义

（1）门诊慢性病分层级管理，可有效统筹、整合、优化、合理配置专科医疗资源，分层级引导安排慢性病患者就医，使患者获得科学、便捷、经济、高效、连续的医疗照护，降低慢性病的误诊率、漏诊率，积极推动医院分级诊疗和临床学科发展。

（2）门诊慢性病分层级管理，可减少医疗安全隐患，提高医疗质量。门诊医师诊疗活动中，高级别医师看诊经验丰富、技术熟练和处理问题能力强，当低级别医师遇到专业和技术问题时，可以及时找上级医师给予帮助，上级医师对下级医师起到“传、帮、带”的作用，同时在工作中也起到监督和管理作用，使得隐患消灭在萌芽状态，进而提高了医疗质量。

（3）门诊慢性病分层级管理，低级别的医师满足上调级别的条件时，可申请进阶，获得较高层级待遇，进而充分发挥潜能，激发工作中的主动性和积极性，提高成就感，实现自我价值。医护人员工作积极性高了，也能更高质量地与患者沟通交流，及时消除患者心中疑惑，使患者达到求医的目的，进而提高患者满意度。

四、小结

在医院服务中，医师人力资源是重要的组成部分。医院根据医学的发展制订不同的发展思路，对门诊临床科室实行层级管理，打造专科、专病门诊，能够使医师资源的效能得到充分发挥，同时，可以较为全面地兼顾各类患者的需求，也与国家分级诊疗政策理念相契合，将有利于提升医院整体医疗技术水平。

第二节　门诊特殊慢性病管理

慢性病患者的诊疗多以门诊为主，仅在病情加重或发生并发症时需要住院治疗。门诊特殊慢性病管理是基本医疗保险相关政策的重要内容。当前，全国各省的门诊特殊慢性病医保政策各异，保障的病种从几种到几十种不等，病种费用、报销比例、起付线、结算方式等均存在差异。随着人口老龄化加剧和慢性病患病率不断攀升以及疾病谱的改变，门诊特殊慢性病报销政策不断完善，医保覆盖面不断扩大，参保人数逐年增多，门诊特殊慢性病覆盖人群和病种范围持续扩大，给医保统筹基金带来的压力也越来越大。加强门诊特殊慢性病管理已经成为摆在医疗保险经办机构面前的一个重要问题。本节以成都市门诊特殊疾病相关政策为依据，探讨门诊特殊慢性病管理。

一、门诊特殊慢性病概述

（一）定义

门诊特殊慢性病，简称“门特病”，是指治疗周期较长，需要院外长期服药或非住院连续治疗，且医疗费用较高，经社会保险经办机构批准可纳入社会统筹基金支付的病种。

（二）准入条件

按照规定，参加成都市城镇职工医疗保险或城乡居民基本医疗保险，并享受基本医疗保险待遇的人员所患门诊疾病病种范围内的慢性病，均可申请办理门诊特殊疾病，享受规定的门诊特殊疾病待遇。

（三）范围

门诊特殊慢性病可分为以下四类。

（1）精神病：阿尔茨海默病、脑血管所致精神障碍、癫痫所致精神障碍、精神分裂症、躁狂症、抑郁症、双亲情感障碍、焦虑症、强迫症。

（2）原发性高血压、糖尿病、心脏病（风湿性心脏病、高原性心脏病、冠心病、肺源性心脏病）、脑血管意外后遗症。

（3）慢性活动性肝炎、肝硬化、帕金森病、硬皮病、地中海贫血、干燥综合征、重症肌无力、甲状腺功能亢进或减退、类风湿性关节炎、肺结核。

（4）恶性肿瘤、器官移植术后抗排斥治疗、血友病、再生障碍性贫血、骨髓增生异常综合征或骨髓增殖性肿瘤、系统性红斑狼疮、肾病综合征、慢性肾脏病。

（四）申报类型

根据患者缴纳医保费用的地方，医院门诊特殊慢性病业务办理包括成都市市级参保患者门诊特殊疾病申办、四川省省本级参保患者门诊特殊疾病申办和四川省省内异地门诊特殊疾病联网申办三大类。

二、门诊特殊慢性病认定管理

门诊特殊慢性病认定是指认定机构根据认定标准，确认参保人员所患疾病是否属于门诊特殊慢性病病种以及能否享受门诊特殊慢性病待遇的行为。

（一）认定原则和要求

（1）参保人员办理门诊特殊慢性病申请要严格遵循定病种、定医疗机构、定治疗范围、定药品范围、定月度费用、定控制标准、定统筹资金支付时间的要求。

（2）在成都市定点医疗机构进行门诊特殊慢性病治疗的参保人员，向具备门诊特殊慢性病认定资格的医疗机构提出申请，填写《成都市基本医疗保险门诊特殊疾病认定申请表》，并提供本人身份证、社保卡，刷卡办理门诊特殊慢性病认定。

（3）办理了异地安置手续的参保人员申请门诊特殊慢性病时，在初次或中断治疗 6 个月以上办理门诊特殊慢性病医疗费用结算的同时提出，提供参保关系所在地或安置地社保保险（医疗保险）定点的三级医疗机构出具的报告和 6 个月内的出院证明（或疾病诊断证明）以及《成都市基本医疗保险门诊特殊疾病认定申请表》，并提供本人身份证、社保卡到参保关系所属的医疗保险经办机构申请门诊特殊慢性病认定。产生门诊特殊疾病费用的时间应在异地就医核准登记生效之日起，至注销之日止。

（4）申请认定的病种最多不得超过 5 种，且周期内只能选择一家成都市定点医疗机构治疗，周期内不能增加病种。如要增加，需要成都市医保局提前结算后再办理。

（5）在一家认定机构申请门诊特殊疾病认定后，3 个月之内不得再以相同病种向其他认定机构提出申请。

（二）认定注意事项

（1）通过认定后超过 6 个月未进行门诊特殊慢性病治疗或出现中断治疗达 6 个月以上的，以及办理了异地就医的参保人员注销异地就医登记后，均应按规定重新申请门诊特殊慢性病认定。

（2）新办法出台前就已经办理门诊特殊慢性病认定的病种不需要重新认

定。如果新增病种或中断治疗达到6个月以上，应当按规定重新申请门诊特殊慢性病认定。

(3) 参保人员在住院期间不能申请门诊特殊慢性病认定。

(4) 参保人员对认定机构出具的认定结论有异议时，应在收到认定结论之日起15个工作日内，向本人参保关系所属医疗保险经办机构提出复查申请，由市级医疗机构的医疗保险专家评审小组进行复查认定，复查结论为最终认定结论。

（三）认定流程

参保人员提供认定资料→刷社保卡，认定机构核实参保人员参保信息→认定机构审核参保人员提供的变迁资料或出具的相关检查检验单→认定机构审核参保人员的检验、检查结果→认定机构对符合认定条件的，准确录入申请的病种→参保人员领取填有认定结果的《成都市基本医疗保险门诊特殊疾病认定申请表》→认定结束。

三、门诊特殊慢性病就医管理

（一）对参保人员的要求

(1) 通过门诊特殊慢性病认定的参保人员，应在本市医疗机构范围内选择一家医疗机构就医，就医时须提供本人身份证、社保卡以及《成都市基本医疗保险门诊特殊疾病认定申请表》，办理门诊特殊慢性病就医的申请、治疗和结算。

四川省省本级医保患者，即省级机关、事业单位及中央在蓉机关企事业单位在职与退休的参保人员，原则上每年只能选一家机构就医购药，不能更换。若为同时患有精神病（稳定期）、肝炎、结核病的门特患者，除选择前三种疾病相应专科医院外可再选择一家医院作为其他门诊特殊疾病的就医结算医院。同时患有一、二类门诊特殊疾病的患者，可选择两家定点医院。

(2) 参保人员向定点医疗机构缴纳部分预付金后开始治疗，结算时与定点医疗机构结清属于个人自付的部分。属于统筹基金支付部分，由定点医疗机构通过计算网络系统向医疗保险经办机构申请结算。

办理流程：参保人员向选定的医疗机构申请门诊特殊慢性病就医→向定点

医疗机构提交相关资料→主诊医生根据病情制订治疗方案→医疗机构专人对治疗方案进行复审→刷社保卡→输入密码→向定点医疗机构缴纳一定金额的预付金→参保人员进行检查、治疗→确认每次检查、治疗的项目及金额→治疗期满结账→刷社保卡→输入密码→签字确定医疗费用明细→扣减个人账户金或现金支付应由个人负担部分费用→留存发票及医疗费用明细清单→就医结束。

（3）参保人员在审核期间确需更换治疗和用药方案时，在所申请的定点医疗机构按规定办理变更申请。

（4）参保人员申请门诊特殊慢性病治疗的医疗机构无相关检查设备时，经该医疗机构的主诊医院提出意见，医保部门签章确认后可以在市内其他定点医疗机构外检，外检费用按规定在医疗机构结算。

（5）医疗机构开具的外购药品和施行国家基本药物制度的基本医疗卫生机构开具的非基药品费用，医疗保险经办机构不予结算。

（6）参保人员在治疗期需住院治疗的，住院期间不得产生门诊特殊慢性病医疗费用。如确因病情需要，产生的药品、检查、治疗等门诊特殊慢性病医疗费用不得与住院费用重复。

（7）2020 年，《国家医疗保障局办公室关于优化医疗保障经办服务　推动新型冠状病毒感染的肺炎疫情防控工作的通知》提出，积极支持“长处方”，实现“便民办”。支持疫情期间实施“长处方”报销政策，处方用量放宽至 3 个月，由此打破了我国对于慢性病用药处方不得超过 2～4 周用量的限制。即门诊特殊慢性病患者，经医师评估后，可最多一次性开具 90 天用量的门诊特殊慢性病药品，在医疗机构专用窗口记账/缴费。

（二）对医疗机构的要求

（1）应配备有治疗相应门诊特殊慢性病病种经验的专业医务人员。

（2）有治疗门诊特殊慢性病的相应仪器设备和药品。

（3）具备能够满足门诊特殊慢性病治疗方案申请（变更）、记账和费用结算等需要的信息系统，并可向医疗保险经办机构实时上传门诊特殊慢性病相关办理信息。

（4）其他治疗门诊特殊慢性病应具备的基本条件。

（5）开展部分门诊特殊慢性病病种治疗的定点医疗机构还应符合《成都市基本医疗保险门诊特殊疾病治疗机构准入标准》。

（6）医院必须按以下方式开药：瓶装药按颗数开零，板状药按板开药，袋装药按最小袋包装开零，某些特殊药品因包装原因无法开零的，超量开药最多不超过5天。

(7) 医疗机构应按照规定程序收治参保人员，核对有关证件，杜绝冒名顶替等违规事件发生，并依据参保人员认定的门诊特殊慢性病病种，结合病情合理制订治疗方案并严格把关，做到合理治疗、合理用药，不得虚记费用、超量开药。

(8) 医疗机构应按照住院病历的管理方式建立健全参保人员个人门诊特殊慢性病病历档案管理，对参保人员每次诊治及病情变化情况进行记录，保存治疗方案等相关资料，以备核查（结算单据须由参保人员签字确认）。

(9) 医疗机构应当建立门诊特殊慢性病治疗方案复审制度，对经治医师制订的治疗方案进行复审，并将复审后的治疗方案通过信息系统实时上传至医疗保险经办机构。

(10) 医疗机构应当按照复审后的治疗方案对参保人员进行门诊特殊慢性病治疗，参保人员治疗前应向治疗机构缴纳一定数额的预付金，预付金额由治疗机构根据病情确定。

四、门诊特殊慢性病结算管理

（一）结算时限

成都市市级参保患者门诊特殊慢性病每三个月办理一次审核结算，到期日当天办理，不能提前。如因特殊原因（如参保人员死亡）需提前结算的，应按治疗机构的级别另行计算起付标准。

（二）结算方式

门诊特殊慢性病采取按项目付费，医疗机构级别和属地相结合的管理方式。三级定点医疗机构由市医保局审核及结算医疗费用，其他定点医疗机构按属地原则，由所在区县医疗保险经办机构审核及结算医疗费用。

（三）结算范围

基本医疗保险门诊特殊慢性病的统筹基金起付线、自付比例、封顶线与住院一致。在结算项目上必须符合基本医疗保险用药目录、诊疗项目和医疗服务设施支付的有关规定。

（四）医保个人账号共济使用

根据《四川省医疗保障局等四部门关于完善城镇职工基本医疗保险个人账户使用有关政策的通知》（川医保发〔2018〕7号），自2019年3月1日起，四川省城镇职工个人账户资金在原支付范围基础上，可扩大用于支付职工本人及其配偶、夫妻双方父母、子女在统筹地区内定点医疗机构就医发生的下列费用：普通门诊（含挂号）、门诊特殊疾病（含定点药店）、住院、健康体检、非计划免疫接种、远程诊疗和家庭医生签约服务等需个人负担的医疗服务费用。

（五）结算服务管理

四川大学华西医院自2010年10月开始对四川省、成都市两级政府管理机构确定的医保门诊特殊慢性病开展诊疗结算服务，不断总结经验，完善服务方式。服务管理办法如下：

1. 加强窗口岗位人员管理

一方面，定期开展窗口岗位人员培训，使之全面掌握、正确执行医保新政策，不断提高业务水平、岗位技能和培养爱岗敬业精神；另一方面，强化目录意识（即用药目录、诊疗项目目录、服务设施支付目录），要求人员切实做好目录管理，严格执行医保目录规定，将工作细化、量化，以增强约束力，严格控制由目录对应问题而导致参保患者个人自付费用增加的情况。

2. 规范门诊特殊慢性病结算

建立门诊特殊慢性病患者档案资料保管制度。专人管理账本，做到日账日清，避免漏账、错账；对门诊特殊慢性病患者原始资料以及办理过程中涉及的相关资料按档案管理方法予以留存、归档、立卷、保管；同时，不断完善计算机软件功能，优化业务流程，制订科学合理、简便易行的医疗保险费用结算方法，实现门诊特殊慢性病结算的规范有序。

五、门诊特殊慢性病信息化管理

（一）门诊特殊慢性病信息化管理的常见问题

（1）随着医保政策覆盖广度和深度的扩大，门诊特殊慢性病患者数量和业务急剧增加，而医院业务办理窗口人力资源有限，办理效率低。

（2）门诊特殊慢性病政策性强，门诊医师填写相关医疗文书不完善或填写有误的情况时有发生，患者意见较大。

（3）目前对于门诊特殊慢性病有些审核项目标准不统一，业务办理窗口工作人员在审核时难免出错或遗漏，或者为了避免医保拒付，一律“从严”审核。

（4）纸质化办理模式下医师和审核人员难以辨别资料真伪。国家政策的支持和推进是慢性病信息化管理的努力方向。2019 年国务院出台《关于实施健康中国行动的意见》和《健康中国行动（2019—2030 年）》（以下简称《行动》），《行动》中针对慢性病防治提出的两个总体目标与门诊特殊慢性病管理紧密相关。2020 年，《中共中央 国务院关于深化医疗保障制度改革的意见》提出：要建立全国统一、高效、兼容、便捷、安全的医疗保障信息系统，实现全国医疗保障信息互联互通，加强数据有序共享，高起点推进标准化和信息化建设。

（二）门诊特殊慢性病信息化管理的策略

由医院医保办公室与院内信息中心及第三方软件公司合作构建医院智慧医保服务体系，具体涵盖以下几个方面：

1. 运用人工智能，搭建信息支撑平台

搭建人工智能平台和大数据挖掘与共享平台，实现与院内 HIS、LIS 等业务系统的对接。平台从医院业务系统调取历史数据并建立 AI 训练数据库，建立医疗数据标准化处理系统，对庞大的医疗数据进行标准化处理。

2. 嵌入相关政策，构建智能监管体系

在平台标准化医疗数据的基础上，将卫生、药监、物价等部门法规和临床

指南、临床路径、合理用药、医疗耗材说明书等权威资料及一线临床专家经验及共识，医保报销政策及定期与医保局沟通结果等嵌入，建立医疗合规、临床合理及医保报销知识库，进而推进医院门诊特殊慢性病办理智能审核和费用监管，提高工作效率。

3. 建立“互联网＋医保”服务体系

在业务流程高效、安全、可控的前提下，打通线上、线下服务通道，开发门诊特殊慢性病手机应用程序，患者通过APP、公众号、短信、自助机、大屏等线下、线上多途径实时查询医保政策及个人医保报销情况，实现门诊特殊慢性病线上申请、后台审核办理，并通过系统推送办理结果和引导信息。

4. 构建多部门协同动态管控机制

门诊特殊慢性病申报前、中、后产生和临床反馈的每一条信息数据全面留痕，并对其进行挖掘、分类，与院内职能部门和医保局进行信息共享，以促进医疗保险经办机构完善相关政策规定，并根据其反馈意见不断优化知识库，形成动态管控的闭环机制，促进系统持续优化。

从1994年的“两江”试点到2020年《中共中央　国务院关于深化医疗保障制度改革的意见》，二十多年间国家和地方对门诊特殊慢性病医疗保障的研究和探索持续推进。各地结合疾病谱、医保基金总量、支撑能力等客观条件因素，因地制宜，对于门诊特殊慢性病管理在病种范围准入、就医管理、结算管理、异地就医等方面已经积累了不少经验。随着全民医保体系的构建和人民健康需求的不断提高，医保政策的进一步完善，门诊特殊慢性病病种范围将以更快的速度扩展和延伸。基于门诊特殊慢性病的发展趋势，门诊特殊疾病定点医疗机构需要有新的管理思路与之相适应，根据发展需要及时调整管理方式，完善服务手段，以迎接新的挑战和竞争。

第三节　老年/特约门诊管理

随着我国人口老龄化的加剧，老年人群生活质量究竟如何，有无适当措施可以最大限度地提高其生活质量等，已成为老年病医务工作者的关注焦点。我国老年医学的发展与保健医学密不可分。目前，我国医疗机构中的老年医学科绝大部分起于20世纪60年代的干部病房或干部保健科。综合医院老年/特约门诊承担着老年人的疾病诊疗和预防保健工作。近年来，国家对老年医学保健事业的投入力度逐渐加大，全社会也更加关注老年/特约门诊的医疗保健服务。相关医疗机构要坚持不懈地做好现有医疗资源的调度与优化工作，创新老年/特约门诊服务模式，拓展特色服务，让三级医院的优质医疗资源发挥最大效益，以改善老年人的生活质量和生命质量。

一、老年/特约门诊的发展历程

梳理我国老年/特约门诊的发展脉络，了解干部医疗保健工作的发生、发展和现状，对于正确认识我国老年/特约医疗保健事业，在新时期进一步改进和发展其工作非常必要。我国干部医疗保健工作始于 20 世纪 30 年代革命根据地——延安，中华人民共和国成立后得到了飞速的发展。1938 年，应中央军委原总政治部的要求，各军分区开始筹建保健委员会。1941 年 9 月，中共中央书记处制定了《干部保健工作条例》，规定了干部保健的注意事项。该条例的颁布，有效地规范和促进了干部保健工作的开展。1953 年，中央保健委员会成立。卫生部于 1954 年 3 月 22 日成立了保健局，并于同年出台了相关文件，明确卫生部保健局在中央保健委员会的领导下开展工作，是全国干部保健工作的领导机构。随后，国家开始组织建设保健基地，成立专家组，制定颁发干部保健工作规章制度，中国干部医疗保健工作的领导框架机构和组织基本形成。此时，以预防为方针，以保健组为领导机构，以疗养院、专门医院为基础的中央一级干部保健体系初步建立起来。同时期，在制发干部特约医疗证件、疗养院建设、预防接种、健康检查、特别诊疗等方面进行了初步探索。

2000 年，中央保健委员会在广东深圳市召开了全国干部保健工作会议，大会指出：要深入学习贯彻落实党的十五届五中全会精神，按照党中央和江泽民同志关于重视和加强干部保健工作的重要指示，进一步做好新形势下的干部医疗保健工作。2006 年中央保健委员会召开的“全国干部保健工作暨进一步加强西部地区干部保健工作会议”指出：近年来随着我国社会和经济的不断发展，综合国力的增强，医疗卫生条件明显改善。在党中央领导的关心和支持下，在中央保健委员会和地方各级保健委员会的领导下，在有关部门的全力配合下，通过干部保健工作者的辛勤努力，逐步形成了遍布全国的干部医疗保健网络。

我国新时期的卫生与健康工作方针：以人民健康为中心，坚持以基层为重点，以改革创新为动力，预防为主，中西医并重，将健康融入所有政策，人民共建共享。进入21世纪后，我国国民经济指数不断上升，人民生活水平和健康需要显著提高，医疗卫生事业与社会经济的协调发展，健康中国成为全面建设小康社会、推进社会主义现代化建设的宏伟目标。干部医疗保健工作是医疗卫生工作的重要组成部分，将保健工作的发展与医疗卫生事业的发展紧密联系起来，置于医疗卫生事业大框架下来考虑和布局，显得尤为重要。

根据《"健康中国2030"规划纲要》的要求，干部老年/特约医疗保健门诊需从干部保健队伍建设、干部医疗保健基地建设、贯彻预防为主的方针、建立保健对象家庭医生、社区服务制，立足国情搞好保健工作。

二、老年/特约门诊患者的特点

《中国老龄事业发展报告（2013）》指出，我国老年人口基数大，人口老龄化进程快，老年人慢性病患病率高，带病生存时间长。不断增长的老年人医疗卫生服务需求与保障服务能力不相适应，主要体现在老年医疗卫生服务资源不足，专业性老年医疗卫生机构少，长期护理保险制度亟待建立、完善等方面。老年医疗护理工作任重道远。

（一）老年/特约门诊患者是非传染性老年慢性病的高发人群，具有"三高"特点

当前我国老年医学面临的严峻挑战主要来自社会人口老龄化、老年病高发和慢性病控制不力。老年人容易患各种慢性病，而老年慢性病的低控制率导致老年人各种重要脏器功能继发性损害，进而失能、失智、致畸、致残，使老年慢性病患者自理能力下降，生活质量急剧下降。老年人是病种多、病程长，多系统、多器官、多并发症的高发人群，其医疗风险、诸多不确定因素对医疗护理质量安全的挑战十分严峻。

（二）老年/特约门诊患者是失能、残障的多发群体

进入老年期，人的生理机能随年龄增加不断减弱，如嗅觉、听觉、触觉、运动及反应能力显著减退，日常活动和自我照护能力明显下降，记忆力减退。《中国老龄事业发展报告（2013）》披露，老年人口内部变动将进一步加剧人口老龄化的严峻性。高龄老年（80岁以上）人口继续增长，患慢性病老年人持续增多。面对这样一个多失能、多残障的群体，要满足失能、残障老年人的就

诊需求，传统的门诊医疗护理服务模式已经不适应，必须创新特色服务。

（三）老年/特约门诊患者是社会角色改变，不适应退休生活的特殊群体

老年/特约门诊患者大多是国家干部，阅历深，生活经验丰富，工作有所成就，在家庭、社会中有地位，受到社会的尊重。退休后突然停止多年来习惯了的忙碌工作，生活变得单调乏味，对生活规律和人际关系突然改变极不适应，逐渐产生失落感、不安全感，继而可能出现孤独、寂寞、悲观等不健康的心理。由于社会角色的改变，部分老年人逐渐变得敏感、多疑多虑，尤其对医护人员的言谈更加关注，特别在治疗效果不佳时，极易产生消极情绪，甚至拒绝治疗。因此，就诊过程中要重视患者的心理疏导。

（四）老年/特约门诊具有医（护）患关系稳定、维系时间长的特点

老年/特约门诊患者多为慢性病，病程长、难治愈，有70%需定期复诊，与门诊的医师、护士建立了长期的医患关系、护患关系，少则几年，多则几十年。老人们来门诊复诊见到医师、护士时好像朋友久别重逢，十分熟悉。为了营造一个舒适、温馨、有序的就诊环境，老年/特约门诊每天都有专职导诊护士接待就诊患者。护士们视患者为亲人，使用规范的文明用语，以“爷爷”“奶奶”“张老”“李老”等尊称称呼患者。导诊护士实行站立服务，巡视服务时行走在候诊区的患者之间，与患者保持零距离接触，以便及时发现患者异常情况，及时处理就诊需求。

（五）老年/特约门诊患者对健康知识需求迫切，对健康教育形式有多元化要求

老年/特约门诊患者由于带病生存时间长，文化程度高，积累了不少的医疗保健知识，一般不会轻易相信广告，而对医院医师、护士提供的卫生知识却很认同，认为可信可靠。为此，老年/特约门诊可适当增加一些电教设备，购置一些与老年慢性病防治、老年用药须知、老人运动与健康等相关的科教片，在候诊大厅定时播放。同时，门诊医护人员可以有计划地开展专题小讲座。在对老年人进行健康教育时，要坚持让老人“听得懂、学得会、用得上”的原则，采取他们喜闻乐见的形式，从而达到“知—信—行”的统一，使其成为健

康自我管理的第一责任人。

三、老年/特约门诊的科室设置

科室是根据老年/特约门诊患者的疾病特点和健康需求，遵循医学科学的发展方向而设置的，由普内和普外学科向专科、亚专科、专病发展。内科系统设置呼吸内科、心血管内科、消化内科、内分泌科、眼科、耳鼻喉科，另设康复科、多科联合会诊等，专病科设有糖尿病、高血压、老年痴呆、慢性阻塞性肺疾病等科。根据老年/特约门诊的疾病谱和就诊需求调研结果，门诊增设有老年病、老年健康综合评估、围术期评估、记忆障碍、骨质疏松/骨折预防等特色医疗科室。科室的设置为推进老年医学、全科医学、预防医学、老年护理学、全科护理学的医疗、教学、科研齐头并进发展提供了平台。因老年/特约门诊是一个相对独立的综合性的诊疗单元，除必需的临床医疗科室外，必不可少的辅助科室有预防保健科、超声科、药剂科、康复理疗科、采血室、标本留检室、观察室、急救室等，还有配套专用的挂号室、财务室、入院办理处。所有辅助科室均为门诊患者提供一站式服务，满足患者就诊流程各环节的需要。

科室之间必须随时保持良好的沟通与协调，定期召开有辅助科室参与的沟通联系会，对门诊工作中存在的问题进行讨论，商量解决的办法，并不断创新和改进，共同完成老年/特约门诊医疗保健工作。

四、老年/特约门诊的设计与布局

大型综合医院多为国家三级甲等医院，其老年/特约门诊的设计与布局要体现品牌意识、专业意识、时代意识和审美意识。

（一）品牌意识

大型综合医院具有厚重的历史和快速发展的需求，办院宗旨和医院的人文精神是医院文化的精髓。医院形象的品牌标识、文字、符号，是老年/特约门诊设计、布局不可缺失的重要元素。将品牌元素置于老年/特约门诊的显著位置，让每位就诊者、家属、亲友等通过视觉直观感受到医院的品牌魅力，从而产生信任感、安全感。

（二）专业意识

大型综合医院老年/特约门诊是区域性老年医学、全科医学、疑难重症和多科会诊的医疗保健基地，能真实展现医院医疗保健的优质资源、专业水平和学术地位，是集老年医疗、教学、科研为一体的特色专科门诊。通过老年/特约门诊的诊疗科室、项目设置、就诊流程、操作规范和设计布局，就诊者可真实体验老年/特约门诊的医疗水平，并对其做出评价和选择。

（三）时代意识

大型综合医院老年/特约门诊是在传承中发展，在发展中不断创新。建立新兴学科，引进高端技术，创新服务模式，与时俱进，不断前行。因此，老年/特约门诊是技术性和综合性很强的医疗服务窗口，其设计和布局要有时代感，具有符合国情、省情的老年/特约门诊特点，能开展老年健康教育、老年保健技能培训，宣传医疗保健政策和管理办法，介绍老年医学新进展和老年临床医疗新技术、新药物，维护老年人合法权益，保障老年人的身心健康。

（四）审美意识

大型综合医院老年/特约门诊环境的清洁、卫生、整齐、简洁、舒适、安全，是老年/特约门诊美的基本元素。可在室内摆放大小盆景，墙壁、窗帘色调柔和，候诊区布置简洁大方，布局合理，营造安宁、舒适、优美的就诊环境，让人忘却病痛和减少候诊焦虑。

老年/特约门诊设计与布局要坚持以下几个基本原则。功能性原则，老年/特约门诊以医疗、保健服务为主业，因而每个部门，如临床科室、辅助科室和配套科室等，都要充分体现各自的功能。安全性原则，老年/特约门诊是面向公众、面向社会的公共场所，服务对象多是有病痛或失能的老年人，设计和布局应该遵循安全性原则。人性化原则，医学是仁学，仁乃爱矣。老年/特约门诊患者因病痛或失能在就诊时有诸多不便和需求，老年/特约门诊设计和布局要遵循以人为本的人性化原则，要有方便快捷的就诊流程。专用的分诊咨询、挂号、收费服务台，台面高度为 90 厘米，便于坐轮椅的老年人操作，与服务人员零距离沟通。服务区配备老花镜、针线，候诊大厅有饮水机、桌椅，厕所蹲位配备扶手、手纸。为行动不便老年人提供陪诊服务等。以此为老年人提供方便、快捷、安全实惠的人性化服务，体现对老年人的关爱和尊重。

五、老年/特约门诊的人员配备和管理

老年/特约门诊的人员配备是医疗、护理技术服务的核心。要根据老年/特约门诊服务对象的就诊特点和需求，配备老年/特约门诊人员。老年/特约门诊配备的人员有门诊主任、护士长、护士、各专业及亚专业医师、辅助科室医技人员、保洁人员和安保人员等。根据老年/特约门诊患者量，并结合老年/特约门诊工作的总体合理配备各类人员。老年/特约门诊工作人员应保持相对稳定，其管理具有自己的特点。

老年/特约门诊医师来自医院住院部和其他相关专科的临床科室，实行门诊医师出诊制。门诊医师按出诊计划定时坐诊。出诊服务接受门诊医生出诊制度统一管理，包括医德医风、劳动纪律、医疗质量和安全、停替诊、投诉等。行政、财务人员实行科室派出制。老年/特约门诊护士在护士长领导下实行日班岗位责任制和节假日休息制。老年/特约门诊护士长接受医院护理部、门诊部的管理，同时接受医院住院部老年/特约医疗科的业务指导，定期接受对老年/特约门诊的考核。

老年/特约门诊所有医、技、护人员都要接受老年/特约医疗医保政策、保健意识和岗位职责、技能强化培训，提高责任心和事业心，更加认真、细致地做好患者的诊治工作，提高诊断、治疗、护理服务水平；学习先进经验，定期外出学习，不断更新专业知识结构和专业技能；定期进行业务考核；提高政策水平和防范风险的能力，随时做好行业风险防控工作；构建和谐的医患关系，改善患者的就医体验，提高患者的满意度。

六、老年/特约门诊的医疗质量管理

老年/特约门诊服务是医院医疗卫生服务的重要构成部分，是医院的“窗口”部门，门诊服务的质量综合反映了医院的医疗服务质量，是医院管理水平和医院医疗技术水平的集中体现。门诊管理已成为现代医院管理学的一个重要分支，老年/特约门诊管理的核心就是医疗质量管理。

（一）老年/特约门诊管理的特点

1. 政策支持

随着我国医疗卫生事业的发展和医疗保健制度的完善，老年/特约医疗保健政策不断完善，保健水平不断提升，老年/特约门诊的有关标准和服务项目也有了新要求。

2. 科学管理

科学管理是老年/特约门诊医疗质量管理的核心。管理促进质量，质量体现管理，必须通过质量教育、质量评价、质量改进等形成质量文化，让每一个员工都主动参与，从根本上保证医疗质量。

3. 方便快捷

老年/特约门诊在环境布局、科室设置、技术配备、就诊流程等方面应满足方便、快捷就诊的需要。对于老年/特约门诊对象实行当日就诊和预约相结合的方式，建立绿色就诊通道，有计划会诊，特需门诊尽可能满足患者的就诊需要。

4. 内外协调

老年/特约门诊的坐诊和多科会诊医师，均隶属各临床科室，由其进行管理。因此，对坐诊医师停替诊、工作质量的监督、量化、考评等，老年/特约门诊管理者应与临床科室负责人加强沟通协作，组织多科会诊时，做好医疗机构内部协调工作。同时，老年/特约门诊必须与上级保健主管部门包括组织部、老干部局、卫健委、保健部、医教部等部门保持联系，及时反馈患者健康和诊疗情况，并反映患者的意见和需求，共同做好医疗保健服务工作。

（二）老年/特约门诊医疗质量管理

1. 老年/特约门诊医疗质量管理的重点

（1）加强门诊医师团队建设。老年/特约门诊对坐诊医师的医学专业水平、医德医风、临床实践都有很高的要求，需要一个业务熟、素质好、一专多能的医师团队。坐诊医师的职称构成应能满足中级、副高、正高两头尖中间大的分布。为保证老年/特约门诊医师团队的相对稳定，要建立老年/特约门诊管理与各临床科室主任的联系制度，定期沟通。加强医师坐诊计划的管理，按时公示医师的出诊计划，协助做好出诊医师工作考核工作。

（2）严格执行规章制度。老年/特约门诊工作政策性强，必须严格执行老年/特约门诊、价格管理、医疗保险制度、药品管理等方面的国家和地方的政策法规，认真落实医院的各类规章制度，规范医疗服务行为，防止医疗差错、事故和违规违法行为的发生。

（3）加强组织协调工作。老年/特约门诊医疗保健工作涉及全院各临床科室、医技科室、入院服务管理部门，是一个多部门多学科的协作工程，必须依靠全院各部门的支持和配合，才能有效开展。

2. 老年/特约门诊多学科联合会诊

目前我国多学科联合会诊对象仅仅是部分难诊、难治、难愈的疑难重症和罕见疾病患者。我国新一轮医疗改革不断深入，建立了双向转诊、分级医疗和区域医疗协作网，大型综合医院老年/特约门诊承担急危重症和疑难疾病诊疗的功能定位更加突显，任务更加繁重。老年/特约门诊多学科联合会诊应做到：

（1）建立多学科联合会诊服务组，由资历深厚的医护人员组成。

（2）建立多学科联合会诊专家库，保证为危急重症、疑难病患者提供优质服务。面向全院由临床医技科室主任推荐，院专家委员会审核，本人同意确定多学科联合会诊专家库成员。

（3）优化多学科联合会诊流程，不断加强危急重症、疑难病多学科会诊服务规范化和制度化。

（4）拓展多学科联合会诊供给形式，满足危急重症、疑难病多学科会诊患者自主选择多学科联合会诊服务供给渠道的需求，提供固定式多学科联合会诊模式、点名式多学科联合会诊模式、网上预约多学科联合会诊模式等。

（5）多学科联合会诊质量实行目标管理，以诊断正确率、诊断符合率、诊断误诊率、治疗有效率、治愈率、治疗无效率和死亡率作为考核指标。

（6）进行多学科联合会诊医疗文书和信息化管理。医疗文书是老年/特约门诊多学科联合会诊档案的组成部分，具有法律效力。除文档外，还建有电子档案，执行老年/特约医疗保密制度，由专人负责保管，严格按规定批准方可借阅、查询。

3. 老年/特约门诊医疗质量主要影响因素

实际工作中，影响门诊医疗质量的因素是多方面的，从来源上，可分为两大类，院方因素与患方因素。其中院方因素包括人力资源因素、医疗水平因素、设备支持因素、综合管理因素。

目前我国绝大多数综合医院医护人员的人力资源配置不足，难以保证合理的医师职称结构。老年/特约门诊的疑难病、危重症患者，很多是多系统、多种疾病于一身，需要多学科会诊，由不同专业的高年资医师协作完成对患者的诊断、治疗工作。老年/特约门诊出诊医师、接诊护士应具有较高人文素质和专业技能。

4. 坚持预防为主，发挥健康教育、健康促进的作用

随着老龄化社会的逐渐到来，疾病谱、死因谱发生了许多变化，从以传染病、急性病为主转变为以心脑血管疾病、恶性肿瘤等慢性病为主。老年/特约门诊不单单作为疾病的诊疗中心，也是开展健康教育的重要阵地。健康教育和健康促进在不断完善自我管理，疾病预防、治疗和康复上起着至关重要的作用。

5. 推动健康体检与老年/特约门诊的结合

社会经济的发展使人们对生活质量有了更高的追求，对卫生保健和医疗服务的要求越来越高。早预防、早发现、早治疗的三早理念已逐步深入人心。老年/特约门诊与体检中心合作，推动健康体检制度化，一方面可以帮助老年/特约医疗保健群体增强以预防为主的自我保健意识，强化“三早”医疗，减少患者病痛和医保费用支出，顺应新形势下医疗体制改革的核心观点；另一方面，老年/特约门诊医师通过对体检结果进行科学分析，根据健康体检信息调整门诊服务资源和服务项目，能提升老年/特约门诊医疗保健服务的针对性、有效性。

6. 信息化管理

精细化管理是现代管理的必由之路。信息化管理是精细化管理的重要手段，是管理模式巨大而深刻的变革。老年/特约门诊与数字化信息管理系统结合起来，将许多复杂多变的医疗信息转为可以度量的真实、客观、准确的数据，能为老年/特约医疗决策、管理层提供翔实的数据依据。建设信息化预约

就诊体系，推行区域性、省域性、全国性的预约挂号、双向转诊、远程会诊等，让更多的患者能够享受优质医疗资源。老年/特约门诊应用互联网平台，将挂号系统、会诊系统、收费系统、导诊系统相连接，患者或家属可以通过互联网平台，破除空间、时间的限制，从而改变传统预约、候诊模式，提高了工作效率和整体服务水平。

老年/特约门诊是老年/特约医疗保健的前沿阵地，老年/特约门诊医护人员是完成老年/特约医疗保健任务不可缺少的前沿力量。四川大学华西医院干部老年/特约医疗保健门诊于1978年成立以来，是医院举全院之力，集中优质医疗资源搭建的高端医疗服务平台。院领导和干部保健人员以强烈的政治意识、责任意识和“大保健”观，严格执行国家干部医疗保健制度和相关规定，严守政治纪律和执业道德，以高度的使命感、责任感、荣誉感，积极推进老年医学、老年护理学、全科医学、全科护理学等学科建设，开展了“干部医疗保健门诊疾病谱调查”“干部医疗保健门诊文化建设研究”“干部医疗保健门诊服务模式创新”与“干部医疗保健门诊糖尿病管理”等专题研究，有效推进了干部医疗保健门诊医护一体化优质服务水平的提升，优化了干部老年/特约医疗保健门诊服务流程，建立了一系列具有干部医疗/特约门诊特色的优质服务、超值服务和细节服务标准，使之成为四川大学华西医院品牌的又一亮点。

第四节 精神病门诊管理

精神病患者在慢性病患者中占有较大的比例，这一群体存在严重的心身损害，公民权益极易受到危害，要真正改善患者的处境，必须通过法律手段对其可能被剥夺或忽视的权益加以保护。当今全球精神卫生立法逐渐呈现这样一个趋势，即努力在患者个人自由和保护其他人不受患者病态行为影响之间取得适当的平衡，在患者的自尊与大众保持对精神健康的关注之间取得适当的平衡。由于精神科门诊专科性强，就诊患者特殊，就诊人群中大部分为心理障碍、心理疾病或者是患有精神病的患者，且存在反复发作、难治愈、攻击性突发行为多等特点，因此不仅对精神科门诊服务人员的业务水平及个人素质要求更高，而且对精神科专科门诊管理的特殊性也提出了更高的要求。

一、精神病在慢性病管理中的现状

精神障碍给患者、家庭和社会造成了重大的疾病负担。据统计，目前全世界有约 4.5 亿人患有精神或行为障碍，由此造成的经济负担约占全球疾病总负担的 12.3%，给社会、家庭和个人都造成巨大损失。世界卫生组织的 GBD 组织对中国精神障碍负担进行了评定，认为精神障碍同样是中国主要的疾病负担，并有逐渐升高的趋势。重性精神病已经成为一个重要的公共卫生问题和社会问题。

精神卫生资源实际上在全球多数地方都是不足的，在我国更加不足。目前国际上提倡的方向是以社区为基础的精神卫生服务，但也有提出异议的。我国目前精神病床位不足，医师不足，社区力量非常薄弱，因此如果把有限的财力投在医院，服务就更加有效，投入的性价比更高。究竟应该怎么办？主流观点认为全科医师应该是精神卫生的看门人，在基层保健工作，能够为更广大的精神病群体提供服务。但我国全科医生很少，水平相对较低，培养又很耗时间，所以有人提出当前还是要靠专科医生发挥重要作用。

二、医院精神专科门诊的资源优势

作为集医疗、教育、科研为一体的三级甲等综合性医院，四川大学华西医院是国家级区域性医疗救助中心，有雄厚的医疗资源。以四川大学华西医院为龙头，面向西南建立的区域性协助网有 500 余家，涵盖二、三级综合性医院，专科医院和社区卫生服务中心。2006 年医院建立并启动医疗信息工程，信息系统功能齐全，资源充实，具有为协作单位提供预约转诊、预约会诊、远程会诊、远程教学等服务的能力。辖区内的 100 家左右社区卫生服务中心具有基本医疗服务基础，推动和促成精神病双向转诊的实现，是二级卫生机构合作优先解决的问题。有研究表明，精神病门诊医师对患者及其监护人进行适当的健康教育干预，有助于提高患者及其监护人对精神分裂症的认识，从而提高患者的服药依从性。同时，患者每个月到特殊门诊定时领取抗精神病药物时，可以通过不断强化患者及其监护人的认知，强化患者遵医嘱服药行为。维持治疗对预防精神分裂症复发有较好的疗效，提高患者服药依从性在维持治疗中起着关键作用。

对于精神卫生服务领域的资源分配、供需及重/轻症重视度等多方面的争议，要坚持两个原则，一是要学习国际精神卫生发展的经验，二是要适合我国的实际情况。从政策落实需要看，第一，要把精神卫生服务纳入公共卫生优先项目；第二，要改革精神卫生服务的基本结构，改变以专科医院为主的现状；第三，要整合精神卫生服务和基本保健服务；第四，要发展精神卫生人力资源：将来很大一批现在的专业人员的功能要转向，转变成以教学和督导为主；第五，要加强公共精神卫生团队建设。目前的情况是一些精神卫生的学科带头人不太懂公共卫生，公共卫生的学科带头人不太懂精神卫生，因此最好是设立公共精神卫生，建设一支既懂公共卫生又懂精神卫生的专业队伍，这样才有可能组织实施相关政策。

三、精神病分级诊疗

（一）精神病防治管理体系

1. 社会支持体系

（1）经济救助保障体系。

精神病患者的家庭经济普遍困难，为更好地解决因病致贫及由于承担不起药物负担而存在的关锁现象等实际问题，在政府和医疗保障体系外，残联及慈善总会等组织逐渐形成“医保先报、民政救助、残联补助、慈善扶助”的经济救助保障体系。

（2）社会关注精神层面。

精神病患者的肇事、肇祸行为及脏、乱、差的个人与家庭卫生状况，是精神病患者除疾病外引发社会反感及歧视的主要原因。可由政府协调组织康复单位、医疗单位、宣传部门、社区卫生服务中心及公益组织等，定期开展疾病宣传、医疗服务、社区帮扶及志愿者上门服务等多种类型的社会关注活动，让精神病患者更多地与社会沟通，提高其社会生活能力，同时提高社会对精神病患者的认同感，减少歧视。

2. 防治管理体系

精神病防治管理中设置三级管理体系：以区级专科医院和区级疾病预防控制中心为三级，作为全区范围内的精神病集中管理中心；以社区卫生服务中心为二级，由精神病防治医师展开区域内的精神病防治工作；以社区卫生服务站为一级，负责辖区内精神病患者的发现、随访和康复管理工作。

3. 疾病资料信息系统

持续建设信息自动化平台，从基本情况录入、管理督导、预警报告及应急处置四方面构建平台。建立社区内精神病防治记录手册，由各个社区卫生服务站对区域范围内的精神病患者进行登记注册，并将每次社区卫生服务站对患者的随访结果进行记录，建立心理健康专案，认真做好对新患者的发现和确诊工作，对精神病患者进行全周期的管理。借助信息化手段对三级管理体系进行监控和管理，实现网格化管理，从而提高社区内精神病防治管理的工作效率，促进精神病防治工作的规范化和制度化，同时在信息化管理的基础上向智能化方向发展，推广云诊疗及移动 App 等服务。

4. 医疗救助体系

为帮助社区内的穷困精神病患者更好地接受治疗，需要由社区卫生服务站向上级机构提出救助申请，经审核通过后由政府对贫困精神病患者进行医疗援助，包括提供免费药物。减免医疗费用等，对精神病患者住院及门诊治疗提供全方位的支持保障，有效解决住院负担、门诊服药负担及家庭负担重等实际问题，并在该保障体系外动员保险公司建立政府承保模式。

（二）社区防治体系

（1）将重性精神病患者下放至基层社区卫生服务中心进行管理时，因社区医务人员不具备精神病诊疗专业的资质和能力，可能导致患者社区管理成效不显著。因此，在重性精神病患者社区管理中，社区管理团队中必须加入精神科专业人员，如此才能获得较好的管理效果。

（2）开展相关专业培训，增强基层医疗机构精神病诊疗服务能力。

（3）需要重点完善社区精神卫生网络和系统建设，以信息化的手段帮助社区卫生服务机构对精神病患者进行管理。另外，探索以综合医院精神病专科为依托，构建为基层医疗机构提供点对点技术支持的防治模式，强化对接，指派专科医生定点、定期上门对社区患者进行诊疗，对社区医师给予专业的指导、带教等，切实实现重性精神病患者的分级诊疗，这也是今后精神卫生工作的主要方向。

（三）综合医院—社区一体化

在精神病防治康复试点的基础上实行医院—社区一体化防治护理，形成以精神病专科医院为技术骨干、社区为基础、患者家庭为依托的社区精神病防治工作网络。

1. 培训精神病防治工作人员

医院作为精神病社区防治康复技术指导中心，承担着对联盟医疗机构精神病专科医生、护士、防保人员、社区民警和居委会人员进行培训的职责。培训内容包括：规范重性精神病患者的诊断、治疗和护理；重性精神病患者个案管理；重性精神病患者肇事肇祸的防范和综合管理；家属（照料者、监护人）对患者实施康复方法指导和提高其自身生活质量方法指导；重性精神病患者档案的建立、登记和病案管理等。

2. 实施医院—社区一体化防治

成立由医师、护士、药剂人员组成的社区精神病防治小组，在街道居委会或乡镇政府的协助下，指导各社区卫生服务中心、乡镇卫生院防保人员或村卫生站医师、护士对辖区内常住人口中的重性精神病患者进行登记，建立档案，采用精神病医院—社区一体化防治专用电子技术表卡进行随访登记。每月采用医院—社区一体化防治专用电子技术表卡，对患者的病情、治疗效果、药物反应、劳动能力、肇事肇祸状况等进行综合评估，并将结果录入社区防治康复档案。建立重性精神病患者的监管数据库。每月 1～2 天到社区康复站从登记的患者中筛选出有肇事肇祸倾向的患者，进行随访及康复指导。对于有急性肇事肇祸行为需住院治疗的患者，则按住院精神病患者的常规护理流程进行护理，出院后仍实施社区护理，形成医院—社区一体化的防治护理模式。

3. 社区防治

社区精神病防治人员与辖区内精神病患者的家庭相配合，掌握辖区内重性精神病患者的病情动态变化，对患者实施开放式管理和防治。措施包括患者服药指导、家庭康复干预、健康教育、心理干预、娱乐、职业技能训练、社会适应能力训练、防范急性肇事肇祸行为，并将病情及时向负责技术指导的医疗机构反馈，争取技术支持和应急情况处理等。

四、精神病门诊管理措施

随着医疗体制改革的进一步深入，各级政府对精神健康持续关注，医院门诊量呈现逐年增加的趋势。同时由于精神障碍发病的特点，门诊量呈现季节性周期性变化，医院要根据变化规律合理安排各项医疗工作，配置好各种医疗资源，不断改善患者的就诊体验，更好地服务患者，提高患者的满意度。

（一）转变服务理念，规范服务行为

1. 树立“以患者为中心”的服务理念

贯彻落实优质护理服务，及时为患者排忧解难。坚持每月一次服务态度调查，对出现的问题进行集体分析、讨论，提出整改措施。对患者多次表扬的医护人员应有奖励，反之则有惩罚。

2. 加强护士素质的培养

精神科门诊导医护士必须具备高尚的职业道德和高度的责任感，具有健康的心理，有较强的心理调适能力，对愤怒、忧虑等负面情绪有较强的克制力，保持乐观自信和饱满的工作热情。分诊护士必须具备熟练的业务技能和良好的工作作风，综合能力强，能较准确地预检分诊，善于发现候诊患者的心理，并掌握变化规律，及时满足门诊患者的需要；能运用心理学知识与患者、家属进行有效的沟通，取得门诊患者的充分信任，分诊工作取得最佳效果。

3. 完善、落实门诊规章制度

（1）实行首问负责制度。

首问负责制度是拓展优质服务的内涵，对患者从提出需求到解决需求全程负责的制度，不得半途而废。应细致明了、热情耐心地回答患者的每个问题，不得敷衍、推诿患者。

（2）坚持门诊投诉制度。

患者的投诉是工作人员的一面镜子。管理者可以从患者的投诉中发现门诊工作各个环节中存在的问题。门诊各部门设立投诉箱和意见簿，并安排专人负责登记口头投诉，了解事情经过，同时向患者及家属做好解释、安抚工作，并提出实质性的改进措施，尽量让每个投诉者都对处理结果满意。精神科门诊也

常有病情支配下出现的一些不切实际的投诉，管理者应该在安抚患者的同时，调查事情真相，对不该被投诉的当事人给予必要的支持和安慰，对无经验的工作人员进行一些相应的培训，使其可以灵活处理投诉，避免因经验不足引起医患矛盾。

（3）加强门诊医疗质量管理。

门诊医生的诊疗技术及服务态度对提升门诊质量至关重要。部分精神病患者可能对疾病无认识、治疗依从性差，门诊医师应仔细询问病史，做好病史记录以便于下次复诊时参考。同时医师应及时告知患者及家属诊疗计划、门诊随访的重要性及服药中的注意事项等。为了提高门诊医师的诊疗技术水平，更好地为患者服务，门诊部医疗质控小组每月对门诊病历、处方进行检查，将存在的问题及时反馈给当事医师，将质量检查与当月工作考核挂钩；科室每周组织一次疑难病案讨论，促进学术交流。

（二）持续改进服务流程

优化完善门诊服务流程，既有利于患者对医院满意度的提高，又能为医院员工营造良好的工作环境，真正体现对患者的人文关怀和对员工的人性化管理，对于提升医院整体运营绩效具有重要意义。

1. 多种途径预约挂号

四川大学华西医院开展了多种途径预约挂号服务，如114电话预约挂号、App预约挂号、诊间预约挂号、自助机预约挂号、网上个人预约挂号等。预约挂号服务不仅可以缓解患者挂号难的问题，也从很大程度上减少了不法分子高价倒号的情况，保证了患者的利益。预约挂号服务还使分时段就诊的可能变为现实，患者能有计划地安排看病时间，减少了在医院的等待时间。针对部分有心理咨询需求但又没时间到医院的人群，科室开展了网络心理咨询，既满足了患者需要，也加快了医院的现代化服务进程。

2. 建立门诊医师工作站

为了提高医院管理水平，加快信息化建设步伐，为患者提供快捷的医疗服务，医院门诊已建立了一套稳定、完善的数字化医院管理信息系统。门诊医师工作站是门诊业务流程的中心环节，包括挂号、候诊、看病、交费、取药、抽血、化验、检查、治疗等，都是围绕着医师的诊疗行为而形成的门诊流程。这样的工作站既是医师的诊病助手，又体现了以患者为中心的服务理念。

（三）合理安排医院布局

1. 导诊标识清楚、易于辨认

部分精神病患者社会功能减退，对外界事物的理解能力会有所下降，为了减少就诊者的盲目找寻，医院进一步完善了各楼层墙壁标识、楼层索引，提供简单明了的就诊流程和就诊须知，对空间设计上的视线盲区，安排导诊人员指引，要求导诊人员在解答患者疑问时语言简单，同时给予准确的手势，必要时亲自带患者到目的地。

2. 构建温馨、人文的就医环境

候诊大厅力求宽敞、干净、通风良好。重型精神病患者与心身疾病患者、心理咨询来访者的就诊区域应相对隔离。选择适宜的艺术画挂于门诊长廊以及诊室内，使患者进入“医院大家庭”有一种赏心悦目和宾至如归的感觉，让患者有愉悦感，为构建良好的医患关系奠定基础。

3. 开设“绿色通道”，落实便民措施

24 小时为患者提供方便快捷的服务，将年老、行动不便、有自杀自伤意向或是躁动不安需住院的患者，由“绿色通道”或直接护送到相应的就诊处或病房。门诊在显要位置将便民措施列于墙上，让患者及家属监督；为拒绝就医的患者开展上门出诊、接诊服务。

（四）强化风险意识，加强安全管理

精神病患者由于大脑机能失调导致认知、情感、意识和行为障碍，在病情支配下常做出意外行为，如自杀、自伤、伤人等，这些意外行为往往具有突发性、冲动性、隐蔽性及难以预测等特点，给精神科门诊工作带来一定的难度。管理者应该使每一位护士清醒地认识到精神科门诊是一个不同于普通门诊的高风险的医疗环境，强调重视诊区巡回监督，及时发现环境中存在的安全隐患，特别是厕所、楼梯等区域，避免患者在无人监管情况下出现意外或因发现不及时延误抢救。门诊患者焦虑、恐惧心理格外突出，主要表现为紧张烦躁、抑郁不安、容易激惹等症状，患者可能因小事与人争执、冲动毁物，对冲动激惹的患者，若执行失当，可能对患者或其他人造成伤害。门诊管理者要经常组织护

理保安人员学习专科护理技巧和护理知识，掌握有效控制冲动患者的方法。

（五）重视健康教育

对精神病患者和家属定期进行健康教育，增强其依从性是减少病情复发的重要途径，只有让他们懂得坚持服药的重要性才能减少复发。精神科门诊定期组织开展健康教育讲座，对患者及家属进行精神科知识宣教，解答患者及家属提出的疑问，讲解药物不良反应表现与应对方法；对患者进行个性化的心理引导，减少患者的心理压力或不舒适感；指导患者学习生活技能，学习应对知识和处理人际关系等。精神科门诊根据专科特点，提供的各种专科健康教育小册、宣传材料应内容简洁明确，印制明快，方便易取。

总之，精神科门诊管理应结合精神专科特点，精神科医师直接参与，顺应现代医学模式的发展，不断创新，更新服务理念，拓展门诊服务工作范围，发挥医院窗口的作用。

第五节 慢性病双向转诊管理

建立社区医师首诊制度，构建大型医院与社区卫生服务机构的双向转诊体系，对促进上下级医疗资源和信息共享，实现小病在社区，大病送医院，康复回社区，解决居民“看病难、挂号难”问题具有十分重要的意义。当前我国基层社区医院患者就诊量偏低，而慢性病患者就诊的趋高性一方面占用了三级医院大量的优质医疗资源和急诊资源，另一方面又使得基层医疗卫生机构资源利用不足，造成极大浪费。而且这种不合理的就诊行为也不利于慢性病治疗和管理的连续性。控制慢性病发展的主要环节在于日常的监管和照料，而非在大医院长期的治疗，因此应将慢性病管理的关口下沉至基层医疗卫生机构，这也是国际公认的做法。

一、慢性病双向转诊的政策支撑

我国以慢性病为切入点构建的分级诊疗制度，使处在慢性病管理不同节点的医疗机构建立起分工协作关系，让慢性病患者在不同的医疗机构间实现无缝衔接，获得连续性的医疗服务，是制定双向转诊政策的依据，也是国内学者的基本共识。2000 年国务院体制改革委员会等联合颁布《关于城镇医药卫生体制改革的指导意见》，明确指出要建立健全社区卫生服务组织、综合医院和专科医院合理分工的医疗服务体系，形成规范的社区卫生服务组织和综合医院、专科医院双向转诊制度。2006 年，卫生部、国家中医药管理局发布《关于公立医院支援社区卫生服务工作的意见》，鼓励支持城市医院与社区卫生服务机构建立多种形式的联合与合作。国家政策导向为全民医疗体系的构建、覆盖和医疗资源的合理使用指明了方向，为社区卫生服务组织和公立综合医院诊治对接、资源共享创造了条件。随着医疗体制改革的不断深化，“小病在社区、大病送医院、康复回社区”已成为导向，为双向转诊服务的开展奠定了良好的基础。

实施国家基本公共卫生服务项目是促进基本公共卫生服务逐步均等化的重要内容，是我国公共卫生制度建设的重要组成部分。自国家基本公共卫生服务项目 2009 年启动以来，基层医疗卫生机构得到了普遍发展，取得了一定成效。2011—2016 年，人均基本公共卫生服务经费补助标准从 25 元提高至 45 元，先后增加了中医药健康管理服务和结核病患者健康管理服务。为进一步规范国家基本公共卫生服务项目管理，国家卫生计生委在《国家基本公共卫生服务规范（2011 年版）》的基础上，组织专家对规范内容进行了修订和完善，形成了《国家基本公共卫生服务规范（第三版）》。2012 年国务院医疗体制改革办公室公布《深化医药卫生体制改革三年总结报告》，指出目前已如期全面完成了 3 年医疗体制改革的阶段性各项任务。截至 2011 年年底，全国基本医保覆盖率超过 95%，城乡居民参加 3 项基本医保人数超过 13 亿。为确保全社会人员均能享受各种医疗服务，推行社区医师首诊制度，将社区不能解决的大病、疑难病患者及时转向大医院，将在大医院已完成基本治疗但还需康复的患者，或其他相关慢性病患者的康复治疗纳入社区卫生服务范围，是满足全民健康需要、合理利用医疗资源、医疗服务效力最大化的重要模式和途经。

二、慢性病双向转诊的模式

以大型综合医院为龙头，面向国内建立的多家区域性协助网，涵盖二、三级综合性医院，专科医院和社区卫生服务中心。辖区内的各社区卫生服务中心拥有基本医疗服务基础，而众多居民有相应的医疗服务需求，为此，推动和促成双向转诊的实现，成为二级卫生机构合作优先解决的问题。为贯彻落实《国务院办公厅关于推进分级诊疗制度建设的指导意见》（国办发〔2015〕70 号），建立分工协作、互促发展的长效机制。根据国家关于“做好高血压、糖尿病等慢性病分级诊疗试点工作”的要求，以高血压、糖尿病等社区常见多发病作为突破口，以患者医疗需求为导向，将三级医院与基层医疗卫生机构、专科与全科、健康管理与疾病诊疗服务紧密结合，充分发挥各级医师在慢性病预防、诊疗、健康管理等方面的作用，建立适合辖区居民个性化需求的慢性病管理有偿签约服务，即大型综合医院与区政府组建“医院－区域医疗服务联盟”，并签订战略合作框架协议，为慢性病分级诊疗工作推进提供平台，双方共同协商，组建由大型综合医院专家团队参与技术指导的家庭医师团队，以社区慢性病有偿签约管理服务为突破口，探索具有中心城区特点的分级诊疗模式。

三、慢性病双向转诊的服务内容及流程

“医院－区域医疗服务联盟”平台提供如下服务（表3－1）。

（1）转诊就医绿色通道服务：预约挂号、就诊指导、预约检查、入院登记以及后续诊疗指导等。

（2）全预约就诊服务：因号源紧张，要求联盟医院至少提前一到两天预约，不指定科室及专家，工作人员依据号源情况和需求协调资源，遵守相关部门的办公时间。

（3）慢性病管理服务：保管个人档案（就诊提档、诊后归档）、健康评估、慢性病随访、检查结果通知、体检报告解读、日常咨询、日常复查开检查单、开入院证等全程管理服务。

表3－1　　疾病连续性健康管理服务内容

服务项目	服务内容	服务次数	服务内容说明	收费标准
自主选择入组	患者与科室慢性病管理团队签约，注册成为连续性健康管理服务的会员	根据病种制订随访计划		
建立慢性病管理档案	签署知情同意书，纳入健康管理数据库及建立健康管理档案，服务内容告知及指导，健康教育手册发放	次/年	病史收集、数据录入、资源整理、疾病风险评估、生活质量评估、疼痛评估、营养评估、个性化健康教育心理评估及辅导	

续表3－1

服务项目	服务内容	服务次数	服务内容说明	收费标准
随访管理	病情评估与检测、检查结果解读、开药单、开检查单、接受患者咨询、提供后续诊疗建议	次/年	按计划随访，提前预约随访时间，日常生活能力评定，疾病活动度评估，完成相关检查及结果解读，制订并及时调整诊治方案	
	通过电话/网络平台提供咨询、连续诊疗建议	次/年	了解疾病管理情况，并根据患者随访中存在的问题进行相关指导，记录档案	
	按随访计划对患者进行电话、图文或网络随访	次/年	按患者选择的管理服务计划，定期进行电话随访咨询服务，健康状况评估及复诊提醒，并记录随访资料	
诊治绿色通道	根据病情需要预约本科室专家门诊或其他科室门诊，必要时联系本科室入院绿色通道		由团队医师评估及安排，根据病情需要联系双向转诊办公室办理预约	

慢性病管理协作主要是在各医联体内部进行，在社区卫生服务中心和二级以上医院分别建立双向转诊协调中心，由专人管理，主要负责上转和下转患者的接洽、沟通、转出转入，以及确保双向转诊绿色通道顺畅运行等工作。大型综合医院在门诊设立双向转诊办公室，开通院内/外转诊 QQ 办公群，为慢性病连续性健康管理患者开通院内转诊绿色通道，已开展慢性病管理工作的项目组指派专人加入该群。本科室签约患者需到其他科室就诊时，通过院内转诊绿色通道，预约相关科室号源，预约成功后由科室项目团队人员通知患者就诊。

院内服务流程及服务转诊单（表3－2）如下：

表3－2　慢性病连续性健康管理院内转诊单

编号＿＿＿＿＿＿＿

姓名		性别		年龄		就诊卡号	
转诊日期				拟转诊科室			
项目主管医师				转诊负责人			

医师建议患者转其他科室就诊→项目团队随访人员发送预约信息→双向转诊办公室工作人员预约挂号并返回预约信息→项目团队随访人员通知患者→患者持卡到门诊取号就诊。

四、慢性病双向转诊的原则

大型综合医院和社区卫生服务机构实施慢性病双向转诊制度，有助于发挥各级医疗机构不同的功能和作用，提高医疗卫生资源的有效利用率，实现医疗卫生资源的合理配置，使医疗卫生服务供求关系趋于平衡，并有效降低医疗费用和患者负担。有序进行转诊活动，建立电子信息档案，有利于医疗监控和服务的连续性；转诊系统的有效运行，可加强各级医疗机构的内在联系和运行活力，树立医疗卫生全局观念，对构建新型的卫生服务体系具有重大的现实意义。

（一）坚持以患者为中心的服务理念

双向转诊管理坚持以患者为中心，保证在社区医师首诊的基础上为患者提供安全、有效、全程服务是双向转诊服务的目的。探索如何合理配置与社区卫生服务相适应的医疗卫生资源，方便和满足广大居民群众的需求，如何引导患者在医疗服务中进行有序流动，如何开展大中型医院和社区卫生服务机构之间的双向转诊，已成为刻不容缓的重要课题。市场经济的发展与竞争促进了“以顾客为中心”理念的形成，在卫生服务领域即“以患者为中心”。坚持以患者为中心是双向转诊真正实现各尽所长、优势互补、患者放心和满意的前提，是确保转诊工作有序进行、持续发展的根本。

（二）坚持社区医师首诊制度

统计数据显示，大型综合医院门诊初诊患者比例高达68.8%，其原因是我国居民保健、预防等方面的健康意识缺乏，同时也表明对社区卫生服务机构“守门人”的作用的宣传还不够，居民还未充分认识到保健、预防的重要性。寻求具有良好成本效益的适宜技术和卫生策略，首要问题是加大双向转诊服务的宣传力度，提高其公共卫生服务的知晓度和可及性，树立转诊观念。政府部门间应实现多部门合作，规范双向转诊制度和医疗卫生服务行为，制定具体可行的转诊、分级医疗制度，明确细化各级医疗机构角色定位，强力推行社区医师首诊制度。

（三）建立社区与医院无障碍绿色通道

建立双向转诊管理办法，统一双向转诊制度、标准和相应的配套措施，是保证双向转诊通畅的主要因素。医院与社区卫生服务机构间建立信息共享平台，社区卫生服务机构在对慢性病患者进行诊治时，可依据患者病情通过信息共享平台进行预约挂号、预约转检、预约转诊，并将健康档案上传到医院。患者从医院转回社区时，治疗资料可通过信息共享平台传回社区卫生服务机构，以利于社区医师及时掌握患者信息，使持续性治疗或康复继续进行。标准统一的信息共享平台有利于行政区域内实现医疗服务一体化，极大地方便居民，从而提高医疗服务效率和水平，保证医疗卫生服务的连续性和综合性。政府也可通过信息共享平台，了解医院和社区卫生服务机构间双向转诊情况，并进行监督和考核。

（四）加强双向转诊技术交流与业务指导

转诊信息的沟通，可在一定程度上避免转诊的不合理性。可通过开展区域医疗卫生服务咨询、学术讲座、转诊指南、信息简报、网络宣传等形式增强机构间、机构与患者间的转诊信息交流，并加强医疗机构之间的协调合作。上级医疗机构应负责对社区卫生服务中心进行技术指导和业务培训。通过定期召开定点医院相关专家和社区医师的座谈会，加强沟通，促进学术交流和业务往来；制定相关政策，引导大型医院面向社区医师查房、建立开放门诊制度，同时引导专科医师进入社区实践，提高社区医疗技术水平，提升患者对社区医疗的认可度，以利于社区医师首诊制的建立。此外，动员社区居民参与和监督，以利于制订以需求为导向的双向转诊服务计划，使医患关系更加密切。可借鉴国外发达国家社区卫生服务工作的理念，在社区内更好地培育社群力量，创造居民参与的良好环境，有效提高双向转诊服务质量。借鉴国外“慢性病管理金字塔”模式，建立以社区卫生服务中心和区域中心医院为核心，家庭医师为主体，疾控中心、专病防治中心、三级医院联动合作的整合型防治管理模式，加强分级诊疗、医疗机构与公共卫生服务机构资源整合，提高医疗卫生服务机构的资源和信息共享水平，进一步提高慢性病治疗和管理的整合程度。因此，在分级诊疗制度建设的大背景下，以慢性病为突破口建立医疗卫生机构的分工协作机制，既符合国际普遍做法，也具有相当的现实意义。

MXB

第四章 门诊慢性病多学科诊疗

第一节　门诊慢性病多学科诊疗概述

一、概述

随着现代医学朝着“精、准、细”方向不断发展，医院门诊专科门类日渐细化。慢性病患者作为完整的生命个体，可能是一病多因或多因多病，诊疗时常涉及多个不同的临床科室。患者辗转于不同的临床科室就诊，可能得到的治疗方案各异甚至有近乎矛盾的地方，从而造成诸多不便，极易引发医患矛盾。开展慢性病多学科诊疗（MDT）便成为最佳选择。随着我国分级诊疗制度的实施，大型综合医院门诊 MDT 管理成为当前医疗就医管理的一项重要工作。

MDT 指由两个或两个以上不同临床专科的专家汇聚在一起讨论患者病情，进而明确诊断或给出最佳治疗方案的一种看诊模式，即针对患者某一种或某一系统的疾病，由多个学科医生组建相对固定的诊疗组，通过定期、定地点的会议，综合分析患者病情，经一致认可商讨出最适宜的综合诊疗意见。MDT 管理是指各类医疗机构的慢性病办公室按照国家相关法律法规及有关规定，对本院内多学科诊疗的开展及其相关事务进行监督和管理，以确保多学科诊疗质量和医疗安全。多学科诊疗最大化地体现了“以患者为中心”的医疗服务理念，可以提高救治水平，让患者治疗收益最大化；同时，多学科诊疗以循证医学理念为引导，采取合理、科学、有计划性的个体化治疗方案，可以避免过度治疗和随意治疗，减少误诊误治，保障医疗安全；此外，多学科诊疗还有助于医疗机构医疗资源的合理共享，节省不必要的医疗支出和时间，并且能扩大年轻医师的知识面，有利于年轻医师的成长。

MDT 的概念于 20 世纪 90 年代由美国率先提出，最早集中应用于肿瘤诊疗领域。经过几十年的发展，MDT 模式逐渐规范化。英国通过立法明确，所有的癌症患者必须经过 MDT 综合治疗。在德国、法国、瑞士及意大利等国家，MDT 模式已经成为其医院医疗体系的重要组成部分。在荷兰、比利时等多个欧洲国家，MDT 都被引入法律规范管理，并强制执行。许多国家都建立了 MDT 团队，2018 年英国已有近 1500 个 MDT 团队。非洲部分中低收入国家也运用了针对肿瘤疾病的 MDT 模式。MDT 模式在韩国主要用于高级综合医院或者癌症中心中疑似或者确诊为肿瘤的患者，但与英国在 2004 年已有超 80％的肿瘤患者接受该诊疗模式相比，2016 年这个数据在韩国仅为 20％左右。瑞典在 20 世纪 80 年代开展了针对乳腺肿瘤、头颈肿瘤的多学科团队讨论，如今多学科团队会议（Multidisciplinary team meetings，MDTMs）已涵盖了大多数肿瘤疾病。瑞典还建立了针对罕见肿瘤的多学科团队会议，为患者提供高质量的专家意见及跨区域的协调治疗建议。

MDT 模式在国外已相当成熟，在我国处于不断发展中。2017 年 12 月，国家卫生计生委和中医药局制定了《进一步改善医疗服务行动计划（2018—2020 年）》，要求以患者为中心，推广多学科诊疗模式。针对肿瘤、疑难复杂疾病、多系统多器官疾病等，医疗机构可以开设多学科诊疗门诊，为患者提供“一站式”诊疗服务。鼓励有条件的医疗机构，将麻醉、医学检验、医学影像、病理学、药学等专业技术人员纳入多学科诊疗团队，促进各专业协同协调发展，提升疾病综合诊疗水平和患者医疗服务舒适度。

2018 年 8 月发布的《肿瘤多学科诊疗试点工作方案（2018—2020 年）》，提出在全国范围内遴选一定数量的医院（以下简称试点医院）开展肿瘤多学科诊疗试点。通过开展肿瘤多学科诊疗试点工作，发挥试点医院的带动示范作用，以点带面，逐步在全国推广多学科诊疗模式，以促进各级医院专业协同协调发展，提升我国整体疾病综合诊疗水平，改善患者就医体验，进一步增强人民群众的获得感。

2018 年 12 月，国家卫健委公布首批 231 家肿瘤多学科诊疗试点医院，通过建立肿瘤多学科诊疗标准化操作流程，提高肿瘤诊疗水平和效率，为患者提供科学、适宜的治疗方案，改善肿瘤患者生活质量。四川大学华西医院为第一批肿瘤（消化系统）多学科诊疗试点医院。

目前，MDT 在国内的发展逐渐成熟，病种覆盖以肿瘤为主，不同医院 MDT 收费、具体运作方式、绩效分配不同。

四川大学华西医院作为中国西部疑难危急重症诊疗的国家级中心，疑难重症患者占比较大，为了改善这部分患者的就医体验，医院于 2013 年创建多学科团队门诊；按照物价局规定，MDT 门诊的收费标准为每学科 90 元。天津医科大学肿瘤医院对 MDT 的收费通过了地方政府的审核，收费标准为 50 元/

学科/人次。广东省 MDT 收费尚未纳入政府定价，广东省人民医院根据人力成本占比 80%，运营费用占比 20%的成本结构将 MDT 项目定价为 668 元。

在运行模式上，目前四川大学华西医院 MDT 发展为“三固定”及“两标准化”模式：即 MDT 开展时间、开展地点、门诊专家固定和科室申请流程、患者就诊流程标准化，大部分 MDT 开展时间固定为每周一次。患者来源包括本院专家推荐及自行通过网络平台预约的患者，通过网络平台预约 MDT 的患者需通过 MDT 联络人审核。上海交通大学附属医院则采用层级预约制，患者先至 MDT 相应专科门诊就诊，符合就诊条件后再预约 MDT。浙江大学医学院附属第一医院 MDT 的开展模式包括“系统型 MDT”“定制型 MDT”和“急诊 MDT”，其中系统型 MDT 团队固定，时间、地点固定，MDT 由医生发起申请，但须经过科主任及 MDT 中心工作人员审核。

二、开展 MDT 门诊的重要性及意义

目前大型医院专科向纵深方向发展，学科亚专业越分越细，专科医师在面对涉及多系统的疑难重症患者时，往往无法给出最优的综合治疗方案。而大部分病情复杂的患者，也不知道该看什么科，患者在多个科室看诊后，面对不同科室医师提出的不同意见时，容易感到迷茫，不知道下一步该怎么办。MDT 门诊能很好地解决这些问题，MDT 门诊是以患者为中心，为患者设计最佳诊疗方案的门诊模式。MDT 门诊的开展能实现优质医疗资源的整合，为患者提供“一站式”就诊平台，对患者、医生、医院而言是“三赢”的局面。

（一）对患者而言

对患者而言，MDT 能明显减少就诊次数，缩短其得到最佳诊疗方案的时间，降低就医成本，减少重复检查次数，改善就医体验，提高总体生存率。英国一项研究显示，患者经多学科讨论后，整体存活率出现了显著改善，直肠肿瘤患者在 MDT 讨论后生存率提高，乳腺癌患者进入 MDT 后死亡率降低。

（二）对医生而言

对医生而言，MDT 打破了既往单科诊疗时学科之间缺乏沟通的局面，促进了各学科的交流学习，也为低年资医生提供了良好的学习平台，促进了医生在自身领域内的精进及临床经验的积累，并对其他领域的知识和进展有所拓

展，提升了诊疗水平，避免了独自看诊出具不完善诊疗方案的可能性，降低了医疗风险。一项针对神经肿瘤的研究显示，MDT 对治疗计划的变更产生了有意义的影响，尤其是临床治疗计划不明确时。

（三）对医院而言

对医院而言，MDT 能推动医院疑难重症诊疗水平的整体提升，促进学科间的融合，提高医院声誉，并助力基础科研及临床新技术的研究，促进专科建设及医院的科研进步，提高医院的竞争力和社会影响力。

三、四川大学华西医院 MDT 门诊的构建

MDT 是大型综合医院未来的主要服务形式之一。标准化、规范化、高质量的服务可以使患者、医生、科室、医院多方获益，在提高服务质量的同时，促进医学人才成长、学科发展，提升医院服务能力和社会影响力。

四川大学华西医院 MDT 门诊由学科根据发展需要或者以兴趣小组的形式向医院提出成立申请，申请时确定 MDT 门诊名称、牵头科室及团队负责人、专家团队成员、门诊开展时间及开展地点、患者准入条件等，通过医院相关部门审核后正式排班开诊。MDT 门诊的专家需为副主任医师及以上职称。MDT 门诊的运行由门诊部 MDT 办公室负责，设专人进行管理，要制定相关的管理规定及工作制度、岗位职责等，同时质量控制患者准入条件、专家团队资质、患者满意度等。门诊部、医务部、护理部、信息中心、运营管理部、宣传部等部门与临床及医技科室协同，共同推进多学科诊疗门诊建设。

（一）已开展的病种

目前四川大学华西医院开展的 MDT 门诊涵盖多个病种，其中包括 6 种罕见病，参与医生均为副教授及以上级别专家，具体为结直肠癌、肝癌、肝移植、脑垂体瘤、前列腺癌、疑难肝病、癫痫、肾癌、胃癌、帕金森病、银屑病、头颈肿瘤、肥厚型心肌病、胰腺肿瘤、甲状旁腺功能亢进症、食管癌、记忆障碍、肾上腺疾病及高血压外科、甲状腺相关眼病、肝包虫病、乳腺癌、脉管性疾病、淀粉样变、疑难关节疾病、情绪睡眠障碍，肺动脉高压、结缔组织病相关性间质性肺病、脾脏肿大、胃 MALT 淋巴瘤、免疫性溃疡、下肢血管慢性溃疡、先天性心脏病、复杂性门脉高压、肝癌门静脉癌栓、复杂性脑血管

疾病、恶性黑色素瘤、慢性疑难创面、软组织肉瘤、视网膜母细胞瘤、炎症性肠病、恶性淋巴瘤、终末期心衰、神经内分泌肿瘤、系统性硬化症、慢性肾脏病、胆道恶性肿瘤、艾滋病、儿童胆道闭锁、多原发和不明原发肿瘤诊疗、晚期甲状腺癌、腹膜后肿瘤。

（二）MDT 准入条件

1. 医生准入条件

由于 MDT 患者病情往往比较复杂，会诊医生的资质和专业水平会直接影响到诊疗质量，因此在制度上要求参与 MDT 医生必须为副教授及以上级别专家。

2. 患者准入条件

（1）符合 MDT 病种条件的患者；

（2）专科看诊医生推荐的患者。

（三）患者就诊流程

为了提高看诊效率及针对性，多学科团队会制定患者准入条件，要求患者已高度怀疑或被确诊患有相关疾病，且已完善相关检查资料，病情疑难或处于需要多学科讨论的疾病分期当中。患者来源包括专家推荐及自行在网络平台预约两种。

1. 专家推荐

患者本人（或家属）持医生建议单、患者就诊卡、病历及检查资料到 MDT 办公室提出申请。工作人员询问患者病情，审核患者资料，符合 MDT 条件的患者，由工作人员指导填写申请单，并告知门诊具体时间、地点、费用及注意事项。门诊结束后，MDT 专家团队出具建议方案，向患者及家属交代就诊结论，反馈门诊报告，出具书面诊疗结果并开具相关医嘱。患者若需入院，凭医生开具的入院证，工作人员审核、签字、盖章并做好登记，入院服务中心对 MDT 办公室盖章的入院证再次审核，安排绿色通道入院。

2. 网上预约

看诊前一天，MDT 办公室工作人员通知 MDT 联络人审核患者资料，符合所预约的MDT条件的患者，看诊当日持就诊卡、病历及检查资料到MDT办公室，工作人员指导患者填写申请单，告知门诊具体时间、地点、费用及注意事项。门诊结束后，MDT专家团队出具建议方案，向患者及家属交代就诊结论，反馈门诊报告，出具书面诊疗结果并开具相关医嘱。患者若需入院，凭医生开具的入院证，工作人员审核、签字、盖章并做好登记，入院服务中心对MDT办公室盖章的入院证再次审核，安排绿色通道入院。不符合看诊条件的挂号患者，则由工作人员为其办理退费手续。

（四）MDT文书

根据管理的实际需求，四川大学华西医院制定有《四川大学华西医院多科会诊申请表》《四川大学华西医院疑难疾病会诊申请表》《四川大学华西医院罕见疾病会诊申请表》《四川大学华西医院联合会诊记录单》《四川大学华西医院病情诊断证明书》《四川大学华西医院多学科联合会诊后随访记录》《四川大学华西医院多学科联合会诊温馨提示单》等结构化医疗文书，要求会诊前后分别由医生、患者/家属填写并签名。这一系列的医疗文书是患者病案的重要组成部分。根据会诊病案主要信息，依托医院信息系统建立电子档案，由专人负责保管，要制定会诊病案借阅、查阅制度，严格按照规定执行。

（五）MDT管理制度

制度对实现工作程序的规范化、岗位责任的法规化、管理方法的科学化有着重大作用。应当完善MDT制度，使MDT行为依章而循。根据国家颁布的《会诊医师行为规范》《临床会诊指南》等规范性文件，明确MDT八项规定，制定会诊时间、会诊地点、会诊专家、会诊程序、会诊文书、会诊告知、会诊价格、会诊随访制度。

（六）MDT质量监督

MDT中心实行目标管理，将诊断正确率、诊断符合率、诊断误诊率、诊断治疗率、治疗有效率、治愈率、治疗无效率、病死率、患者满意度、医嘱执行率、自我检测率等作为考核目标，并纳入科室年度绩效考核体系。

四、四川大学华西医院部分 MDT 门诊简介

（一）结直肠癌 MDT 门诊

结直肠癌是目前常见的恶性肿瘤，人群中发病率、死亡率均高居前三，每年全国约有 40 万新发结直肠癌患者。研究表明，MDT 讨论可以改善约 60% 中晚期结直肠癌患者的治疗策略，提高约 10%的 5 年生存率；同时 MDT 讨论还可减少患者多科就诊次数，减少了患者的过度流动、反复检查带来的医疗资源浪费。

四川大学华西医院结直肠癌 MDT 专家团队正式成立于 2012 年 1 月，是卫生部全国首批五家 MDT 示范中心之一。多年来团队秉持“为患者服务，以患者为中心”的理念，每年平均为 400 余例疑难肠癌患者提供最佳的治疗建议和开通绿色就诊通道，会诊数量和质量国内领先，积累了丰富的疑难患者临床诊治经验；同时不断突破治疗禁区，对结直肠癌诊治中的盲点和争议点，开展了临床研究，探索了结直肠癌诊疗过程中多项世界级证据。

1. 结直肠癌 MDT 专家团队成员

（1）胃肠外科：周总光、王自强、于永扬、孟文建、邓祥兵、魏明天。
（2）肝脏及血管外科：曾勇、吴泓、杨家印、魏永刚、廖明恒、李嘉鑫。
（3）肿瘤内科：邱萌、勾红峰、罗德云、冷卫兵、李晓芬。
（4）肿瘤放疗科：王辛、成科、赵雅琴。
（5）胸外科：蒲强。
（6）放射科：伍兵、曾涵江、卢春燕。
（7）病理科：周桥、江丹、何度。
（8）超声科：庄华、张琼。
（9）核医学科：苏鸣岗。
（10）肿瘤介入科：廖正银、游昕。

2. 适合进入结直肠癌 MDT 的患者

初诊结直肠癌伴有肝或肺等器官转移者，初诊局部分期较晚的结直肠癌患者，手术后出现远处转移的患者，手术后复发的结直肠癌患者，专科医生认为有必要进行多学科讨论的患者。

3. 结直肠癌 MDT 就诊注意事项

（1）门诊讨论时间：每周三 16：30。

（2）收费标准：450 元/次。

（3）就诊当日，请按就诊时间提前一小时到达就诊地点，并携带患者所有病历资料及影像资料。

（二）癫痫 MDT 门诊

癫痫是一种常见的神经系统疾病，我国约有 900 万癫痫患者，其中约 1/3 患者对多种药物治疗效果不佳而需要寻求进一步的内外科综合治疗。四川大学华西医院坚持以患者为中心，不断探索癫痫多学科协作医疗模式，开展联合门诊。自 2008 年癫痫 MDT 门诊制度建立以来，数千名癫痫患者从中获益。癫痫 MDT 专家团队由神经内科、神经外科、神经电生理科、神经影像科等多个相关专业专家组成，旨在为诊断疑难、治疗效果不佳的癫痫患者提供全方位、专业化、规范化、个体化的治疗，制订最佳的治疗方案。

1. 癫痫 MDT 专家团队成员

（1）神经内科：周东、刘凌、洪桢、李劲梅、陈蕾。

（2）神经外科：雷町、张恒。

（3）神经电生理科：安东梅、方媛、鄢波。

（4）神经影像科：肖家和、魏懿、伍定平、李芳兰。

（5）心理卫生中心：董再全。

2. 适合进入癫痫 MDT 的患者

癫痫诊断疑难或药物治疗效果不佳者，已进行癫痫手术而术后发作控制不佳者，需具备长时程视频脑电监测资料，有近期头颅 MRI 及其他相关影像学检查资料。

3. 癫痫 MDT 就诊注意事项

（1）门诊时间：每周二、五 16：30。

（2）收费标准：360 元/次。

（3）就诊当日，请按就诊时间提前一小时到达就诊地点，并携带相关检查资料。

（三）脑垂体瘤 MDT 门诊

垂体是位于脑底部中央的卵圆形小体，是体内最复杂的中枢性内分泌器官。脑垂体分泌的激素既可直接作用于人体，也可激发其他腺体产生激素，或调节其他腺体的激素分泌，间接作用于相应的靶器官或组织。近年来，随着生命科学知识的更新和影像学技术的发展，垂体占位性病变的检出率迅速增加。这些垂体占位性病变的病因复杂，预后差异大，对于疑难问题，需要多学科专家共同讨论并结合患者自身意愿才能做出最佳的临床诊治决策。

针对脑垂体瘤及相关疑难疾病的患者，垂体瘤及相关疾病诊治中心秉承四川大学华西医院“关怀和服务”的理念，以患者和疾病为中心开展 MDT。MDT 有助于规范诊疗流程，节省患者时间，提高诊断效率。

1. 脑垂体瘤 MDT 专家团队成员

（1）神经外科：姜曙、蔡博文、徐建国、周良学、周培志、昝新、郑松平、尹森林。

（2）内分泌代谢科：余叶蓉、安振梅、李建薇、王椿、谭惠文、李佳琦。

（3）伽玛刀中心：王伟、李鹏。

（4）神经影像科：魏懿。

（5）肿瘤科：吴昕。

（6）病理科：唐颖。

（7）生殖内分泌科：朱慧莉。

2. 适合进入脑垂体瘤 MDT 的患者

垂体瘤及相关疾病（包括肢端肥大症/垂体生长激素瘤、库欣病、泌乳素瘤、TSH 瘤等垂体腺瘤及垂体柄疾病等）患者。

3. 脑垂体瘤 MDT 就诊注意事项

（1）门诊时间：每周三 14：00～16：00。

（2）收费标准：270 元/次。

（3）就诊当日，建议患者及家属带上患者的既往病历资料、影像学报告（如垂体 MRI）、生化激素检测结果（如甲状腺功能、垂体－肾上腺相关激素和性激素检测报告等）以及其他相关检查结果（如视野检查报告、甲状腺彩超、肾上腺 CT 等）。

（四）甲状腺相关眼病 MDT 门诊

甲状腺相关眼病是一种由多因素引起的复杂的眼眶疾病，居成年人眼眶疾病的首位，病因不完全清楚。甲状腺相关眼病与多种甲状腺疾病相关，Grave's 病最为多见，其次还有桥本氏甲状腺炎、甲状腺瘤、甲状腺癌等。但有部分患者随访 10 年以上也没有发现甲状腺相关疾病。吸烟、甲亢患者经 I^{131} 治疗后出现甲状腺功能减低、甲状腺癌术后患者出现甲状腺功能减低是甲状腺相关眼病发生和加重的重要危险因素。甲状腺相关眼病不仅影响患者的容貌，而且损害视功能，给患者的生活与工作都带来极大的不便和痛苦。临床上不同个体之间临床表现差异较大，虽然该病有自愈倾向，但及早干预和处理对改善患者的预后有重要的临床意义。

四川大学华西医院甲状腺相关眼病 MDT 专家团队由眼科、内分泌科、头颈肿瘤科等多个相关科室医生组成，旨在为甲状腺相关眼病患者提供诊治的绿色通道，提供规范化、个体化、系统化的治疗，为患者制订最佳的治疗方案。

1. 甲状腺相关眼病 MDT 专家团队成员

（1）眼科：何为民。

（2）内分泌科：黄慧。

（3）头颈肿瘤科：王峰。

2. 适合进入甲状腺相关眼病 MDT 的患者

病情处于活动期的严重甲状腺相关眼病患者，有甲状腺功能异常。

3. 甲状腺相关眼病 MDT 就诊注意事项

（1）门诊时间：每周三 16：30 开始。

（2）收费标准：270 元/次；

（3）就诊当日，请按就诊时间提前一小时到达就诊地点，需具备本院一个月内眼眶 CT 或 MRI、一周内检验结果，包括甲状腺功能全套（有外院的检查报告尽量带上），须经本院相关医生审查与推荐。

（五）甲状旁腺功能亢进症 MDT 门诊

甲状旁腺功能亢进症是由各种原因导致的甲状旁腺激素分泌过多，通过对全身多个器官系统的作用（特别是骨骼和肾脏）而导致严重代谢紊乱的疾病。临床上甲状旁腺功能亢进症分为三种类型：

（1）原发性甲状旁腺功能亢进症（85%以上为甲状旁腺腺瘤所致）；

（2）继发性甲状旁腺功能亢进症（其他原因导致的长期低钙血症，继发引起甲状旁腺增生，主要见于慢性肾功能不全、长期低钙高磷的患者）；

（3）三发性甲状旁腺功能亢进症（在继发性甲状旁腺功能亢进症的基础上，甲状旁腺由增生转变为自主分泌甲状旁腺激素的腺瘤，主要见于终末期肾病长期维持性透析的患者）。

无论哪种类型的甲状旁腺功能亢进症，都需要运用多学科参与的综合治疗模式，才能使患者获得最终的缓解。对于部分需要手术的患者，明确的术前定位、完善的内科评估和围手术期的综合治疗是保证治疗效果的关键。

目前四川大学华西医院甲状旁腺功能亢进症 MDT 专家团队拟计划由内分泌科、甲状腺外科、肾脏内科、核医学科等多个相关专业的专家组成，将来可能还会增加放射科、骨科、超声科、病理科的专家。成立该联合门诊的目的是为甲状旁腺功能亢进症患者提供全方位、专业化、个体化、规范化的疾病评估和内外科联合治疗模式。

1. 甲状旁腺功能亢进症 MDT 专家团队成员

（1）内分泌代谢科：卢春燕、陈德才、王覃、陈涛。

（2）甲状腺外科：李志辉、朱精强、郑洵。

（3）肾脏内科：刘芳、周莉、石运莹、钟慧、苏白海。

（4）核医学科：欧晓红、周科。

2. 适合进入甲状旁腺功能亢进症 MDT 的患者

内科确诊为甲状旁腺功能亢进症，但术前检查未能完全明确病变部位的患者；基础疾病复杂，手术风险高的甲状旁腺功能亢进症患者；复发或难治性甲状旁腺功能亢进症患者；肾移植术后甲状旁腺功能亢进症患者。

3. 甲状旁腺功能亢进症 MDT 就诊注意事项

（1）门诊时间：每周一 12：00 开始。

（2）收费标准：360 元/次。

（3）需要的检查资料：近期查血结果（甲状旁腺激素、血钙、25－OH－维生素 D)、甲状腺彩超结果、甲状旁腺 SPECT 显像结果、既往就诊病历及相关检查结果。

（六）淀粉样变 MDT 门诊

淀粉样变是由于淀粉样变物质在身体各个部位沉积引起的一系列疾病。淀粉样变物质是一些异常蛋白聚集而成的沉积物。淀粉样变物质破坏器官正常结构，影响器官的功能，从而导致疾病。

在系统性轻链型淀粉样变中，淀粉样变物质可以在除大脑以外的任何组织器官中沉积，引起各种各样的临床症状，不同的患者表现差别很大。患者的临床表现主要取决于淀粉样变物质沉积的器官以及对这个器官功能的破坏程度。

四川大学华西医院淀粉样变 MDT 专家团队由血液科、肾脏内科、心脏内科等多个相关科室医生组成，旨在为淀粉样变患者提供更规范化、个体化的治疗，为患者制订最佳的治疗方案。

1. 淀粉样变 MDT 专家团队成员

（1）血液科：吴俣、朱焕玲、牛挺。

（2）肾脏内科：胡章学、钟慧。

（3）心脏内科：陈玉成、张庆。

（4）神经内科：商慧芳。

2. 适合进入淀粉样变 MDT 的患者

疑诊或者确诊为淀粉样变患者；具有多器官功能损害，消瘦、体重下降或多脏器的损害、脏器长大、舌体长大，蛋白尿、低蛋白血症和水肿，心肌损害、不明原因的限制性心肌病、不明原因的心律失常，周围神经损害，皮肤和肌肉的改变并伴有单克隆球蛋白增多等。

3. 淀粉样变 MDT 就诊注意事项

（1）门诊时间：每周三 16：30 开始。

（2）收费标准：360 元/次。

（3）就诊当日，请按就诊时间提前一小时到达就诊地点，需具备四川大学华西医院一周内检验结果，包括肝肾功能（包括白蛋白、乳酸脱氢酶、碱性磷酸酶、胆红素、肌酐、尿酸）、血常规、电解质、凝血功能、血清蛋白电泳（包括 M 蛋白含量）、免疫固定电泳、血清游离轻链、尿常规、尿蛋白定量、尿免疫固定电泳、24 小时尿轻链、骨髓穿刺活检或者腹壁脂肪活检、心脏和肝脏的超声检查、心脏的核磁共振等（有外院的检查报告尽量带上），须经本院相关医生审查与推荐。

第二节　案例分享

一、脑垂体瘤 MDT 案例分享

2015 年 10 月，一名 21 岁的女性因为“泌乳”在当地医院就诊，诊断为“垂体瘤？泌乳素瘤？”当地医院建议转诊，告知她这种病比较罕见，治疗比较困难，建议她立即入院手术。2015 年 11 月，患者来到四川大学华西医院求诊，先后就诊于本院内分泌科、神经外科，并完成病史搜集和相关检查，患者头颅 MRI 提示垂体瘤卒中，医生建议其口服溴隐亭治疗，随访观察，暂不进行手术治疗。2015 年 11 月，患者在内分泌代谢科门诊复查，表示想要正常怀孕，生育一个宝宝的愿望。医生考虑其需要在神经外科、内分泌代谢科之间反复就诊，建议其参加由神经外科、内分泌代谢科等组成的脑垂体瘤 MDT，进行联合讨论，如此挂一次号，就有几个不同科室的医生一起给她看诊。

垂体合成及分泌的多种激素对维持人体内环境稳态具有非常重要的作用。垂体瘤是颅内常见神经内分泌肿瘤之一。垂体瘤虽然绝大部分是良性肿瘤，但是垂体病变的病因复杂，垂体瘤的类型与临床症状多种多样。如果垂体瘤自主性分泌某种激素增多或减少，则对患者健康的影响很大，表现为生长发育异常、体型肥胖或消瘦、月经紊乱/闭经、不孕不育、溢乳、血糖及血压升高、面容改变及手脚鼻唇肥大、腕管综合征、心脏肥大和（或）心律失常、多饮多尿、甲状腺功能异常伴甲状腺结节、骨质疏松甚至病理性骨折等。如果垂体瘤体积较大还会因垂体前叶功能低下，出现人软乏力、精神食欲差、体弱、怕冷、记忆力下降、性功能低下、贫血、面色苍黄晦涩等表现；如果肿瘤压迫周围组织，还会出现头痛、视物模糊、失明等症状，甚至可能因为垂体瘤卒中（垂体瘤出血）而危及生命。但由于上述症状缺乏特异性，故临床上患者常常因某种症状就诊于不同的科室，致使诊治延误。

垂体疾病的诊断及治疗需要神经外科、内分泌代谢科、神经影像科、肿瘤科、病理科和实验医学科等多学科共同参与，根据患者的病情和具体情况，制订个性化的治疗方案。

该患者先后参加了六次脑垂体瘤 MDT 门诊。2015 年 11 月患者第一次参加脑垂体瘤 MDT，专家讨论后认为暂不需要进行手术治疗，建议其服用溴隐亭，半年后复查。2016 年 2 月，患者第二次参加脑垂体瘤 MDT，放射科医生发现患者经治疗后，垂体瘤体积明显缩小，内分泌代谢科及神经外科医生讨论后，建议其减量服用溴隐亭，半年后复查。2016 年 8 月、2017 年 8 月，患者参加了第三次、第四次脑垂体瘤 MDT，医生发现患者的垂体瘤体积均较上次进一步缩小，建议其继续口服溴隐亭治疗，定期复查。2018 年患者第五次参加脑垂体瘤 MDT 时，专家们告诉患者现在已经可以正常怀孕了，患者于 2020 年生下了一个健康的小宝宝。2020 年 7 月，患者第六次参加了脑垂体瘤 MDT，此次门诊讨论后，专家们认为患者既往的泌乳素瘤诊断明确，目前垂体瘤较前缩小，泌乳素偏低，建议减量服用溴隐亭，1 个月后复查泌乳素。随访患者时，患者表示她对治疗效果非常满意，感谢脑垂体瘤 MDT 团队，感谢团队不仅为她提供治疗方案，让她的病情得到了良好的控制，还让她顺利产下了宝宝，也免去了她于各个科室奔波就诊之苦。

二、甲状腺相关眼病 MDT 案例分享

2019 年 3 月，一名女性患者因“双眼眼突 1^{+} 月”来四川大学华西医院就诊。该患者在 1^{+} 月前出现双眼眼突，除此之外还出现双眼眼红、眼痛，双眼眼球各方向运动受限，患者自己觉得眼球无法向上下、左右转动了，无法看到下面的路，不能独自下楼梯，感到十分痛苦。患者先在外院辗转治疗，怀疑为甲状腺功能亢进，但治疗后眼睛状况未见好转，遂至四川大学华西院求医，挂了眼科何为民教授的号。何教授是甲状腺相关眼病专家，该患者在眼科何教授处看诊后，何教授评估了患者病情，考虑诊断为“甲状腺相关眼病、甲状腺功能亢进”，给患者开具了相关检查单，并推荐患者进入甲状腺相关眼病 MDT 门诊讨论。于是患者参加了本院甲状腺相关眼病 MDT 门诊，何教授与其他专家一起为该患者制订了个性化的最佳治疗方案，患者接受了内分泌科、肿瘤科、眼科的三科联合治疗。

甲状腺相关眼病是毒性弥漫性甲状腺肿在眼部的表现，是一种由多因素引起的复杂的眼眶疾病，居成年人眼眶疾病的首位。由于缺乏成功的甲状腺相关眼病动物实验模型，甲状腺相关眼病的发病机制至今仍不完全清楚，目前认为其是一种与甲状腺相关的自身免疫性疾病，其发病是遗传与环境作用的综合结果。甲状腺功能亢进患者可发生甲状腺功能亢进，部分亚临床甲状腺功能亢

进、甲状腺功能减低、甲状腺功能正常或桥本氏甲状腺炎患者也可发生。甲状腺相关眼病好发于40～50岁，男女发病率比约3∶16，男性患者发病比例虽然低于女性患者，但男性患者的病情易发展至严重状态。甲状腺相关眼病主要表现为球结膜充血水肿、眼干、异物感、畏光流泪、视力下降、眼睑闭合不全、眼球突出、眼睑挛缩、限制性斜视、复视，严重者可出现眼球各方向运动受限、角膜溃疡、角膜穿孔、视神经萎缩等。

患者参加了甲状腺相关眼病MDT，经三科医生讨论后，由内分泌代谢科医生调整其赛治的口服剂量，并告知其复查甲状腺功能及血常规等，1个月后于内分泌科复诊；由眼科医生为其进行眶周注射；由头颈肿瘤科医生为其安排眼眶放疗前准备，并完成眶周放射治疗。患者经过三科联合诊治后病情好转，双眼不再泛红，最重要的是双眼球已能正常转动。患者在感激之余，还为何教授及其团队送上了有“胸怀仁医之心，手执精湛之术”字样的锦旗。

MXB

第五章 慢性病门诊护理工作管理

第一节 慢性病门诊护理工作概述

慢性病门诊是医院门诊部的重要组成部分，护士是最先与就诊者接触，且接触最多、最久的门诊服务者，担负着分诊、导诊、陪诊、陪检等就诊全过程工作。慢性病门诊对护士配备、工作内容、管理模式、考核指标等有明确规定和要求。慢性病门诊服务质量直接关系到慢性病患者的健康，也关系到整个医院的形象和声誉。

一、慢性病门诊服务对象的特点

（一）老年人居多

当前我国已步入老龄化社会，60 岁及以上老龄人口中，慢性病患者、失能和部分失能老年人逐渐增多，因此，慢性病门诊的服务对象以老年人居多。

（二）病种多、病程长

慢性病的病种多且病程长，居前几位的有高血压、冠心病、糖尿病、慢性阻塞性肺疾病。慢性病门诊服务对象所患病种多、病程长，为多系统、多器官、多并发症的高发人群，存在医疗风险及诸多不确定因素，对慢性病门诊医疗护理的要求十分高。

（三）失能、残障的多发群体

进入老年期，人的生理机能随年龄增加而不断降低，失能、残障程度加剧，且人数增多，给个人、家庭和社会带来了不小的压力。老年人嗅觉、听觉、触觉、运动及反应能力显著减退，在医疗保健、饮食、洗澡出行等方面需要长期、全程护理。

老年人容易患各种慢性病且老年慢性病的控制率低，导致各种重要脏器功能继发性损害，进而可能致残，使老年慢性病患者丧失自理能力，生活质量急剧下降。慢性病门诊面临老年病高发和慢性病控制不力的严峻挑战。

（四）医患关系、护患关系稳定、维系时间

慢性病患者，病程长、难治愈，需要定期复诊，与门诊医生、护士建立了长期的医患关系、护患关系。患者来慢性病门诊复诊见到医生、护士能直呼其名，十分熟悉。许多患者有主动与医护人员交谈的欲望。交谈内容包括家庭生活、治疗情况、健康状态、健康咨询，或要求测血压、测血糖，患者普遍认为护士测血压、测血糖准确可信，护患关系十分融洽。

（五）对健康知识和健康教育形式有多元化需求

慢性病门诊患者带病生存时间长，可通过多种渠道获得卫生知识，再结合自身体验，积累了不少的医疗保健经验。多数人不会轻易相信广告、游医，而对慢性病门诊播放的卫生科教片、医护人员提供的卫生知识和自我保健方法情有独钟，认为可信可靠，依从性强。特别对听得懂、学得会、用得上的新保健知识和保健方法需求迫切，希望能把保健知识延伸到家庭护理指导中。

二、慢性病门诊护理工作的特点

（一）复杂性

慢性病是可控制、可预防、病因复杂、受遗传和环境因素共同影响的一系列疾病，其特点为发病率高、知晓率低、病程长、控制率低、致残致死率高，所以慢性病门诊护理工作十分复杂。

（二）服务性

慢性病门诊服务对象以老年人为主，其是失能、残障的多发群体，所以慢性病门诊护理工作中要求护理人员增强服务意识，要以患者为中心，提供优质护理服务；随时换位思考，做每一件事情都必须认真、细致、准确，而且重实效。

（三）综合性

慢性病是一系列疾病，而且大部分不可治愈，需要长期服药控制。这决定了慢性病门诊护理工作涉及多学科多领域的知识，工作范围较广，包括医院门诊护理、营养门诊、住院协调、家庭巡诊访视等综合服务。

（四）持久性

慢性病患者经常要根据自身病情调节药物，需要长期定期复查，所以慢性病门诊经常要接待多次就诊、持续复诊的患者，这就要求门诊护士对患者病情了如指掌，做好打一场持久战的准备。

第二节　慢性病门诊护理工作岗位设置与服务内容

根据慢性病门诊护理工作的特点设置的岗位有：总服务台护士、导诊护士、巡视及候诊教育护士、医嘱执行护士、门诊开业护士。在岗位设置时，应遵循优化人力资源的原则，明确各岗位护士职责和服务内容。

一、总服务台护士

慢性病门诊总服务台护士是就诊综合服务岗位，负责接待就诊咨询、准确分诊；告知就诊流程；指导患者办理就诊卡、代患者挂号；安排患者入院；协调辅助科室就诊和检查；打印检验报告并做好危急值管理；负责传染病例上报和登记；协助处理纠纷和患者投诉。由慢性病门诊护士轮班值岗，必须严格执行首诊负责制。

二、导诊护士

导诊护士是第一个接触就诊者的门诊护士，负责接待就诊患者，详细了解患者的就诊需求；准确分诊、安排候诊；协助患者做好诊前准备，正确指导患者就诊和检查流程；告知就诊注意事项，维持良好的就诊秩序，做好二次导诊工作。

三、巡视及候诊教育护士

患者进入候诊区，巡诊护士安排其候诊入座，主动关心每一个候诊患者。密切巡视、观察候诊患者的病情动态，发现急、重症患者时，优先安排就诊并协助医生处理，必要时送急诊科就诊。根据候诊患者的具体情况做好个性化健康指导和教育工作，如检查糖尿病患者血糖监测和记录情况，介绍正确注射胰岛素及胰岛素的正确保存方法、注意饮食和运动、预防低血糖发生及发生后如何紧急处理等。发放宣传资料，宣传常见慢性病健康知识，在候诊大厅设置书架，不断更新摆放的保健知识宣传资料、康复训练图表、小册子，供候诊患者阅读；配备电教设施，在候诊大厅播放针对当日专科、专病最新的疾病防治、用药须知、运动与健康的科教片；有计划地举办专题小讲座或保健技能演示。慢性病门诊护士应该扮演患者照顾者、健康咨询者、健康教育者、健康管理者、康复训练者、研究者等多重角色。

四、医嘱执行护士

患者就诊后，医嘱执行护士要及时、准确执行门诊医生的各项医嘱。严格执行患者身份核查制度，如在静脉采血、手指血糖监测、心电图检查、各种注射、换药等护理技术操作前，严格查对患者的姓名、性别、年龄、检查项目。医嘱执行护士应熟练掌握慢性病门诊常用护理技术操作，操作中要重视人文关怀。

五、门诊开业护士

护理门诊是开业护士独立开设的护士门诊，也可以是以护士为主导，数名临床护理专家和相应学科的临床医学顾问共同参与，工作范围已超出传统护士的职责。与传统护理模式相比，护理门诊是一种更有效的干预模式。护理门诊的工作范围包括患者健康状况的评估及检测，危险因素的评估，患者的健康教育，健康生活方式的促进以及延续性护理。在慢性病管理过程中，开业护士承担了大量的护理工作，为维护患者健康做出了突出贡献。

第三节　伤口总论

一、伤口的定义

伤口是指覆盖在人体表面的组织的连续性的破损，通常和皮下组织缺失有关。复杂伤口：肌肉组织受损，累及骨骼系统和内部器官。不同类型的伤口，如机械性或创伤伤口、热力或化学伤口、溃疡性伤口，引起的原因、深度等不同。

二、伤口的分类

根据损伤时间及被细菌污染程度，伤口可分为清洁伤口、污染伤口、感染伤口和溃疡伤口 4 类。

（1）清洁伤口：指未受细菌感染的伤口，可达Ⅰ期愈合。

（2）污染伤口：指受异物或细菌污染而未发生感染的伤口，早期处理得当，可达Ⅰ期愈合。

（3）感染伤口：包括继发性感染的手术切口，损伤时间较长已发生感染化脓的伤口，须进行外科手术，如充分引流伤口分泌物，去除坏死组织，加强换药处理，减轻感染，促进伤口肉芽生长后愈合，属于Ⅱ期愈合。

（4）溃疡伤口：创面无明显感染，但经久不愈，积极换药或经手术处理后愈合的伤口。

RYB 方法按创面愈合过程中的时期将Ⅱ期或延期愈合的开放创面（包括急性和慢性创面）分为红、黄、黑及混合型。

（1）红色创面：可能处于创面愈合过程中的炎症期、增生期或成熟期。

（2）黄色创面：是感染创面或含有纤维蛋白的腐痂，无愈合的倾向。

（3）黑色创面：含有坏死组织，同样无愈合倾向。

DEALEY 将伤口视为皮肤连续性改变的损伤，并按不同原因对其分类，如外伤及缺血性；也可按愈合时间长短分为急性伤口和慢性伤口；按伤口及软组织的解剖深度分为浅伤、半层伤和全层伤。

FALANGA 应用的系统性伤口评分方法，由于包括肉芽组织、纤维黏连组织和焦痂变化、伤口渗液等多方面的指标，并根据量化情况来决定合适的覆盖材料，使创面愈合的判定有了一定的进步。

三、伤口愈合的生理过程

不管何种性质、类型或大小的伤口，其愈合过程都具有普遍性。一个简单的刮伤伤口与深Ⅲ度烧伤伤口，在伤口愈合过程中都遵循相同的步骤。胶原蛋白对任何伤口的任一阶段的愈合过程都是至关重要的，巨噬细胞是整个伤口愈合过程的指导者和管理者。

伤口愈合是一个持续不断的过程，具有明显不同的并且相互重叠的阶段。从理论上讲，伤口愈合可分为三个阶段：炎症期（或称渗出期）、纤维组织增生期（简称“增生期”）、修复期（简称“修复期”）。临床实践中又分别简称为清创期、肉芽期和上皮形成期。理想状态下，缺损组织在多种相互关联的进程中被疤痕组织代替：血液凝固，炎症和脆弱组织崩解，新血管形成，肉芽组织形成，上皮化，成熟。

（一）炎症期（清创期）

此期从手术瞬间开始，在生理条件下持续 3～6 天，最先出现血管及细胞反应，以加速止血，这一过程只需 10 分钟即可完成。早在 1975 年 Benson 就提出了“炎症开始于受伤后持续到 6 天”的观点。经大量研究证实，此阶段的生理过程为：血清蛋白质和凝血因子渗透伤口→纤维蛋白凝块稳定伤口→中性粒细胞清洁伤口→巨噬细胞引入伤口，吞噬伤口内的组织细胞碎片，消化、中和、吞噬损伤因子，以免对伤口造成进一步的损伤。由于炎性反应、血管扩张和毛细血管通透性增加，此期可见大量的血浆渗出液由伤口渗出，渗出液富含中性粒细胞、巨噬细胞和各种血浆蛋白，故该期患者可出现反应性低蛋白血症，主要是血清白蛋白和总蛋白水平进行性下降。巨噬细胞在此过程中发挥了重要作用，足量的巨噬细胞是伤口愈合的关键。

1. 止血过程

止血是伤口修复的首要步骤，其过程为：受损的组织细胞释放血管活性物质使局部血管收缩，同时血小板凝集，激活凝血系统，纤维蛋白原形成不溶性纤维蛋白网，产生血凝块，封闭破损的血管并保护伤口，防止进一步的细菌污染和体液丢失。

2. 炎症反应

炎症是由机械、物理、化学或细菌等不同有害因素引起的复杂的机体防御反应。其目的是去除有害物质或使其失活，清除坏死组织并为随后的增生过程创造良好的条件。炎症反应存在于任何伤口愈合的过程中，包括皮肤表面完好的闭合性创伤，开放性创伤中通常有细菌污染，炎症反应更为剧烈。炎症反应有 4 个典型的症状：红、肿、热、痛。

（1）炎性发红、发热：损伤初始，收缩的小动脉在组胺、5－羟色胺、激肽等血管活性物质的作用下扩张，伤口血液灌注增加，局部新陈代谢加强，使有害物质得以清除，临床表现为局部发红和发热。

（2）炎性渗出：血管扩张的同时还使血管通透性增加，血浆渗出液增多。第一阶段的渗出发生在伤后 10 分钟；第二阶段的渗出发生在受伤 1～2 小时后，3～5 天达到高峰，临床表现为肿胀，5 天后开始回吸。

（二）增生期（肉芽期）

此期开始于创伤后的第 1 周内，持续 2～3 周。此期的特征是血管形成和肉芽形成并开始上皮化。新生血管和血管化是肉芽组织生长的基础。肉芽组织的组成包括组织连接细胞、小血管和胶原。所谓的肉芽组织，最初主要由成纤维细胞生成，成纤维细胞产生胶原，在细胞外形成纤维，支撑肉芽组织。成纤维细胞还生成蛋白多糖，在细胞外间隙构成胶状基质。肉芽组织是评估伤口愈合趋势及愈合质量的重要指征。

“肉芽”一词由比尔罗斯于 1985 年提出，依据是其外表呈鲜红色、玻璃样透明的颗粒状。肉芽组织也被称为“暂时的、原始的组织或器官”。

1. 肉芽形成过程

新生血管的形成时间决定了新生肉芽填补伤口一般开始于伤后第 4 天，在新生血管形成时，每个肉芽都有相应的血管分支，并伴有大量的毛细血管环。最初由成纤维细胞产生胶原，在细胞外形成纤维，支撑肉芽组织。

2. 红色肉芽床

当肉芽组织生长良好时，肉芽颗粒随时间增加而增多，形成鲜红色湿润有光泽的外表。肉芽组织可填补伤口的基底床，封闭伤口并作为上皮形成的“床”，若伤口内出现此类肉芽，称为“红色伤口”或“红色肉芽床”，提示愈合过程良好。

（三）修复期（上皮形成期）

伤口修复开始于伤后2～3周，可持续2年左右。伤口中的特殊细胞作用于肌弹性纤维使之收缩，从创缘内部拉紧伤口边缘使伤口缩小，肉芽组织所含血管和水分减少，逐渐变硬形成瘢痕。瘢痕持续修复、变软、变平和强度增加。上皮从创缘开始，通过有丝分裂和细胞移行形成新生上皮细胞覆盖伤口，标志着伤口愈合过程完成。

1. 伤口收缩

伤口收缩，使未被破坏的组织靠近，故“未完全修复”区域尽量缩小，伤口自发闭合。伤口收缩过程中，皮肤的可移动性起了很大作用。不同于之前所述，伤口收缩是胶原纤维的收缩而引起的，现在认为这一收缩只起了次要的作用。肉芽组织的成纤维细胞在伤口收缩中显得更为重要。当这些成纤维细胞的分泌活动结束后，一部分变成纤维细胞（静止状态的成纤维细胞），一部分变成肌成纤维细胞。肌成纤维细胞形态类似平滑肌细胞，含收缩性的肌动蛋白。肌成纤维细胞在收缩的同时拉紧胶原纤维。这使得瘢痕组织收缩，并共同牵拉伤口周围的皮肤组织。

2. 上皮形成

上皮形成是伤口愈合过程结束的标志。皮肤基底层有代谢活性的细胞具有无限的有丝分裂的潜能，表皮受损后，伤口区域缺乏大量产抑素细胞，使细胞“外抑素”水平明显下降，基底层细胞的有丝分裂活性升高，这一过程启动了填补缺损所需的细胞增生。为此，护理中需要注意再生上皮区需要采取保护性措施，防受压，防张力过大，防摩擦和浸渍。传统方法的缺点是粘贴用的胶带会致过敏或导致新的皮肤损伤。

四、伤口愈合的类型

不同性质、大小的伤口在组织完整性修复的过程中具有一定的规律性和普遍性，都是从创面止血到机体启动细胞免疫应答，进行炎症反应，清除入侵细胞和坏死组织，再到完成清创阶段，或者在清创后期与肉芽组织和上皮细胞爬行的再生重叠，最后完成组织的重建和修复。虽然伤口的愈合过程遵从以上生理规律，但不同类型伤口的愈合类型却存在差异。

（一）Ⅰ期愈合

伤口愈合是组织损伤越少，愈合越好。创缘整齐、无感染，经黏合或缝合后对合严密的伤口，机体灌注良好的区域，愈合最好。若伤口未发生感染，则伤口可达Ⅰ期愈合。Ⅰ期愈合常见于外科切开伤口或由锐器意外引起的伤口，由各种因素（如撕裂伤或爆炸伤）引起，组织缺损较少，呈不同类型，通过外科清创可创造Ⅰ期愈合的伤口条件。

（二）Ⅰ期延迟愈合

当有预期感染时，伤口Ⅰ期延迟愈合。这种情况下，伤口不能由缝线或创口贴闭合。为了观察感染的进程，伤口可被松松地充填并保持开放。若无感染发生，伤口可在第4～7天缝合，然后再做Ⅰ期愈合。若有明显感染，伤口归为Ⅱ期愈合，作为开放性伤口接受治疗。

（三）Ⅱ期愈合

Ⅱ期愈合又称间接愈合，见于缺损较大、创缘不整、无法整齐对合或伴有感染的伤口。这种伤口的炎症反应明显，必须控制感染、清除坏死组织后才能愈合。伤口若过大则要植皮（一般认为＞20cm）。伤口愈合时间较长，形成的瘢痕也大。

（四）伤口愈合再生

“再生”定义为：用其他等价的，并仅仅指那些保留了有丝分裂能力的细胞，作为受损细胞或组织的替代物。这些细胞包括上皮的基底层细胞。再生的组织很难与原始上皮区分。如果仅仅上皮受损，愈合是无痂的，该愈合过程与上皮再生的愈合期相对应。

五、影响伤口愈合的因素及并发症

人体伤口愈合能力具有很大的个体差异性。伤口愈合的快慢与好坏取决于患者的机体体质、病因以及特定的伤口环境等。

（一）全身因素

1. 年龄增长

衰老是引起创伤愈合障碍的主要因素之一。老年人各组织细胞本身的再生能力已显著减弱，加之血管老化导致血液供应减少，同时，随着年龄的增长，组织的成纤维细胞的细胞周期明显延长，致使愈合延迟，甚至不愈合，对伤口的机械性强化过程也变得迟缓。

2. 营养不良

伤口愈合不良如化脓、裂开等情况会发生在肥胖、营养不良以及消瘦的患者中，此外，也可见于有恶病质症状的恶性肿瘤患者。当各种营养物质如蛋白质、维生素、矿物质和必需的微量元素在特定的细胞过程中供应不足时，伤口愈合受阻。营养不良，有时可达恶病质的程度，常见于重病患者和老年人。它可由肿瘤、感染性疾病、器官疾病和严重疼痛等引起。

3. 血管功能不全

血管功能不全包括动脉功能不全及静脉功能不全两种形式。动脉功能不全时，局部组织没有足够血流供应导致缺血缺氧、伤口愈合延迟、不愈合；静脉功能不全时，下肢回流受阻、静脉压升高、水肿、纤维蛋白原渗出至局部组织，阻挡组织中氧气运输、营养交换、废物排出，影响伤口愈合。

4. 组织氧气灌流不足

组织的氧分压须≥32mmHg 才能维持细胞的再生、胶原蛋白的合成及白细胞的活性。

5. 药物

不同的药物对伤口愈合有不同的影响，特别是免疫抑制剂、细胞抑制剂、抗炎药物（主要为糖皮质激素）和抗凝剂等对伤口愈合有负面效应。

6. 吞噬作用和免疫应答

损伤发生 2～4 小时后，作为炎性反应的一部分，巨噬细胞开始内移，这些细胞具吞噬碎片、异物和微生物的能力。免疫应答在伤口愈合的过程中起着重要的作用。免疫系统缺陷和不足可致伤口愈合不良及感染敏感性增加。

7. 神经系统障碍

感觉系统受损患者无法保护伤口，可导致再损伤；活动受损，可导致血流缓慢；大小便失禁，可导致伤口污染，影响愈合。

8. 心理因素

焦虑、忧郁均可导致免疫力下降，影响伤口的愈合。

9. 凝血功能障碍

伤口出血时间延长，导致巨噬细胞、成纤维细胞等不能正常发挥作用，影响伤口愈合。

10. 新陈代谢疾病

糖尿病引起的动脉硬化可导致血液循环受损，同时周围神经病变可导致感觉缺失，而血糖过高可导致初期炎症反应受损，感染机会增加，影响伤口愈合。

11. 原发疾病

对伤口愈合有抑制作用的疾病，如肿瘤、自身免疫性疾病和感染等，使受累机体的免疫状态受损。延迟或异常的预期愈合，常见于结缔组织病（如类风湿性疾病）、代谢性疾病（如糖尿病）、血管疾病（如外周血管疾病、静脉功能不全等），特别是糖尿病和动/静脉性血管疾病，本身便归于溃疡的病因。

12. 术后并发症

大量的术后并发症对伤口愈合有直接影响：血栓形成和栓塞（可能由于纤维蛋白溶解活性的增加）、术后肺炎、术后腹膜炎、术后肠梗阻和术后血尿等。

13. 急性创伤的后果/休克

创伤会相应地伴有失血或大量液体丢失，如严重烧伤，可引起大量由介质诱导的反应，导致微循环的紊乱。

（二）局部因素

1. 感染与异物

所有伤口都存在被微生物污染的可能，少量的细菌活动于创面，伤口自身可直接清洁、去除，往往并不会影响伤口的愈合，但是当菌落数超过$10^5/cm^2$时，白细胞不能抑制大量细菌活动，中性粒细胞吞噬细菌后，释放蛋白酶和氧自由基破坏组织，导致胶原溶解大于沉积，渗出增加，局部张力增加，伤口裂开等不良预后。感染后渗出物很多，可增大伤口局部张力，导致伤口裂开甚至破裂（包括正在愈合及已缝合的伤口），尤其化脓菌产生的一些霉素及酶类可引起细胞坏死、胶原纤维和胶原溶解，从而加重组织损伤，妨碍愈合。

2. 伤口过分肿胀、干燥

伤口缝线或周围组织受压，血流受阻，营养物质及氧气不能输送到伤口组织，废物不能排出；伤口过于干燥，表皮移行困难，同时缺乏促进血管及表皮生长的生长因子及蛋白溶解酶，会影响伤口愈合。

3. 局部血液循环不良

伤口组织的氧分压足够大时，机体才能维持白细胞杀死细菌的能力和维持成纤维细胞的增生及胶原蛋白的合成。良好的局部血液循环既可保证所需的营养和氧气，也有利于坏死物质的吸收、运输和控制局部感染；反之，则影响组织细胞再生修复，延滞愈合，可见于下肢静脉曲张或动脉粥样硬化的患者。尤其当组织血液循环发生障碍时，其较低的氧分压还容易促进厌氧菌（如梭形芽孢杆菌）生长，可致气性坏疽、破伤风的发生。

4. 神经受损

自主神经受损时可致局部血液供应发生障碍，影响组织细胞再生。麻风性皮肤溃疡长期不愈，即由神经受累所致。

5. 照射

多种照射（包括X线、α线、β线、电子束等）均能直接造成难愈合性皮肤溃疡，复合照射时也可妨碍其他原因引起的创面愈合，因射线能损伤小血管，抑制成纤维细胞增生和胶原蛋白的合成分泌，并直接损伤各类细胞，最终阻止瘢痕形成。

6. 无效的血纤维蛋白分解

如果血纤维蛋白没有被分解而覆盖在伤口上，会阻碍伤口氧气、营养物质的输送和废物的排出。

7. 局部药物的使用

伤口床使用消毒剂会伤害肉芽组织，降低白细胞的活性。不建议局部使用抗生素，以免造成耐药性，影响伤口愈合。

（三）并发症

局部皮肤状况也可引起愈合障碍，导致多种并发症的发生。

1. 伤口破裂

伤口破裂指正在愈合的伤口或原来已经外科手术缝合的伤口重新裂开，多见于衰老患者或伤口感染患者，可致使愈合延迟。易感因素包括缝合部位出血、拆线过早、营养不良、凝血因子缺乏、肥胖症、消耗性肿瘤、术后咳嗽或糖尿病等。此外，细胞抑制剂、皮质激素或抗生素的应用均可增加伤口破裂的风险。

2. 肉芽肿形成

肉芽肿形成指伤口有不能被吸收的异物或坏死脂肪组织周围形成异物性肉芽肿或噬脂细胞肉芽肿，可致使一些患者的创伤愈合延缓。

3. 外伤性表皮样囊肿

外伤性表皮样囊肿指在创伤过程中，皮肤表皮的部分生发层（如基底层细胞、深部棘细胞）被损伤带入创伤的深部，在此继续生长而成为能产生角质的囊肿，并可导致慢性肉芽肿性炎症，妨碍伤口的愈合。

4. 赘肉

赘肉指创伤愈合过程中，肉芽组织过度生长所形成的瘤样赘生物，多见于皮肤（末梢血管扩张性肉芽肿）和牙龈（肉芽肿性牙龈瘤）。

5. 浆液瘤形成

浆液瘤形成指在创伤区组织内有较大的空腔，此腔隙内被血液、血清和淋巴所充满形成“囊肿”。

6. 瘢痕疙瘩形成

瘢痕疙瘩形成指在创伤愈合过程中出现的过度瘢痕形成。

(1) 增生性瘢痕（肥厚性瘢痕）。

增生性瘢痕（肥厚性瘢痕）指增生过度的瘢痕形成，仅局限于创伤的局部，在这种情况下，胶原的交联过程发生障碍，只有少部分胶原纤维聚成纤维束。有一部分人易于形成过度瘢痕组织，可能是胶原形成和交联的紊乱引起。术后不久，增生性瘢痕开始形成，常局限于伤口部位，并有自然消退的倾向。

伤口区域的皮肤皱褶，也参与增生性瘢痕的形成。若切口与兰格氏线（Langer's line）垂直相交，会出现增生性瘢痕。对于肌肉活动剧烈，且张力纵向作用于瘢痕的部位，上述情况的出现显得特别重要。结果可能不仅仅是美容失败，瘢痕收缩的增强还会限制关节的活动。当烧伤以该方式进行愈合时，需使用定制的弹力股（压力衣），通过压迫来防止瘢痕增生。

(2) 瘢痕疙瘩。

瘢痕疙瘩指增生过度的瘢痕形成超出创伤区并向周围皮肤扩展。瘢痕疙瘩与增生性瘢痕起初难以区分。瘢痕疙瘩也是富含纤维的瘢痕生长，切除后有复发倾向。它的结构，包括埋在基质中的厚玻璃样或透明纤维束，是与增生性瘢痕相区别的主要依据。即使最小的切口也可能引起瘢痕疙瘩，瘢痕疙瘩的发展与肌肉活动无关，且很少经关节。与增生性瘢痕不同，瘢痕疙瘩形成时，通常越过伤口边缘且无任何回缩趋势。外科修整常使情况更加恶化。

六、伤口微生物学

所有伤口都会被微生物污染，特别是开放性伤口，但这并不影响伤口的愈合。当伤口的菌落数大于 $10^5/cm^2$，机体产生的白细胞不能抑制大量细菌活动时，该伤口就成为感染伤口，伤口局部就会有红、肿、热、痛和脓性分泌物或渗出物，伤口有异味出现，伤口体温和中性粒细胞水平升高。

（一）伤口感染定义

广义的伤口感染是指包括重度沾染伤口和感染伤口在内的所有伤口发生感染，感染率一般为10%～20%。伤口感染是伤口愈合过程中严重的干扰因素，由侵入伤口的不同微生物引起，这些微生物会增殖并产生有害的毒性物质。感染通常是局限性的，但严重时可导致组织受损，从而阻碍伤口愈合。

（二）引起伤口感染的微生物

引起伤口感染的微生物可以是病毒、真菌和细菌，其中以细菌感染最为多见，常见的有金黄色葡萄球菌、大肠杆菌、链球菌、变形杆菌、厌氧菌、绿脓杆菌、凝固酶阴性葡萄球菌等，新近在伤口培养中还发现窄食嗜麦芽杆菌、嗜血杆菌和多在肺部发现的克雷伯菌。感染是受许多易感因素影响的复杂过程。侵入微生物的类型、致病性、毒力和数量是感染最重要的始动因素。年龄、遗传和伤口情况（污染程度、受损组织范围和灌注的好坏）也是重要的易感因素。局部防御机制形成的快慢及有效性视伤口条件的不同而异。

（三）伤口中细菌的来源

细菌仅在其具有潜在的致病性时才被称为伤口感染的病原体。当细菌侵入伤口时，可能已具有高度的致病性。有一类致病菌株是兼性的，即具有部分致病性。

1. 外源性感染

来源于宿主体外的细菌感染称为外源性感染，如创伤过程中导致的污染。

2. 医源性感染

与医疗行为相关的伤口感染称为医源性感染，如医务人员的手和医疗器材等导致的感染。

3. 内源性感染

正常菌群的寄居部位改变，如口咽部、会阴部、皮肤表面、肠道等，一旦穿透入或移行至伤口即具有致病性，可引起伤口感染。

七、伤口床准备的理论及技巧

在慢性伤口的愈合过程中，需要人为地使用一些治疗手段，以达到加速愈合或为下一步手术治疗做好准备的目的，由此所做的伤口管理措施称为伤口床准备。完整的伤口床准备包括清创、抗感染、渗液管理、矫正细胞功能四大方面，即伤口床准备的 TIME 原则。欧洲伤口协会提出的 TIME 原则，在伤口的管理中为下一步深入治疗提供了帮助，有效地加快了伤口愈合的进程和减少了愈合时间，目前已经广泛应用于国内伤口治疗的“伤口床准备”中。

伤口床准备的 TIME 原则：Tissue，清除坏死组织；Infection，控制感染；Moisture，保持创面湿度平衡；Edge，矫正细胞功能。

（一）Tissue：清除坏死组织

清创方法取决于伤口的特点，包括疼痛程度、有无感染、渗出量的多少、累及的组织、治疗要求的速度、患者的个人意愿、现有可用的资源。临床多采用联合清创方法。

1. 高渗透性清创

高渗透性清创使用高渗盐水或高渗性敷料，吸收细菌所需水分，吸附坏死组织，并可促进营养运输至伤口。

2. 机械性清创

机械性清创包括机械性洗刷、高压性冲洗、由湿到干的敷料应用三种方式。

3. 自溶性清创

自溶性清创利用自身的酶将坏死组织溶解，清创过程无痛，一般用于非感染性坏死或腐肉。

4. 酶清创

酶清创是运用一些无毒性、无刺激的酶将纤维素溶解，但不会伤害健康组织，以达到清创的作用。由于酶在干性环境中不能发挥作用，故不适用于干燥伤口。

5. 生物性清创

生物性清创利用特殊培植的蛆虫，将坏死组织及病原菌消化，具有高选择性、对健康组织无害的特点。

6. 外科清创

外科清创是用尖锐物品切除坏死组织，同时可能有正常组织的损伤，一般由有经验的外科医生或取得相应资质的治疗师来进行。保守的外科清创指只去除坏死组织而不对正常组织造成伤害，可酌情采用。

（二）Infection：控制感染

伤口床上并不需要完全无菌状态，适量细菌有利于伤口愈合。根据细菌的数量和活动情况可以将伤口污染情况分为以下四类：

1. 污染

伤口仅存在极少量的细菌，但没有复制，并不阻碍愈合。

2. 定植

细菌存在于伤口，有复制，未引起伤口的延迟愈合，没有对伤口造成细胞损害。

3. 严重定植

微生物对细胞损害增加，引起机体局部的免疫反应，但没有全身反应。

4. 感染

感染是指细菌大量复制，引起机体全身和局部的免疫反应。不是所有慢性伤口均是感染伤口，感染伤口有严格的判断标准。其局部判断标准为：组织塌陷、红肿加重、分泌物增多、渗出液颜色改变、气味改变、疼痛、肉芽脆弱，必要时可做细菌培养。全身治疗只有在出现临床感染征象时才进行。治疗前必须进行细菌培养，骨骼、肌腱暴露的伤口，建议预防性行全身抗感染治疗。有动物试验显示，提升氧浓度可与注射抗生素效果等同，因此高压氧治疗作为慢性伤口的辅助治疗手段逐渐被接受认可。另外，吸烟可导致 6 倍以上的感染机会，需引起重视。

随着机体防御机制的加强，感染的危险性逐渐减低。血液供应良好的肉芽组织具有一定的抗病原体的能力。陈旧的慢性伤口发生感染的机会因人而异，但只要伤口未闭，感染的危险就始终存在。

（三）Moisture：保持创面湿度平衡

创面过湿或过干都不利于伤口愈合。创面过干，会影响伤口床细胞的增生和生长因子的作用；创面过湿，可导致蛋白流失，破坏伤口周围皮肤，使之成为细菌生长的良好培养基。维持湿度平衡非常重要。局部处理上，创面过干时，可选用水凝胶、水胶体敷料、海膜敷料；创面过湿时，可使用吸收力强的敷料，如落酸盐敷料、泡沫敷料，也可加压包扎或抬高患肢，必要时使用负压疗。辅助全身治疗包括控制感染、控制水肿等。

（四）Edge：矫正细胞功能

慢性伤口内的细胞存在老化现象，炎症反应时间过长影响伤口愈合，成纤维细胞和角质细胞的正常程序化凋亡受到抑制导致表皮移行障碍，需要采用一些手段来矫正。常用治疗手段包括超声波、电刺激、高压氧疗、远红外线、生长因子等，可根据具体情况选择相应治疗方案。

八、伤口感染的临床表现

（一）局部症状

伤口局部红、肿、热、痛，可有脓性分泌物或渗出物，有异味出现，可能有窦道或瘘管形成，伤口生长静止。伤口散发出恶臭往往是伤口感染的第一指征。

（二）全身症状

可以有发热，体温超过38℃，乏力，酸痛，寒战，淋巴结肿大。

（三）实验室检查

白细胞数可以超过10^5/ml。取分泌物或组织深部液体可培养出细菌。

（四）特殊人群

老年人、免疫反应低者、全身激素治疗者、白细胞减少者常不能显示正常的炎症反应。

九、伤口的测量及培养

（一）伤口的测量

伤口的测量内容包括伤口的大小、深度、有无潜行或窦道，以及测量的正确方法等，是伤口评估的重要步骤之一。

1. 伤口大小的测量

由于伤口有规则和不规则之分，因此在进行测量时应该有固定的测量参考标准。因此，不管伤口在身体的哪个部位，伤口的长度应该沿着身体纵轴方向进行测量，宽度沿着与身体纵轴方向垂直的方向测量。对于不规则伤口，可以根据伤口的情况测量不同的长度和宽度。

2. 伤口深度的测量

伤口深度是以伤口的最深部为底部，垂直于皮肤表面的深度。伤口深度测量的具体步骤是将无菌棉签垂直于伤口表面放入伤口的最深处，令镊子平齐于伤口表面，测量棉签头到镊子的长度。

（1）窦道：异常脓肿通道或脓肿腔导致的通道和盲端。

（2）瘘管：两个凹陷上皮组织之间的异常连接。

（3）潜行：伤口边缘与伤口床之间的袋状空穴，即存在无法从伤口表面看到的深部被破坏的组织，通常在表面可见到边缘内卷，周围组织有炎症反应。

3. 伤口的测量工具

临床上常用的伤口测量工具包括无菌棉签、伤口尺、手套、手电筒、照相机、数字化疼痛评估表等。

4. 伤口的面积评估

(1) 二维面积的评估。

对于表浅的伤口，采用测量尺进行二维面积评估，即测量伤口的长和宽。

(2) 三维面积评估。

用探针测量伤口的深度和坑洞的长和宽，其方向用时钟描述。对于结痂的伤口，必须先去除痂以后才能测得。

(二) 伤口的培养

应从清洁、表面健康的组织上取样，而不能从脱落、焦痂或坏死物上取样。

(1) 用无菌生理盐水清洁伤口。

(2) 生理盐水湿润取样。

(3) 旋转取样器培养整个伤口表面。

(4) 加压产生组织液。

(5) 将取样器尖端置入无菌容器。

十、慢性伤口的治疗原则

在任何时候急性伤口都可能发展为慢性伤口。外科感染是外科伤口变成慢性伤口的最主要原因。从发病人群看，慢性伤口多见于老年人。随着人类年龄结构的改变，老年人比例的逐步增加，导致慢性伤口比例明显增加。

因目前对复杂的细胞调控机制尚未充分了解，慢性伤口的治疗仍比较困难。目前对伤口愈合不良的病理生理学的认知，有助于慢性伤口的治疗，且一系列影响伤口愈合的内源性和外源性干扰因子已被界定，通过正确的治疗可被消除或代偿。

(一) 一般治疗原则

尽管慢性伤口各有其不同的形态，但其转化为慢性病变的病理生理学机制却十分相似。所有的基底血管损伤，尽管起源不同，最终都会引起皮肤组织营养不良，缺血缺氧加剧，最终导致细胞死亡（坏死）。细胞修复需在皮肤受损的区域开始进行。所以愈合刚开始时，通常不能保证“适当的细胞出现在适当的时间，并从事相对应的工作”，只有相关细胞按适当顺序出现时，伤口的良好愈合才成为可能。

（二）慢性创伤后创面治疗原则

慢性创伤后创面是损伤后早期治疗不充分，或早期治疗中出现并发症而之后的治疗中也未得到纠正而引起的。常见原因有软组织挫伤、脱套伤、皮肤坏死、骨炎、移植物感染、关节成形术感染、关节感染、深部软组织感染等，通常是由于低估了原发伤下的软组织损伤。在原发伤中，复合性骨折最难治疗。污染常引起软组织和骨骼的严重感染。当有感染风险时，易有溃疡形成，故在此情况下需对软组织进行治疗。

所有慢性创伤后创面的治疗措施的实施目的都是稳定软组织表面。第一步是清创，清除所有坏死区域并注意有无感染。有时要可能考虑到肌腱、筋膜，甚至神经和血管的情况，需建立可覆盖缺损、无坏死、无持续感染和感染扩散的软组织环境。

清创术必须包括随后的重建过程。首次清创术后 2 天，再次观察创面后，可做决定性的伤口闭合。从单纯断层皮片移植到显微外科游离皮瓣转位，整形重建方式可用于软组织的覆盖。皮肤的移植，总是需要在有功能结构覆盖的肉芽表面以及无机械张力的区域进行。

第四节　慢性病门诊各类造口的护理工作管理

一、胃造口的门诊护理

胃造口是在腹壁上做一永久性或暂时性的开口，以便直接进入胃内，其可用来喂食，供给营养，必要时也可用于胃肠减压。胃造口可以通过传统的剖腹手术方法实施，也可经皮内镜下实施，或施行 X 线下经皮穿刺胃造口术及腹腔镜胃造口术。近年来，经皮内镜下胃造口术（PEG）已成为需长期行肠内营养的首选途径。口腔、咽喉部、食管及贲门部病变，不能经口腔进食，或吞咽困难及脑神经病变，不能经口腔进食，均为胃造口的适应证。胃造口的导管可选用 Foley 导管、蕈状导管及普通硅胶管等。

（一）护理的关键点

1. 收集病史

门诊护士需要了解胃造口患者的原发疾病，胃造口的原因、主要用途，手术日期，手术方式，造口性质及所选择导管的种类。

2. 临床观察

针对胃造口患者，门诊护士应重点观察以下几个方面：

（1）胃造口有无渗漏及其原因。

（2）造口周围皮肤有无红肿、糜烂等情况发生。

（3）胃造口有无肉芽组织的增生及其原因。

（4）导管的固定情况，有无脱出或回缩及其原因。

（5）导管有无堵塞及其原因。

（6）有无发生误吸和吸入性肺炎的情况。

（7）营养液灌注后有无腹泻、便秘等胃肠道反应。

（8）有无口腔炎症的发生。

（9）有无水电解质平衡失调。

（10）营养状况和水分，判断喂饲的效果。

3. 心理社会支持

门诊护士应该了解患者及家属是否接受胃造口，对灌食和营养方面的知识和技术的掌握情况，并根据患者的情况给予个性化的指导。

（二）健康教育

门诊护士应对胃造口患者进行以下重点护理和宣教。

（1）注意胃造口周围皮肤的保护，防止胃液的浸蚀。

发现胃造口有漏液现象时，要及时更换敷料。灌食完毕用温水或生理盐水清洗造口周围皮肤，抹干，喷无痛保护膜。造瘘管放久会造成胃液或食物外漏，四周皮肤发红、糜烂，瘘管形成，故要经常检视胃造口周围皮肤，若胃造口周围皮肤发红，每日可用温水或生理盐水清洁皮肤，涂上氧化锌软膏或喷无痛保护膜；若胃造口周围皮肤发生糜烂，用生理盐水清洁皮肤后，外撒皮肤保护粉，或用水胶体敷料；若胃造口周围渗液较多或有瘘管形成，可用海绵或藻酸盐敷料，必要时上造口袋以收集渗出液，有利于胃造口周围皮肤的保护。胃造口周围皮肤有肉芽组织增生时，换药最好选择湿性愈合敷料，必要时可用硝酸银烧灼肉芽。根据造瘘管的性质决定换管时间，进口的 Foley 导管：3 个月更换一次，每隔 7～10 天抽出气囊内的水，再注水 15ml；一般的 Foley 导管：14 天更换一次。有些导管可以放置 1～2 年。

（2）确保导管的固定，避免脱出或回缩。

导管固定不牢或长期置管、固定导管的缝线松脱及患者神志不清、躁动不安均可使导管脱出，一旦发生不仅会使肠内营养不能进行，而且在造口置管的患者有出现腹膜炎的可能。因此，置管后应牢固固定导管，加强护理与观察，严防导管脱出、回缩。

（3）保持导管通畅，避免导管堵塞。

①导管堵塞的最常见原因：膳食残渣和粉碎不全的药片碎片黏附于管壁内，或是药物膳食不相溶造成混合液凝固。发生堵塞后可用温水、胰酶等冲洗，必要时可用导丝疏通管腔。

②导管堵塞的预防：选用的食物必须无渣，药物也应研碎，注意配伍禁忌。每次注完食物后，应注入温开水 20～30ml，连续输注者也应每 3～4 小时注入温开水 20～30ml，以保持导管的通畅。注水后，夹紧营养管近皮肤端，防止胃内容物倒流，同时可保持清洁，防止细菌污染繁殖。餐与餐之间注水 100ml。

（4）协助患者采取坐卧方式进行灌食，避免发生误吸及吸入性肺炎。

吸入性肺炎是胃肠内营养一种常见且严重的并发症，死亡率很高。误吸最容易发生在胃内喂养者，误吸一旦发生，对支气管黏膜及肺组织将产生严重损害。有研究发现，误吸数秒钟内部分肺组织即可膨胀不全，数分钟内整个肺可膨胀不全，几个小时后可发现气管上皮细胞退行性变，支气管、肺组织水肿、出血及白细胞浸润，严重者气管黏膜脱落。误吸及吸入性肺炎发生后应立即进行处理，原则如下：①立即停用肠内营养，并尽量吸尽胃内容物，改行肠外营养。②立即吸出气管内的液体或食物颗粒。③积极治疗肺水肿。④应用有效的抗生素防治感染。

为了预防吸入性肺炎的发生，胃内喂养时应注意以下几点：①在灌注营养液时及灌注后 1 小时患者的床头应抬高 30°～45°。②尽量采用间歇性或连续性灌注而不用一次性灌注。③定时检查胃残液量。④对胃蠕动功能不佳等误吸发生高危者，应采用空肠造口行肠内营养。

（5）及时处理胃肠道反应。

①恶心、呕吐、腹胀：肠内营养者中有10%～20%可发生恶心、呕吐、腹胀，主要是由于输注速度过快、乳糖不耐受、膳食有怪味、脂肪含量过多等。处理时可针对病因采取相应措施，如减慢滴速、加入调味剂或更改膳食品种。

②腹泻：腹泻是肠内营养最常见的并发症，常见原因有：同时应用某些治疗性药物；低蛋白血症和营养不良，使小肠吸收力下降；乳糖酶缺乏者应用含乳糖的肠内营养膳食；肠腔内脂肪酶缺乏，发生脂肪吸收障碍；应用高渗性膳食；细菌污染膳食；营养液温度过低及输注速度过快。

一旦发生腹泻，应首先查明病因，去除病因后症状多能改善，必要时可对症给予收敛剂和止泻剂。预防腹泻发生应从以上病因入手采取相应措施。

③肠坏死：该并发症罕见但死亡率极高，起病时间多在喂养开始后3～15天。患者无机械性梗阻和肠系膜血管栓塞，主要与输入高渗性营养液和肠道细菌过度生长引起腹胀，导致肠管缺血有关，一旦怀疑有该并发症出现，应立即停止营养液输入，改行肠外营养，同时行氢离子呼出试验、营养液细菌培养，以尽早明确原因进行处理，防止肠坏死发生。

④肠黏膜萎缩：尤其是应用要素膳者。在肠内营养的同时，应用谷氨酰胺、铃蟾肽、神经降压素及生长激素可预防黏膜萎缩。

（6）肠内营养的治疗原则。

坚持从少至多，从淡至浓，循序渐进，均匀输入的原则，防止因过快、过浓、过多输入而造成消化不良。

（7）注意饮食温度适宜，每次灌食量不超过350ml，了解有无腹痛、腹胀、腹泻等不适，如出现胃肠道功能不良，应停止灌食，立即就医。

二、肠造口的门诊护理

造口是外科手术创建的开口，为治疗疾病需要，将肠道一部分外置于腹部表面，以排泄粪便，就是肠造口，俗称“人工肛门”。造口术是外科常见的手术之一，在肠道肿瘤治疗中有着无可替代的作用。

做了肠造口的患者需要使用袋装系统。袋装系统由粘在造口周围的粘合剂、坚固的皮肤屏障和防臭袋组成，可收集粪便或尿液。做了肠造口的患者在日常生活中将面临很多困难，如形体变化、自尊受损、生活压力增加。因此肠造口的护理非常重要。

（一）术前造口定位

肠造口术前应针对手术情况、腹部肌肉和皮肤状况进行评估，然后进行合适的定位。造口定位应遵循以下原则：

（1）患者自己能看清楚造口位置。

（2）在左腹直肌脐旁处。

（3）脐上：适合坐轮椅式结肠造口的患者。

（4）造口部位应利于佩戴造口器材，应避开瘢痕、皮肤凹陷、皱褶、腰带及骨骼隆起处。

（5）患者在平卧位、站位、坐位、弯腰位等姿势位时都能看到造口部位。

（二）肠造口的常见并发症

1. 造口肠管坏死

造口肠管坏死常发生在术后24～48小时，是由于损伤结肠边缘动脉，术中牵拉张力过大，扭曲及压迫肠系膜血管导致供血不足。在术中注意保护肠壁血管，腹壁切口不宜过小，及时处理急性造口脱垂等可预防造口肠管的坏死。

2. 造口出血

造口出血通常发生在术后48小时。使用造口袋不当，清洗造口时摩擦造成渗血是造口出血的主要原因。可用软布清洗造口，出血严重时可拆去出血部位的缝线予结扎止血。

3. 造口狭窄

造口狭窄主要是腹壁孔太小，或部分筋膜未切除，或游离结肠不够而回缩造成的。术中应注意主张肠造口时将肠壁全层与皮肤Ⅰ期缝合，防止伤口感染后形成瘢痕，手术后1周开始以指扩张造口。

4. 造口内疝

造口内疝是腹壁切口过大，肠壁与腹壁的间隙太大，腹壁薄弱、腹压增大所致。手术应严密缝合肠壁与腹壁的间隙，防止手术后肠胀气和感染。

5. 造口周围皮炎

造口周围皮炎是由于初期粪便稀薄，肛门袋胶圈与造口肠管基底包绕的凡士林油纱布接触松脱，粪液长期接触周围皮肤导致红斑与糜烂，或者是对造口袋过敏。造口位置应选择非皮肤皱褶处，要加强皮肤护理，及时更换造口袋。

（三）肠造口护理

肠黏膜再生能力强，分泌物多，正常肠黏膜是鲜红色，布满毛细血管。如果肠黏膜为淡红色发亮，则说明存在黏膜水肿，可用50%硫酸镁溶液或甘油湿敷。对于感染造成的皮炎，可用敏感抗生素；对于排泄物污染引起的皮炎，保持造口清洁，及时更换造口袋，可选用保护皮肤的药物，如氧化锌软膏；对于造口袋摩擦和黏胶刺激所致皮炎，应选用对皮肤无刺激、无过敏、合适的造口袋。造口袋是直接贴在腹部造口皮肤上收集粪便的，当其满 1/3～1/2 时应及时更换。自然排便法适用于各类造口者，不需节食。

扩张肠造口是指为防止造口瘢痕挛缩和造口狭窄影响排便，术后定时进行扩张造口。结肠造口术后，一般在 7～10 天切口愈合良好后即可扩张造口，由医生、护士、家属或患者戴上干净的手套或指套，涂上液状石蜡或食用麻油，将手指轻轻插入造口 2～3cm 停留 2 分钟左右，如插入困难，不能强行插入，应循序渐进。术后 3 个月内，每天扩张造口 1 次或 2 次，3 个月后每周扩张造口 1 次。

1. 护理的关键点

(1) 收集病史：门诊护士需要了解肠造口患者的原发疾病，肠造口的原因、主要用途，手术日期，手术方式，造瘘袋的型号。

(2) 临床观察：针对肠造口患者，门诊护士应重点观察以下几方面：①肠造口周围皮肤有无红肿、糜烂等情况发生。②肠造口表面有无出血。③肠造口周围皮肤有无鼓起。④造口袋的使用情况。⑤有无水、电解质平衡失调情况的发生。⑥患者营养状况的监测。

(3) 心理社会支持：门诊护士应该了解患者及家属是否掌握了肠造口的相关知识，对造口袋更换和营养方面的知识和技术的掌握情况，并根据患者的情况给予个性化的指导和支持。

2. 健康宣传教育

(1) 门诊护士应对肠造口患者进行以下内容的重点护理和宣传教育。

清洗造口及周围皮肤，用纱布、湿纸巾、棉球均可，蘸取温水进行擦拭，由内向外擦，再彻底擦干。不需要用碱性肥皂或任何消毒剂，它们会使皮肤干燥，容易造成损伤，而且会影响粘胶的粘贴力。

(2) 造口周围皮肤红肿的原因及护理措施。

①大便长时间浸渍，刺激皮肤引起刺激性皮炎，又称粪水性皮炎。在粘贴造口袋时，底盘裁剪一定要大小合适。裁剪过大，造口与底盘之间会存留粪便，对皮肤造成刺激；裁剪过小，会摩擦肠黏膜甚至引起出血。最佳裁剪尺寸是底盘比造口大1~2毫米即可。②频繁更换造口袋，或强行剥离造口袋。应动作轻柔，慢慢剥离粘胶，避免频繁更换造口袋。一般两件式造口袋底盘使用时间为5~7天，一件式使用时间为1~3天。③造口周围体毛过密，或多汗造成毛囊炎或湿疹。应在粘贴之前将体毛剔除。④皮肤对粘胶成分过敏，造成过敏性皮炎。可选用抗过敏药膏涂抹，同时更换造口袋种类或使用皮肤保护膜，但要注意在粘贴新的造口袋之前要将抗过敏药膏擦干净，否则会影响造口袋的粘贴。

(3) 造口表面出血的原因及护理措施。

造口黏膜有丰富的毛细血管，在更换造口袋或清洁造口时，有时会使血管受损造成少量渗血，此时只需要用清洁纸巾或棉球稍加压迫止血即可。但若渗血不断或颜色不正常，或有血从造口内部流出，则应求助医生或至造口门诊咨询。

(4) 造口周围皮肤鼓起的原因及护理措施。

造口术后，腹部肌肉薄弱或持续性腹压增加可能会导致造口部位的腹部膨出，称为造口疝。发生轻度造口疝时，可使用两件式造口袋并配合腹带，缓解腹部压力。发生重度造口疝时，可选用一件式造口袋，以增加粘胶的牢固性。同时请咨询造口门诊或手术医生。在日常生活中要避免使腹压增加的动作，如提重物、持续性咳嗽等。

(5) 正确选择适合自己的造口袋。

目前，市场上出售的造口袋总的来说分为两大类——一件式造口袋和两件式造口袋。一件式造口袋的袋体和底盘粘连在一起，不可分离，底盘薄、柔软，与皮肤的相容性和顺应性强，适合造口水肿及术后早期的患者使用。两件式造口袋的袋体和底盘可以分离，底盘粘贴于腹壁后再套上造口袋，可随意变换造口袋袋口的方向，且造口袋可随时撤下进行清洗和更换，可重复使用。患者可以根据自己的皮肤情况、经济情况、生活环境、使用是否方便等综合考虑，选择一款适合自己的造口袋。造口袋的保存以室内保存为宜，避免阳光直射。

（6）人工扩肛。

术后 3 月到半年，人工扩肛可防止造口狭窄。患者或家属等戴上手套或指套，涂上液状石蜡或食用麻油，轻柔并缓慢伸入人工肛门内，在狭窄处轻轻转动手指，停留 2 分钟左右后退出，造口扩张时，动作要轻柔，手指插入造口不宜过深。手指扩张时可依次从小指、食指、中指进行，也可以使用专用扩肛器械。

（7）穿衣注意事项。

造口患者的衣物无需特殊制作，原则上选取宽松、柔软、舒适的衣服穿着即可。如果裤带压迫到造口，建议穿宽松的背带裤。应注意衣物的透气性，以免出汗过多导致造口袋粘贴不牢。

（8）饮食注意事项。

注意均衡饮食，少食多餐，防止暴饮暴食。同时注意以下几点：①进食速度不宜过快，进食过程细嚼慢咽。②少食产气食物及饮料，如豆类、洋葱、碳酸类饮料等。③少食易产生异味的食物，如洋葱、大蒜、韭菜等。④少食易产生便秘或者腹泻的食物，如坚果类、生冷辛辣刺激类食物等。⑤适量进食粗纤维食物，如杂粮玉米、荞麦等。⑥多饮水，进食适量水果及新鲜蔬菜。

（9）工作、运动及洗澡注意事项。

患者出院后可参与工作并进行适量的体育锻炼，不选择剧烈的、增加腹压的运动，可酌情选择如慢骑自行车、慢跑、太极拳、游泳等体育活动，以减少造口旁疝的发生。游泳时，可使用造口栓或迷你造口袋。造口患者在伤口愈合后即可洗澡，造口黏膜不“怕”水，但最好选择淋浴，避免盆浴，且淋浴时应避免强水流直接冲击造口，也不要用力擦洗。建议在临近造口更换时间时进行洗浴，洗浴结束后再更换造口袋，以保证舒适性及安全性。

（10）外出及旅游注意事项。

旅游线路由近至远，由易到难，逐步增加旅游自信心；牢记要随身携带足够数量的造口产品并自备一瓶水，以备更换造口袋；随身备有常用止泻药，了解旅游地点造口门诊及相关部门的联系方式，如果出现问题，要及时寻求帮助。

三、膀胱造口的门诊护理

膀胱造瘘管主要用于需要长期留置导尿的患者，膀胱造瘘管相对于留置导尿管，更有利于降低尿道感染的发生率，减少尿道括约肌损伤，并有助于观察自主排尿情况，适用于老年前列腺炎、尿道肿瘤、良性前列腺增生致全身情况差不适合手术治疗及神经源性膀胱所致的尿液排空障碍引起尿潴留的患者。该手术后戴管时间长，居家护理尤为重要。

（一）护理的关键点

1. 收集病史

门诊护士需要了解膀胱造瘘患者的原发疾病，膀胱造瘘的原因、主要用途，手术日期，手术方式，造瘘管的型号。

2. 临床观察

针对膀胱造瘘患者，门诊护士应重点观察以下几个方面：

（1）造瘘口周围皮肤有无红肿、糜烂等情况发生。

（2）造瘘管是否通畅。

（3）造瘘管是否固定妥当。

（4）患者营养状况的监测。

3. 心理社会支持

门诊护士应该了解患者及家属是否掌握膀胱造瘘的相关知识，对造瘘管更换和营养方面的知识和技术的掌握情况，并根据患者的情况给予个性化的指导和支持。

（二）健康宣传教育

门诊护士应对膀胱造瘘患者进行以下内容的重点护理和宣传教育。

1. 保持造瘘口清洁干燥

及时清理造瘘口的分泌物，每日用碘伏棉球消毒造瘘口并清除分泌物，每日2次，消毒面积以造瘘口为圆心自内向外15cm，观察造瘘口有无红肿，出现红肿时给予莫匹罗星软膏（百多邦）涂抹，及时更换敷料。用防水贴膜覆盖置管处后可淋浴。

2. 保持造瘘管引流通畅

一般在术后6～8周，当皮肤形成窦道后首次更换造瘘管，观察有无出血及弯曲，防止尿液引流不畅导致尿潴留。造瘘管一般6～8周更换1次。更换周期过长，造瘘管前端尿碱易形成结石，影响尿液引流，增加更换造瘘管难度；更换周期过短，则会给患者带来经济负担。引流袋位置低于造瘘口10cm左右，每周更换1或2次，若被污染，要及时更换，更换时要排空引流袋。

3. 妥善固定导管

将裤子外侧缝（左右可取决于个人习惯）膝部以上到裤腰拆开，并加一粘扣（也可使用拉链或系带），在裤腰以下约40cm处，将备好的布料缝制成高约30cm、宽约15cm的（略大于引流袋）口袋，用于存放尿袋。患者可穿着改制好的裤子，将膀胱造瘘管自然下行至侧缝粘扣处引出，合上粘扣，置尿袋于口袋中。需清洗护理尿道口或更换尿袋时，将粘扣打开至可操作范围即可。该方法操作简单，造价低廉，合理隐藏，可减少意外损伤。引流管的位置始终处于尿道口水平以下，引流通畅，不存在逆流。此外，衣服应以宽松柔软、舒适为主，勿使引流管受压。

4. 预防并发症

泌尿系感染是耻骨上膀胱造瘘术最易发生的并发症。患者及家属应学会观察尿液的颜色、气味、性状，若尿液出现浑浊、絮状物，且有坏死脱落物质，提示有感染，需给予膀胱冲洗，可使用生理盐水，每天2次，直至尿液黄色澄清为止，必要时可给予1∶5000呋喃西林冲洗，若浑浊尿液经冲洗后效果不明显，或造瘘管内颜色变深变红，应立即到医院就诊。

5. 饮食护理

鼓励患者进食清淡、粗纤维、易消化饮食，预防便秘，必要时可给予通便药物治疗，避免用力排便，腹压过高时易引起伤口渗血和瘘管脱出。多食富含蛋白质与维生素的食物，有利于提高机体抵抗力，同时少食动物内脏等含嘌呤高的食物，避免结石形成堵塞瘘管。每日饮水量约2500ml，睡前、夜间要适量饮水，使饮水量分配均匀，起到稀释尿液、冲洗尿路作用。

四、PTCD管的门诊护理

PTCD即经皮肝穿刺胆道引流术，是在X线或B超引导下，利用特制穿刺针经皮穿入肝内胆管，再将造影剂直接注入胆道而使肝内外胆管迅速显影（PTC），同时通过造影管进行胆道引流。PTCD管多见于胆管、胰腺、胆囊、肝脏等的肿瘤患者，良性肿瘤和严重的结石梗阻患者等。

（一）护理的关键点

1. 收集病史

门诊护士需要了解PTCD管患者的原发疾病、PTCD管的主要用途、手术日期、手术方式、PTCD管的型号。

2. 临床观察

针对PTCD管患者，门诊护士应重点观察以下几个方面：
（1）PTCD管周围皮肤有无红肿、糜烂等情况发生。
（2）PTCD管是否妥善固定。
（3）PTCD管是否有效引流。
（4）引流带的使用情况。
（5）患者营养状况的监测。

3. 心理社会支持

门诊护士应该了解患者及家属是否掌握了PTCD管的相关知识，对引流袋更换和营养方面的知识和技术的掌握情况，并根据患者的情况给予个性化的指导和支持。

（二）健康宣传教育

门诊护士应对PTCD管患者进行以下内容的重点护理和宣传教育。

1. 保护穿刺部位皮肤

保持引流管穿刺部位敷料干燥、清洁，如敷料渗湿或汗湿，应及时用碘伏消毒穿刺口周围皮肤并更换无菌纱布覆盖。过敏体质者可改用抗过敏胶布固定，局部涂赛肤润保护皮肤。

2. 妥善固定导管

平卧时导管应低于腋中线，站立或行走时低于穿刺点位置，防止胆汁逆流引发感染。咳嗽时用手按压伤口与导管，翻身时防止导管受压或牵拉脱管，避免过度活动和提举重物，以免导管滑脱。如果出现导管滑脱，不得自行将导管插入体内，应及时到医院就诊。PTCD管意外滑出时，应当小心处理，因为管道在肝脏内的胆管中盘旋，并且有卡锁，强行拔出会造成肝脏撕裂、大出血。要注意PTCD管的妥善固定。

3. 保持有效引流，防止扭曲和折管

每天定时准确记录胆汁流量，并监测体温变化。正常胆汁为金黄色浓稠液体，每日引流量为500～1000ml。如引流量突然减少或无引流液，应及时检查管路是否有扭曲、折管或堵塞，如引流出血性液体或草绿色胆汁伴寒颤、发热症状，应及时就医。

4. 更换引流袋时注意无菌操作

为了防止堵管，每天要用医用盐水冲洗1～3次。每天或隔天更换一次引流袋，更换引流袋时用左手固定和反折PTCD管橡胶管处，使用75%乙醇分别消毒引流管内径口、横截面和外径口后，连接好新的引流袋，挤压橡胶管观察有无胆汁流出。引流袋不可放在地上，防止感染，操作前注意先洗手。

5. 密切观察

(1) 引流量：正常人肝脏每天分泌的胆汁在800～1200ml，如出现梗阻引流量可降至300～1000ml。

(2) 引流液的颜色和质地：新鲜胆汁为金黄色，氧化后的胆汁为黄绿色，感染的胆汁为草绿色、脓性、浑浊，肝脏衰竭的胆汁为淡黄色甚至无色。

(3) 观察穿刺点是否有感染。PTCD穿刺口很小，如果没有渗出、漏胆等情况，可以每1～2周更换一次，有少量的结痂和脓性分泌物是正常的（因为PTCD管属于异物，身体会有排异反应）。

6. 合理营养

饮食应高热量、高维生素、优质蛋白、低脂、易消化，忌烟酒、饱餐和甜食，避免腹胀。可选用禽类、鱼虾类食品，以清蒸、炖汤为宜，注意食用香蕉、橙子等含钾丰富的食品。可适当活动，有助于减轻腹胀，增进食欲和促进胆汁引流，选择可耐受的活动，如散步、打太极等。

五、慢性病患者跌倒的护理

跌倒是指一种突发的、不自主的、非故意的体位改变，倒在地上或更低的平面上。慢性病患者跌倒的风险因素包括内在因素和外在因素。内在因素与患者的年龄、肿瘤类别、用药等有关。如化疗期间化疗药物引起的不良反应骨髓抑制、乏力，恶心呕吐导致水电解质紊乱，药物神经毒性引起的肢体感觉异常，大量饮水引起尿频，触发神经内分泌反应等均可增加跌倒风险，甚至严重影响生命安全；肿瘤患者常用的止痛药、止吐药也可影响神志、精神、步态、平衡等，增加跌倒的风险。有研究显示，化疗患者跌倒发生率高达 22%～50%，随着年龄的增加跌倒的风险也同步增加。外在因素包括地面光滑、障碍物、缺乏环境警示标示、昏暗的灯光等。

跌倒风险的评估主要是对处于高风险状态的患者进行全面的评估，以增强患者风险意识，是进行干预的前提和基础。跌倒评估的主要内容：

（1）年龄；

（2）既往病史及用药情况。

常用的评估量表有日常生活自理能力评估量表、老年人跌倒风险评估工具、Berg 平衡量表。

进行跌倒风险评估后，根据存在的风险可采取以下预防措施：

（1）当患者的健康状况允许时，咨询药师后，逐渐减少或停止与跌倒风险相关的药物。对于跌倒高危人群，应咨询医生是否需服用维生素 D。

（2）考虑将使用髋部保护器作为成人跌倒预防的干预措施。对于患有心源性抑制性颈动脉窦过敏症且经历过不明原因跌倒的老年人，应考虑心脏起搏。

（3）通过识别和整修物理环境，确保跌倒高危人群，尤其是体弱的老年人处于安全的环境中。

（4）进行肌肉力量锻炼可以预防老年人的跌倒。如果患者同意，为患者、家属和照顾者提供相关的口头和书面健康教育信息；为跌倒高危人群提供相关知识教育培训。

（5）其他：力量平衡训练、家居环境危害评估和干预、视力评估及转介、药物修改或停药后复查。

第六章 慢性病合理用药与药学服务模式

随着我国医院药学工作的不断发展，医院药学服务工作不再仅仅局限于保障患者的药品供应，还应以患者为中心，兼顾患者用药的各个环节，从院前、院中到出院后都应为患者提供其所需求的药学服务，从而保障患者的药物治疗安全与效果。对于慢性病患者，由于其需要长期甚至终身服用药品进行维持治疗，药学服务水平的高低对其用药安全性和有效性有着十分重要的作用。药师作为慢性病管理团队中的重要一员，其主要承担着慢性病患者与用药相关的药学服务工作。在院内，药师为慢性病患者提供的药学服务包括处方审核、药学门诊、用药咨询、用药教育和用药监测等。在院外，药学服务还延伸到了社区与家中，为患者和公众提供用药监护、用药方案评估和优化等社区药学服务和居家药学服务。

第一节　慢性病合理用药

一、药品的定义与分类管理

（一）药品的定义

药品是指用于预防、治疗、诊断人的疾病，有目的地调节人的生理机能并规定有适应证或者功能主治、用法和用量的物质，包括中药、化学药和生物制品等。

（二）药品的分类管理

药品分类管理是国际通行的药品管理办法，指根据药品的安全性、有效性原则，依其品种、规格、适应证、剂量及给药途径等，将药品分为处方药和非处方药，并做出相应的管理规定。

1. 药品分类管理制度

处方药与非处方药分类管理制度是国际通行的药品管理模式，始于20世纪50年代的美国和西欧，美国首先通过立法建立药品分类管理制度，之后西方主要发达国家都相继建立了这一制度。世界卫生组织在20世纪70年代开始积极向各成员国尤其是发展中国家推荐这一管理模式，并建议各国将此模式作为国家药物政策而立法。《处方药与非处方药分类管理办法（试行）》是我国药品监督管理局发布的药品类管理办法，于1999年6月11日通过审议，2000年1月1日起正式施行。本办法对于处方药的调剂、购买和使用以及非处方药的标签、说明、包装印刷和销售都进行了明确的规定。

2. 处方药和非处方药

处方药是指必须凭执业医师或执业助理医师的处方才可调配、购买和使用的药品。其使用过程需严格遵循医师的指导。处方药分为特殊管理的处方药和一般管理的处方药。特殊管理的处方药包括麻醉药品、精神药品、放射性药品、医疗用毒性药品、列入兴奋剂和易制毒化学品目录的药品等。

非处方药又称为“可在柜台上买到的药物”（over the counter），其简称“OTC”已成为全球通用的俗称。我国的非处方药指由国务院药品监督管理部门公布的，不需要凭执业医师或执业助理医师处方，消费者可以自行判断、购买和使用的药品。相比处方药，非处方药的毒副作用较少、较轻，而且也容易察觉，不会引起耐药性、成瘾性，与其他药物相互作用也小，在临床上使用多年，疗效肯定。非处方药主要用于病情较轻、稳定、诊断明确的疾病。患者可以自己根据药品说明书进行自选、自购和自用。其常见的类别包括解热镇痛药、镇咳抗感冒药、消化系统药、皮肤病用药、滋补药、维生素、微量元素等。

非处方药根据安全程度，可分为甲类和乙类两种。非处方药的包装、标签、说明书上均有其特有的“OTC”标识。红色为甲类，必须在药店出售；绿色为乙类，除药店外，还可在药监部门批准的宾馆、商店等商业企业中零售。处方药与非处方药的区别见表6−1。

表 6-1　处方药与非处方药的区别

名称	处方药	非处方药
图案	Rx	OTC
适用疾病类型	病情较重，需医生诊断	小伤小病或解除症状
疾病诊断者	医生	患者可自我认识和辨别
取药凭据	需要处方	不需要处方
主要取药地点	医院药房、社会药房	社会药房
用药疗程	一般较长，遵医嘱指导使用	一般较短，有期限要求
品牌保护方式	新药保护、专利保护期	品牌
宣传对象	医生	消费者
广告	只准在专业性医药报刊进行广告宣传	批准后可上大众传媒或广告

处方药和非处方药不是药品本质的属性，而是管理上的界定。我国药品监督管理部门发布并定期更新已批准上市的处方药与非处方药目录，根据非处方药目录组织制定并定期发布《化学药品非处方药说明书规范细则》《中成药非处方药说明书规范细则》和《非处方药专有标识管理规定》。上述规定和细则明确了对非处方药的相关要求，主要包括处方、规格、适应证或者功能主治、用法用量、禁忌、注意事项、不良反应、药物相互作用等规定。

3. 特殊药品管理

（1）麻醉药品与精神药品。

麻醉药品和精神药品，是指列入麻醉药品目录、精神药品目录的药品和其他物质。

①定义。

麻醉药品是指具有依赖性潜力，不合理使用或者滥用可以产生生理依赖性和精神依赖性（即成瘾性）的药品、药用原植物或者物质，包括天然、半合成、合成的阿片类、可卡因、大麻类等。

精神药品是指作用于中枢神经系统使之兴奋或者抑制，具有依赖性潜力，不合理使用或者滥用可以产生药物依赖性的药品或者物质，包括兴奋剂、致幻剂、镇静催眠剂等。精神药品分为第一类精神药品和第二类精神药品。

②使用管理。

a. 具有麻醉药品和第一类精神药品处方权的执业医师，应当按照卫生行政部门制定的《麻醉药品临床应用指导原则》和《精神药品临床应用指导原则》，开具麻醉药品或者第一类精神药品。

b. 门（急）诊癌症疼痛患者和中、重度慢性疼痛患者需长期使用麻醉药品和第一类精神药品的，首诊医师应当亲自诊查患者，建立相应的病历，要求其签署知情同意书。

c. 病历中应当留存下列材料复印件：二级以上医院开具的诊断证明，患者户籍簿、身份证或者其他相关有效身份证明文件，为患者代办人员身份证明文件。

d. 除需长期使用麻醉药品和第一类精神药品的门（急）诊癌症疼痛患者和中、重度慢性疼痛患者外，麻醉药品注射剂仅限于医疗机构使用。

e. 一般为门（急）诊患者开具的麻醉药品注射剂，每张处方为一次常用量；控缓释制剂，每张处方不得超过 7 日常用量；其他剂型，每张处方不得超过 3 日常用量。

第一类精神药品注射剂，每张处方为一次常用量；控缓释制剂，每张处方不得超过 7 日常用量；其他剂型，每张处方不得超过 3 日常用量。哌醋甲酯用于治疗儿童多动症时，每张处方不得超过 15 日常用量。

第二类精神药品一般每张处方不得超过 7 日常用量；对于慢性病或某些特殊情况的患者，处方用量可以适当延长，医师应当注明理由。

f. 为门（急）诊癌症疼痛患者和中、重度慢性疼痛患者开具的麻醉药品、第一类精神药品注射剂，每张处方不得超过 3 日常用量；控缓释制剂，每张处方不得超过 15 日常用量；其他剂型，每张处方不得超过 7 日常用量。

g. 为住院患者开具的麻醉药品和第一类精神药品处方应当逐日开具，每张处方为 1 日常用量。

h. 对于需要特别加强管制的麻醉药品，如盐酸二氢埃托啡处方为一次常用量，仅限于二级以上医院使用；盐酸哌替啶处方为一次常用量，仅限于医疗机构使用。

医疗机构应当要求长期使用麻醉药品和第一类精神药品的门（急）诊癌症疼痛患者和中、重度慢性疼痛患者，每 3 个月复诊或者随诊 1 次。

（2）医疗用毒性药品。

①定义。

医疗用毒性药品（以下简称“毒性药品”），指毒性剧烈、治疗剂量与中毒剂量相近、使用不当会致人中毒或死亡的药品，分为毒性中药品种和西药毒药品种。毒性药品的管理品种，由卫生行政部门会同国家中医药管理局规定。

②使用管理。

a. 医疗单位供应和调配毒性药品，需凭医师签名的正式处方。国营药店供应和调配毒性药品，凭盖有医师所在的医疗单位公章的正式处方。每次处方剂量不得超过 2 日极量。

b. 调配处方时，必须认真负责，计量准确，按医嘱注明要求，并由配方人员及具有药师以上技术职称的复核人员签名盖章后方可发出。对处方未注明“生用”的毒性中药，应当付炮制品。如发现处方有疑问时，须经原处方医师重新审定后再行调配。处方一次有效，取药后处方保存 2 年备查。

(3) 放射性药品。

①定义。

放射性药品是指用于临床诊断或者治疗的放射性核素制剂或者其标记药物。放射性药品与其他药品的不同之处在于，放射性药品含有的放射性核素能放射出射线。

②使用管理。

a. 医疗单位设置核医学科、室（同位素室），必须配备与其医疗任务相适应的并经核医学技术培训的技术人员。非核医学专业技术人员未经培训，不得从事放射性药品使用工作。

b. 医疗单位使用放射性药品，必须符合国家放射性同位素卫生防护管理的有关规定。所在地的省（自治区、直辖市）的公安、环保和卫生行政部门，应当根据医疗单位核医学专业技术人员的水平、设备条件，核发相应等级的《放射性药品使用许可证》，无许可证的医疗单位不得临床使用放射性药品。《放射性药品使用许可证》有效期为 5 年，期满前 6 个月，医疗单位应当向原发证的行政部门重新提出申请，经审核批准后，换发新证。

c. 持有《放射性药品使用许可证》的医疗单位，在研究配制放射性制剂并进行临床验证前，应当根据放射性药品的特点，提供该制剂的药理、毒性等资料，由省（自治区、直辖市）卫生行政部门批准，并报卫生部备案。该制剂只限本单位内使用。

d. 持有《放射性药品使用许可证》的医疗单位，必须负责对使用的放射性药品进行临床质量检验，收集药品不良反应等项工作，并定期向所在地卫生行政部门报告。由省（自治区、直辖市）卫生行政部门汇总后报国家卫生主管部门。

e. 放射性药品使用后的废物（包括患者排出物），必须按国家有关规定妥善处置。

（4）高警示药品。

①定义。

高警示药品又名高危药品，由美国医疗安全协会最早提出，指若使用不当会对患者造成严重伤害或导致死亡的药品。其特点是高危害性，其出现差错可能并不常见，但一旦发生则后果非常严重。临床上常使用的高警示药品有高浓度电解质制剂、细胞毒化药品及肌肉松弛剂等。我国药品监督管理部门根据美国高警示药品目录并结合国内实际情况，发布了《高警示药品分级管理及推荐目录》，将高警示药品按照危险程度分为3个级别：A级为最高风险药物，这类药物使用频率较高且一旦错误用药将导致患者死亡；B级为中级风险药物，这类药物使用频率略低于A级，错误用药将导致患者严重损伤；C级为低风险药物，这类药物使用频率低于B级，错误用药将造成患者一定程度损伤，但伤害风险低于B级。

②使用管理。

a. 高警示药品按药理作用分类放置在专用的高警示药品药柜，或与普通药品分开放置，按照说明书要求贮存。

b. 高警示药品存放处应标识醒目，设置专用警示标志。尽量减少在病区储存高浓度电解质（如10%氯化钾、10%氯化钠等）及其他高警示药品。

c. 高警示药品使用前应进行充分的安全性论证，有确切适应证时才能使用。医师应严格按照说明书用法用量开具高警示药品，避免给药途径及给药剂量的开具错误；超说明书用药应符合规定，并在处方或医嘱上再次签名；如发生高警示药品不良反应/事件，应及时报告和处置。

d. 高警示药品调剂实行双人复核制度，确保调剂和使用的准确无误。药师审核高警示药品处方时，应严格按照药品说明书执行，对有配伍禁忌、用法用量不正确的处方，应拒绝调配，如因病情需要超说明书使用，按医院超说明书相关规定执行。在调剂药品时必须严格执行操作规程和处方管理制度。

e. 在使用高警示药品时，严格执行查对制度，核对患者姓名、床号、药品名称、药品浓度、药品剂量、给药时间及给药途径等内容。应有防止给药途径差错的措施，在给药前应双人独立核对处方/医嘱，避免执行错误医嘱。

f. 加强高警示药品的不良反应监测，临床应对已出现的不良反应/事件及时采取措施。

g. 新引进的高警示药品需及时告知临床相关信息，确保用药安全。

h. 医院信息系统在显示高警示药品时，应有警示性标识，有文字或颜色提示，起到警示作用。

i. 定期开展高警示药品合理用药宣传，提高对高警示药品及合理用药的认识。

二、药品不良反应与药源性疾病

（一）药品不良反应

1. 药品不良反应与药品不良事件

药品不良反应是指合格药品在正常用法用量下出现的与用药目的无关的有害反应。其中严重的药品不良反应是指因使用药品引起以下损害情形之一的反应，包括：导致死亡；危及生命；致癌、致畸、致出生缺陷；导致显著的或者永久的人体伤残或者器官功能的损伤；导致住院或者住院时间延长；导致其他重要医学事件，如不进行治疗可能出现上述所列情况。新的药品不良反应是指药品说明书中未载明的不良反应或说明书中已有描述，但不良反应发生的性质、程度、后果或者频率与说明书描述不一致或者更严重的。

药品不良事件是指药物治疗过程中出现的任何有害的医学事件，不一定与该药有明确的因果关系。除包含药品不良反应外，还包括误用、超剂量使用、药品质量问题等。药品不良反应与药品不良事件的关系如图 6-1。

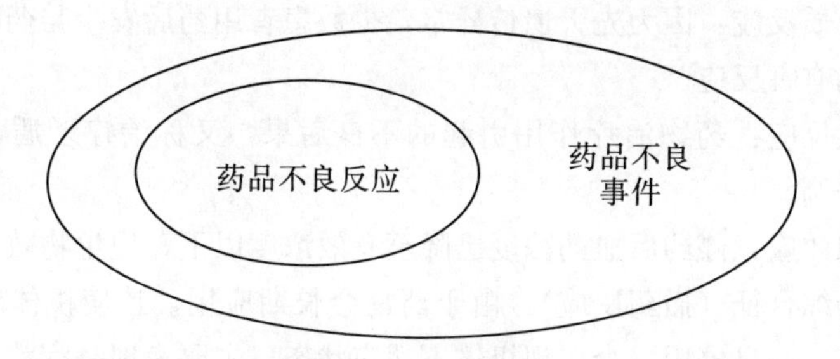

图 6-1 药品不良反应与药品不良事件的关系

2. 药品不良反应的分类

（1）按药理作用的关系分类。

①A 型药品不良反应（量变型异常）：又称剂量相关的不良反应，主要由

药物本身或其代谢物所引起，是药品本身的药理作用增强或延伸所致，常和剂量或合并用药有关。其特点是一般容易预测，停药或减量后症状减轻或消失，其发生率高但致死率低。

②B 型药品不良反应（质变型异常）：又称剂量不相关的不良反应，是一种和药品正常药理作用完全无关的一种异常反应，与患者的特异体质有关。其特点是进行常规药理学筛选难以发现，通常很难预测，发生率低而致死率高。临床表现包括药物变态反应和特异质反应等。

③C 型药品不良反应（迟现性异常）：又称迟现性不良反应，一般在长期用药后出现，潜伏期较长，没有明确的时间关系，难以预测。其特点是非特异性（指药物）、没有明确的时间关系、潜伏期较长、不可重现、机制不清。

（2）按不良反应的发生原因及临床特征分类。

①不良反应：也叫副作用，是指在治疗量时出现的与治疗目的无关的不适反应，主要原因是药物的选择性低、作用范围广。

②毒性反应：由于患者的个体差异、病理状态或合用其他药物引起敏感性增加，在治疗量时造成的某种功能或器质性损害。一般情况下，具有明显的剂量反应关系，其毒性的严重程度是随剂量加大而增强的。

③首剂效应：某些药物在开始应用时，由于机体对药物作用尚未适应，而引起较强烈的不适反应。

④过敏反应（变态反应）：药物作为半抗原或全抗原刺激机体而发生的非正常免疫反应。这种反应的发生与药物剂量无关或甚少，治疗量或极小量都可能发生。

⑤特异质反应：因为先天遗传异常，少数患者用药后发生与药物本身药理作用无关的有害反应。

⑥继发反应：药物治疗作用引起的不良后果，又称治疗矛盾，如二重感染、菌群失调。

⑦后遗效应：停药后血药浓度已降至有效浓度以下，但生物效应仍存在。

⑧停药综合征（撤药反应）：由于药物会长期应用，致使机体对药物的作用已经适应，一旦停用，会出现机体不适应状态，主要表现是症状反跳。

⑨药物的依赖性：能引起依赖性的药物，常兼有精神依赖性和生理依赖性。

⑩致癌作用：有些药物长期服用以后，能引起某些器官、组织、细胞的过度增殖或恶性肿瘤。

⑪致畸作用：某些药物经孕妇服用后能引起婴儿的先天性畸形。

⑫致突变作用：遗传因子 DNA 的构成发生突然变异和染色体异常，可引起变异的因子称变异原。

（3）按药品不良反应的发生概率分类：按照在一定范围内（包括地区、人群、时间等）药品不良反应发生的概率进行划分。

①十分常见的药品不良反应：指发生的概率≥1/10 的药品不良反应。

②常见药品不良反应：指发生的概率在 1/100～1/10 之间的药品不良反应。

③偶见药品不良反应：指发生的概率在 1/1000～1/100 之间的药品不良反应。

④罕见药品不良反应：指发生的概率在 1/10000～1/1000 之间的药品不良反应。

⑤十分罕见的药品不良反应：指发生的概率≤1/10000 的药品不良反应。

3. 药品不良反应的防范

（1）对于剂量或血药浓度过高引起的不良反应，在药物选择、用法用量和药物相互作用方面应注意。

①药物选择：注意妊娠、哺乳期妇女及儿童用药的特殊性。例如喹诺酮类抗菌药物研究已经表明，其可以导致大多数种属的未成年实验动物发生关节病变。妊娠妇女应禁用对胚胎有强烈毒害作用的药物，如细胞毒性药物；有的药物在体内滞留期很长，如有妊娠计划需药物在体内清除后实施。注意肝肾功能不全患者的药物选择：对于肝/肾功能不全患者，应根据患者肝/肾功能的具体情况，选择合适的药物，避免加重对肝/肾功能的影响。掌握所用药物的禁忌证、注意事项等，注意询问患者药品不良反应史。

②用法用量：降低剂量可避免或减轻药品不良反应，肝肾功能不全患者用药需注意调整剂量。治疗窗较窄的药物应根据血药浓度监测结果进行剂量调整。

③药物相互作用：避免不合理联合用药，经过同一代谢途径代谢的药物合用时毒性增加，例如胺碘酮，与红霉素、咪唑斯汀、莫西沙星等合用可导致尖端扭转型室性心律失常。

（2）由药物引起的与抗原-抗体结合有关的不良反应，最常见的为药物过敏反应。过敏反应表现不一，轻重差别很大，与进入机体抗原的量和抗体水平有关，增加抗原用量或体内抗体增多，都会加重反应。多种药物联合应用时易发生过敏反应。

①询问过敏史，如过去没有发生过敏反应则可用，但不能认为完全保险。

②注意交叉过敏，如青霉素类与头孢菌素类抗菌药物有部分交叉过敏反应。

③皮试：对规定须做皮试的药物应做皮试，皮试阳性者不可使用，皮试阴性者可以使用。对于特异体质，临床用药需注意观察。一旦发生药品不良反应，若治疗允许，首先停用一切药物。这样可终止药物对机体的继续伤害，有助于诊断和采取治疗措施。

（二）药源性疾病

1. 药源性疾病概念

药源性疾病，又称药物诱发疾病，是指药物在用于预防、诊断、治疗疾病过程中，因其本身的作用、药物的相互作用以及药物使用引起机体组织或器官发生功能性或器质性损害而出现的各种临床症状异常状态。

2. 药源性疾病的防治原则

（1）重视药源性疾病的危害。

大力普及药源性疾病相关知识，使医务人员充分认识、把握药源性疾病及其诊断和防治，以预防和减少药源性疾病的发生，保障患者的用药安全。

（2）提高临床安全用药水平。

①用药要有明确的指征，对症使用。

②给药时注重患者的临床情况，根据个体化情况选择适宜的用法用量。

③避免不必要的联合用药，应了解患者自用药品的情况，以免发生药物不良的相互作用。

④了解患者有无过敏史或药品不良反应史。

⑤对老年人、儿童，尤其是新生儿，用药期间应进行严密观察。

⑥妊娠初期的前 3 个月内应尽量避免使用药物；若必须使用，应遵照医嘱或在药师指导下使用。

⑦注意肝/肾功能不全患者的药物选择，除选用对肝/肾功能无不良影响的药物外，还应根据药物说明书适当增减剂量。

⑧应用对器官功能有影响的药物时，须按规定进行相关检查，如应用异烟肼时，应定期检查肝功能。

⑨用药过程中，应注意观察药品不良反应的早期症状或迟发反应，以便及

时停药和处理。

⑩加强临床药师对临床的药学服务，及时为临床医师、护理人员以及患者提供正确的药学信息，协助临床医师制订合理的给药方案，实施全面的药学监护。

（3）医疗机构要加强药物安全信息工作，收集药物安全信息，提高信息的质量和数量，加快信息的交流，积极开展血药浓度监测和药物不良反应监测工作，有效指导临床安全、合理用药，预防药源性疾病的发生。

（4）发生药源性疾病要立即停药，同时对因、对症治疗。及早抢救，加快药物的排泄，减少吸收。根据实际情况可采用洗胃、催吐、导泻、输液、利尿、透析等，及时使用拮抗性解毒药及对症治疗药，减少不必要损害的发生。

三、药物相互作用

（一）药物相互作用的定义与分类

1. 药物相互作用的定义

药物相互作用是指患者同时或在一定时间内先后服用两种或两种以上药物后所产生的负荷效应，可使药效加强或不良反应减轻，也可使药效减弱或出现不应有的毒副作用，后者是药物相互作用导致药物治疗失败的主要原因。临床上，药物相互作用对患者的影响有三种情况：有益、无关紧要和有害。

2. 药物相互作用的分类

按机制，药物相互作用分为药剂学、药动学、药效学相互作用；按严重程度，药物相互作用分为轻度、中度、重度药物相互作用；按发生概率的大小，药物相互作用可分为肯定、很可能、可能、可疑、不可能几个等级。按发生的时间过程分类，有的药物相互作用可立即发生。

（二）药物相互作用的机制

1. 药剂学相互作用

药剂学相互作用，即药物在体外发生的相互作用，指的是患者在用药之前药物相互间发生作用，使药性发生变化，包括药物配伍禁忌、注射液的配伍变化和生物利用度的影响。

（1）药物配伍禁忌。

药物合用时由于制剂不合理，发生直接的物理、化学反应，导致药性改变，出现浑浊、气泡、颜色变化、黏度改变、分层、结晶等现象，甚至产生气体，发生爆炸或燃烧。

（2）注射液的配伍变化。

有些输液由于其特殊性质而不适于某些注射液的配伍，如血液、甘露醇、静脉注射用脂肪油乳等宜单独使用，不可与其他药物配伍使用；输液与添加注射液间的相互作用，如地西泮、氯霉素、复方丹参被稀释时容易出现沉淀，析出结晶；注射液之间的相互作用，两种注射液混合后的药物浓度变化较大，大多发生 pH 值的改变，因而容易出现配伍变化。

（3）生物利用度的影响。

药物在其固体剂型中可能与赋形剂发生相互作用，使药物的生物利用度因制剂的不同配方而发生变动，同一种药物由于赋形剂的变更，不注意调整剂量会带来不良后果。如生物利用度低或安全性范围窄的药物不得随便更换厂家，特别是地高辛、胺碘酮、抗癫痫药物、华法林、尼莫地平等。

2. 药动学相互作用

机体对药物的处置即药动力学，是药物与机体相互作用的一个重要组成部分。药物在其吸收、分布、代谢和排泄过程的任一环节发生相互作用，均可影响药物在血浆或其作用靶位的浓度，最终使其药效或不良反应发生相应改变。

（1）影响药物吸收的相互作用。

①胃肠道 pH 值的影响。

胃肠道的 pH 值可通过影响药物的溶解度和解离度而影响它们的吸收。固体药物必须首先溶解于体液中，才能进行跨膜转运。

大多数溶解在体液中的药物都是以解离型和非解离型混合存在的。药物的非解离部分脂溶性较高，易借助简单扩散通过细胞膜被吸收，而解离部分脂溶性较低，难以通过细胞膜，因此能改变胃肠道 pH 值的药物，会影响目标药的解离度进而影响其吸收。弱酸性药物如阿司匹林、呋喃妥因、保泰松在胃内酸性环境中吸收较好，不宜与弱碱性药物碳酸氢钠同服。氨茶碱和大环内酯类抗菌药物在碱性环境中易吸收，与碳酸氢钠合用则可增加其吸收。

②离子的作用。

钙、镁、铝等二、三价离子能与四环素和喹诺酮类抗菌药物络合，影响吸收，因此四环素和喹诺酮类抗菌药物不宜与碳酸钙、氢氧化铝、硫酸亚铁、枸橼酸铋钾等合用，必要时应间隔 2 个小时以上服用。

③胃肠运动的影响。

大多数口服药物主要在小肠上部被吸收，因此改变胃排空和肠蠕动速度的药物能影响目标药物到达小肠吸收部位的时间和在小肠滞留的时间，从而影响目标药物吸收程度和起效时间。如多潘立酮加速胃的排空，可使某些药物的吸收加快。而阿托品延缓胃排空，可以延缓某些药物的吸收。

④对肠吸收功能的影响。

细胞毒类抗肿瘤药物如环磷酰胺、长春碱以及对氨基水杨酸、新霉素等能破坏肠壁黏膜，引起吸收不良。如环磷酰胺可使合用的地高辛吸收减少，血药浓度降低，疗效下降。接受这些化疗药物的患者，其合用的苯妥英钠或维拉帕米的吸收可减少 20％～35％，并导致这两种药物的疗效下降。

⑤肠道菌群的改变。

消化道的菌群主要位于大肠内，胃和小肠内数量极少。因此主要在小肠内吸收的药物较少受到肠道菌群的影响。氨甲蝶呤与新霉素合用，使肠内代谢氨甲蝶呤的正常菌群受损，导致血药浓度升高，毒性增强。地高辛在肠道正常菌群的作用下转化为无活性的双氢地高辛，而由于红霉素抑制该菌群，二者合用可使地高辛的转化减少，血药浓度升高。

药物相互作用多表现为妨碍吸收，促进吸收的例子较少，如维生素 E 可促进灰黄霉素的吸收，使灰黄霉素的疗效增加 2 倍。另外，口服以外的给药途径也有可能因为药物相互作用而影响吸收。如临床上应用局部麻醉药时，常加入微量肾上腺素以收缩血管，延缓局部麻醉药的吸收，达到延长局部麻醉药作用时间、减少不良反应的效果。

（2）影响药物分布的相互作用。

药物吸收后随血液循环到达机体各个组织部位的过程称为分布。药物在体内的分布受多种因素影响，如药物的脂溶性、药物与血浆蛋白结合能力及组织器官血流量等。药物在此环节的相互作用主要表现为竞争血浆蛋白结合部位和改变组织分布量。

①竞争血浆蛋白结合部位。

大多数药物可与血浆蛋白不同程度地结合形成结合型药物，并以一定的结合百分率与未结合的游离型药物共存于血液中。两种药物合用时，可在蛋白结合部位发生竞争性相互置换，其结果是与蛋白结合力较高的药物将另一种结合力较低的药物从血浆蛋白结合部位上置换下来，使后一种药物的游离型增多，药理活性增强。因此在临床用药时应充分考虑各药的血浆蛋白结合情况，适当调整各药剂量，确保用药安全、有效。如抗凝血药华法林血浆蛋白结合率高达99%，当与保泰松合用时，结合型的华法林被部分置换出来，使游离药物浓度明显升高，抗凝作用增强，可造成严重的出血，甚至危及生命。

②改变组织分布量。

某些作用于心血管系统的药物能改变组织、器官血流量，影响药物的组织分布。如利多卡因主要在肝脏代谢，而去甲肾上腺素能使肝脏血管收缩，减少肝脏血流量，使利多卡因代谢减慢，作用时间延长；反之，异丙肾上腺素能增加肝脏血流量，加快利多卡因在肝脏的代谢。

（3）影响药物代谢的相互作用。

药物代谢是体内药物消除的重要途径，肝脏是最主要的药物代谢器官，其他如消化道、肾脏、肺、皮肤也有一定代谢能力。药物代谢过程可分为两个时相：Ⅰ相为氧化、还原、水解，主要在药物分子结构中引入或暴露极性基团，增加水溶性；Ⅱ相为结合，是药物分子中的极性基团与葡萄糖醛酸、硫酸、甘氨酸等结合，生成水溶性更高的代谢物经肾排泄。体内代谢的氧化还原反应主要涉及细胞色素P450酶家族（CYP450），最主要的是CYP3A4、CYP1A2、CYP2C9、CYP2C19、CYP2D6五种，占CYP酶的95%。CYP3A4在人体含量最多，底物最广泛，约50%的药物由其催化代谢，在药物代谢中居于重要地位。

P450酶系活性除受遗传、年龄、机体状态等多种因素影响外，药物、吸烟、饮酒等均可对酶活性产生影响。由P450酶系介导的药物相互作用主要表现为对酶活性的诱导或抑制，从而影响其他药物的代谢，主要的CYP代谢底物及其诱导剂与抑制剂底物见表6－2。

表6－2 主要的CYP代谢底物及其诱导剂与抑制剂底物

酶	底物	诱导剂	抑制剂
CYP1A2	咖啡因、对乙酰氨基酚、茶碱、他莫昔芬、维拉帕米、普罗帕酮、氯氮平、昂丹司琼、氯米帕明、阿米替林	奥美拉唑、地塞米松、苯巴比妥、胰岛素	胺碘酮、西咪替丁、环丙沙星、诺氟沙星、氯喹、氟伏沙明

续表6-2

酶	底物	诱导剂	抑制剂
CYP2C9	格列吡嗪、苯妥英钠、双氯芬酸、布洛芬、吡罗昔康、磺胺甲噁唑、依贝沙坦、氯沙坦	卡马西平、苯巴比妥、苯妥英钠、泼尼松、利福平	胺碘酮、氟康唑、氟伐他汀、异烟肼、帕罗西汀、舍曲林
CYP2C19	地西泮、西肽普兰、氯米帕明、普萘洛尔、奥美拉唑、兰索拉唑、萘普生、环磷酰胺、吲哚美辛	巴比妥类、炔诺酮、利福平、泼尼松	西咪替丁、氟西汀、帕罗西汀、氟伏沙明、吲哚美辛、酮康唑、奥美拉唑
CYP2D6	右美沙芬、可待因、地昔帕明、氯米帕明、丙咪嗪、氟西汀、帕罗西汀、氟哌啶醇、奋乃静、硫利达嗪、氟卡尼、美托洛尔、噻吗洛尔、卡维他洛、美西律、普罗帕酮	利福平、地塞米松	胺碘酮、氯丙嗪、西咪替丁、氯米帕明、氟西汀、帕罗西汀、奎尼丁、甲氧氯普胺、特比萘芬
CYP2E1	氯唑沙宗、对乙酰氨基酚、咖啡因、乙醇、蒽氟烷、茶碱	乙醇、异烟肼	双硫仑
CYP3A4	睾酮、黄体酮、炔雌醇、他莫昔芬、氢化可的松、红霉素、克拉霉素、环孢素、可待因、地西泮、咪达唑仑、英地那韦、利托那韦、阿普唑仑、洛伐他汀、卡马西平、非洛地平、硝苯地平、维拉帕米、奎尼丁、利多卡因、胺碘酮、地尔硫䓬、地高辛、奥美拉唑、对乙酰氨基酚、特非那定、氯苯那敏、三唑仑、性激素、皮质激素	巴比妥类、卡马西平、苯妥英钠、地塞米松、利福平、性激素	西咪替丁、伊曲康唑、酮康唑、大环内酯类、硝苯地平、维拉帕米、诺氟沙星、克拉霉素、胺碘酮

①酶诱导作用。

某些药物能促进肝药酶的合成，产生酶诱导作用，其结果表现为治疗药物血浓度下降和疗效降低。如使用巴比妥类药物催眠时，随着服用时间的增加，需增加剂量才能达到同样的催眠效果。其原因是巴比妥类药物增加了肝药酶活性，使药物自身代谢和排泄加快。目前发现的具酶诱导作用的化合物有 200 多种，其中具有临床意义的强效酶诱导剂包括苯巴比妥、苯妥英钠、保泰松、卡马西平、利福平、水合氯醛、地塞米松、乙醇等。

②酶抑制作用。

某些药物能抑制肝药酶活性，产生酶抑制作用。酶抑制的结果是使其自身或与其合用药物的代谢减慢，导致作用增强或持续时间延长。具有酶抑制作用的药物种类较多，典型的酶抑制剂如氯毒素、西咪替丁、异烟肼、红霉素、甲硝唑，氟康唑、别嘌醇、三环类抗抑郁药、吩噻嗪类药物等。

（4）影响药物排泄的相互作用。

排泄是指药物以原型或其代谢产物形式从排泄器官或分泌器官排至体外的过程。肾脏是最主要的排泄器官，消化道、呼吸道及汗腺等也参与部分药物的排泄。药物在肾脏的转运包括肾小球滤过、肾小管分泌、肾小管重吸收等过程，药物在排泄环节的相互作用主要表现为对肾脏排泄过程的影响。

①影响尿液酸碱度。

排入肾小管腔的药物或其代谢产物可通过被动扩散方式被肾小管重吸收，这一过程取决于药物的脂溶性。药物的脂溶性与其解离度有关。解离型药物的脂溶性低，穿透肾小管细胞膜的能力差，重吸收少；而非解离型药物脂溶性高，易于穿过肾小管细胞膜被重吸收。

弱酸或弱碱性药物的解离度与其所处环境的 pH 值有关，酸性药物在酸性环境或碱性药物在碱性环境中解离度低，重吸收多，而酸性药物在碱性环境或碱性药物在酸性环境中解离度高，重吸收少，某些药物可通过改变尿液酸碱度而影响其他药物排泄。如碳酸氢钠能通过碱化尿液减少水杨酸类、巴比妥类等酸性药物在肾小管的重吸收，促进其排泄，在上述药物中毒时可作为解救措施之一。

②干扰肾小管分泌。

肾小管对药物的分泌是一种主动转运过程，酸性药物和碱性药物分别借助酸性转运系统和碱性转运系统分泌进入管腔。当同时应用两种或两种以上酸性或碱性药物时，它们将分别竞争酸性或碱性转运系统，妨碍另一种药物向肾小管管腔分泌。如青霉素与丙磺舒均为酸性药物，青霉素主要以原型从肾脏排泄，其中 90％通过肾小管分泌进入管腔，同时应用丙磺舒，因竞争酸性转运系统而阻碍青霉素的分泌，使青霉素的排泄减少，作用时间延长。

③影响肾血流量。

减少肾血流量可妨碍药物经肾排泄，但这种情况临床较少见。肾血流量部分受肾组织局部前列腺素调控，因此使用非甾体抗炎药抑制前列腺素合成时，可引起肾血流量减少，锂的排泄量降低，导致体内锂潴留，引起中毒。因此，在服用锂盐时若需合用非甾体抗炎药，应密切监测血清锂水平。

3．药效学相互作用

药效学相互作用是指不同药物通过与疾病相关药物靶点相互作用，而对治疗效果产生的有利或不利的影响，最终产生协同、相加或拮抗作用。

（1）相加或协同作用。

药理作用相同或相似的药物合用时可能产生相加或协同作用，其药理效应等于或大于两者单用之和。药物的治疗作用和不良反应均可增强。治疗作用的相加或协同是临床联合用药的主要目的。协同作用还表现为一种药物可使组织或受体对另一种药物的敏感性增强，即敏感化现象。药物的协同作用还可发生于具有相同或相似不良反应的药物之间。如呋塞米与氨基糖苷类等具有耳毒性的药物合用时，耳鸣、耳聋等耳损害发生率明显提高。一些临床常见的药物相加或协同作用见表 6－3。

表 6－3　药物相加或协同作用

相互作用药物	药理效应
非甾体抗炎药和华法林	增加出血的风险
血管紧张素转换酶抑制剂和氨苯蝶啶	增加高血钾的风险
维拉帕米和 β 受体拮抗剂	心动过缓和停搏
氨基糖苷类和呋塞米	增加耳、肾毒性
骨骼肌松弛药和氨基糖苷类	增强骨骼肌松弛作用
乙醇与苯二氮䓬类	增强镇静作用
氨甲蝶呤与复方磺胺甲噁唑	骨髓巨幼红细胞症

（2）拮抗作用。

拮抗作用是指药物合用时，原有药理作用减弱或消失。拮抗作用可由作用于同一受体的不同药物引起，如 M 胆碱受体激动剂毛果芸香碱具有缩瞳、促进腺体分泌作用，M 胆碱受体阻断剂阿托品可拮抗上述作用；α 肾上腺素受体激动剂去甲肾上腺素的升压作用可被 α 肾上腺素受体阻断剂酚妥拉明所拮抗。

药理作用相反的药物合用，即便作用于不同受体，也可发生拮抗作用。如维生素 K 可拮抗香豆素类药物的抗凝作用，噻嗪类利尿药的致高血糖作用可对抗胰岛素或口服降糖药的作用，合用时要调整给药剂量。

药效学方面的相互作用不仅可影响药物的治疗效果，而且可能引起严重的不良反应，尤其是药物之间的协同作用，更是严重药品不良反应发生的主要原因之一，在临床用药时应高度警惕，确保用药安全性和有效性。

（三）药物相互作用的处置与预防

药物相互作用有利有弊，临床上应通过药物相互作用增加药物疗效，减少不良反应，尽量避免不合理的联合用药导致的药效降低或毒性增加。

（1）建立有害的药物相互作用数据库。

将已经明确有害的药物相互作用纳入国家不良反应信息资料库，方便查阅药物相互作用的详细信息，指导临床制订合理的用药方案。

（2）对高风险人群应提高警惕。

如大剂量用药的患者、多种慢性病并存的老年患者、需长期药物维持的患者、多脏器功能障碍的患者、同时接受多个医疗单位及多个临床科室治疗的患者等。

（3）对高风险的药物加以防范。

易发生相互作用的药物或安全范围小的药物，用药期间应进行密切观察，如抗癫痫药物苯妥英钠、心血管药物地高辛、口服抗凝药华法林等。

（4）尽可能减少合并用药。

在保证治疗效果的同时，尽可能减少联合用药的种类及数量，尽量选择相互作用小的药物合并使用。如氟康唑较酮康唑或伊曲康唑的药物相互作用少。

（5）详细记录药物治疗史。

医生诊疗时，应详细了解患者的用药史，包括中药、非处方药、诊断用药等；了解掌握患者接受药物治疗的情况。

（6）适时调整用药方案。

大多数药物相互作用问题可通过调整给药时间、给药剂量解决。必要时进行血药浓度监测，根据药动学原理调整给药方案。

四、慢性病与合理用药

（一）慢性病患者多重用药的危害

对某院30266名老年患者的用药调查显示：门诊老年患者来院单次开药平均7.68种，单次开药5种及以上的老年患者占比59.63%。因此我国慢性病患者往往都存在着多重用药的情况，而多重用药会导致潜在的用药风险。一项国外调查研究显示，随着处方药物数量的增加，潜在的有临床意义的药物不良相互作用发生率也随之增加。合用5种药物时药物不良相互作用发生率为4.2%，合用6~7种药物时为7.4%，合用11~15种药物时为24.2%，合用16~20种药物时为40.0%，而合用21种及以上药物时为45.0%。我国40%的卧床老年人处于潜在药物不良相互作用危险之中，其中27%的老年人处于严重危险状态。多药合用会影响药动学过程，可表现为药物在体内吸收、分布、代谢和排泄各环节均有可能发生药动学相互作用，最终影响血药浓度，改变其药理作用和毒性强度。多药合用还会影响药效学，具体表现在疗效的相加、协同或拮抗作用，或者存在不良反应的相加作用。

（二）慢性病患者用药中常见的问题

（1）服用药品的剂量不正确。

（2）未根据病情及时调整药品给药剂量。

（3）存在着重复用药的情况。

（4）多重药物联用存在药物间不良反应或者潜在的药物相互作用。

（三）慢性病患者合理用药注意事项

慢性病患者尤其是老年慢性病患者，其基础疾病较多，因此药物使用问题较多，下面给出一些合理用药的建议。

1. 正确识别与阅读药品说明书

药品说明书包含药品安全性、有效性的重要科学数据、结论和信息，用以指导安全、合理使用药品。药品说明书的具体格式、内容和书写要求由国家药品监督管理局制定并发布，一般情况下，较为完整的药品说明书包含以下内容：药品名称、成分、性状、适应证或者功能主治、规格、用法用量、不良反应、禁忌、注意事项、孕妇及哺乳期妇女用药、儿童用药、老年用药、药物相互作用、药物过量、药理毒理、药物代谢动力学、贮藏、有效期、批准文号、生产企业等。

药品说明书中提供的信息能帮助患者更好地使用药品，减少不合理使用药品带来的危害。

（1）药品名称：药品名称有通用名称和商品名称之分，通用名称为国际通用的名称，商品名称是生产企业根据自身实际情况拟订的名称。

（2）性状：在服药时如发现药品性状与描述的不符，应停止使用，可能药品存在质量问题，需咨询医生或药师后再决定是否用药。

（3）适应证或者功能主治：应严格掌握适应证，对症用药。

（4）用法用量：应严格按照说明书用法用量进行使用，切忌擅自加大药量或减少药量。加大药量容易产生不良反应甚至严重后果，如擅自加大华法林用量易导致出血症状；减少药量易引起药品疗效不足，影响治疗效果。

（5）不良反应：不良反应是在正确剂量和服用方法前提下出现的与治疗目的无关的反应，是药品固有的效应，有常见和罕见之分。患者了解药品的不良反应对于治疗是有帮助的，可以避免紧张、恐惧的情绪。一般常见不良反应在停药后可以自行消失；如在服药过程中出现严重不良反应（如发生休克、严重皮疹等），应及时就医治疗。

（6）禁忌和注意事项：严格禁止禁忌人群使用该类药品，注意事项中提及的内容，需要患者积极关注，避免不合理用药的发生。

（7）药物相互作用：药物相互作用包括范围较广，药物与药物之间的相互作用、药物与食物之间的相互作用，其结果就是疗效的下降或者是不良反应的发生等。慢性病患者同时服用多种药物尤其应注意阅读药物相互作用项下的内容，就诊时也要告知医生目前的用药情况，避免药物不良相互作用的发生。

（8）贮存：根据药品性质，药品的贮藏分为常温、避光、阴凉、冷处保存等。应严格按照说明书贮存要求存放，该避光保存保存就必须避光保存，该冷处保存就必须冷处保存，只有这样才能保证药物疗效、降低药品不良反应发生率。

（9）药品有效期和批准文号：药品有效期为该药品被批准的使用期限，表示该药品在规定的贮存条件下能够保证质量的期限，服药时需要关注药品有效期，确保疗效；有效期若标注到日，应当为起算日期对应年月日的前一天，若标注到月，应当为起算月份对应年月的前一月。批准文号是国家药品监督管理局对药品市场准入的认可，只有具有批准文号的药品才是合格的药品。

2. 药物漏服的处理方法

在日常生活中，应尽量避免漏服药物，特别是高血压、高脂血症、糖尿病等慢性病需长期用药的患者。但目前的调查显示，高达70%的老年居家患者有过漏服药物的经历。漏服药物的原因主要包括记忆力差、生活忙碌和不重视服药。漏服药物后处理的4条基本原则如下：

（1）服发生在两次用药间隔时间的1/2以内者，应立即按量补服，下次服药仍可按原间隔时间。

（2）漏服时间已超过两次用药间隔时间的1/2，则不必补服，下次务必按原间隔时间用药。亦可在发现漏服后立即补服，下次服药时间依此次服药时间顺延。

（3）不建议在下次服药时“合二为一”加量补服或加大剂量服用，以免药物加量后出现药品不良反应，甚至引起药物的毒性反应。总原则就是，尽可能保证血药浓度以最小的差异尽快恢复到稳态水平。

（4）在漏服之后，如何补服要视药物的种类、漏服时间、患者病情的具体情况而定。以下举典型案例加以说明。

①漏服普通药物。

大多数药物，如感冒药、抗菌药物、维生素类药物、免疫调节剂等，当发现漏服后不要等到下次服药时加倍剂量服用，以免引起药品不良反应。从顺应患者服药的习惯来说，如果漏服药物的时间还没到正常用药间隔时间的一半，可以按原量补服一次；如果漏服药物的时间已超过正常用药间隔时间的一半，就没有必要补服了，下次正常用药就行。

②漏服降压药。

对于长效降压药，由于半衰期较长，每天只需服用一次，即使漏服，在72小时内血液中的药物还能维持一定浓度，有一定的降压作用。但是如果漏服时间过长，导致血压升幅较大，则应加服一次短效降压药，同时继续服用长效降压药。但切忌把两次的剂量合并在一起一次服用，这样可能导致血压骤降，诱发脑梗死。

③漏服降糖药。

a. 磺脲类药物。

应区别对待短效药物和长效药物。对于格列吡嗪片、格列喹酮片等短效药物，需要在餐前30分钟服用，通过增加胰岛素的分泌来降低血糖水平，所以如果服药后不进餐就会增加低血糖的发生风险。漏服这些药物一定不要轻易补服。如果还没吃饭，那就补服完药物后半小时再吃；如果已吃饭，则通过增加运动量来增加血糖；下一次餐前也不要加倍补服，正常量即可。对于格列美脲、格列吡嗪控释片等长效药物，如果早餐后想起未服药，可以午餐时补服原剂量药品；如果午餐后想起未服药，可以在晚餐时减量服用。

b. 双胍类药物。

由于此类药物不增加胰岛素的分泌，低血糖风险较小，所以，应根据一般原则补服。如果临近未服药时间就立刻补服，如果临近下一次服药时间，则不需补服，正常服用下一次药物即可。当然，也有学者认为，如果二甲双胍服用量本身就比较小，可以通过增加运动量等方式来增加血糖消耗。

c. α—葡萄糖苷酶抑制剂类药物。

例如阿卡波糖、米格列醇等，由于此类药物的作用机制是延缓饮食中的葡萄糖在肠道中的吸收，所以单独补服药物而不吃饭是没有药效的。此类药物如果在饭吃到一半时发现漏服，可以立即补服；如果在餐后才想起漏服，就不用补服了，下次就餐时正常吃药就可以。

d. 噻唑烷二酮类药物。

例如罗格列酮、吡格列酮等，由于此类药物属于胰岛素增敏剂，起效时间长，单独使用也不宜发生低血糖风险，所以应根据一般原则补服。如果临近未服药时间就立刻补服；如果临近下一次服药时间，则不需补服，正常服用下一次药物即可。

3. 特殊剂型药品的使用方法

（1）泡腾片：是利用有机酸和碱式碳酸（氢）盐反应做的泡腾崩解剂，置于水中，即刻发生泡腾反应，生成并释放大量的二氧化碳气体。不应让幼儿自行服用，口服泡腾片严禁直接服用或口含，一般宜用100～150ml的凉开水或40℃左右温水浸泡，待完全溶解或气泡消失后再饮用，不宜用滚烫的热水。

（2）气雾剂：以常用的“硫酸沙丁胺醇吸入气雾剂”为例。

使用要求：使用该药物前请保持口腔清洁；可在如厕及活动后或饭后半小时使用；保持静息状态，端坐位，双脚着地。

使用方法：

①拿着气雾剂，用力摇匀，确保松散物质均被弃去且吸入器内物质被充分混合，轻轻挤压盖边，移开咬嘴的盖。

②头略向后仰，尽量呼气，轻轻地呼气直到不再有空气可以从肺内呼出。

③将咬嘴放进口内，并合上嘴唇含着咬嘴。

④马上按下药罐将沙丁胺醇释出，并继续吸气。

⑤屏息 10 秒或在没有不适的感觉下尽量屏息久些，然后再缓慢地呼气。

⑥清水漱口 2～3 次，去除上咽部残留的药物。

⑦若需要多吸 1 剂，应等待至少 1 分钟再重复做“摇匀—呼吸—吸入—屏息”的动作，然后将盖套套回咬嘴上。

⑧注意清洗，把药罐拔出，用温水彻底清洗吸入器，彻底晾干，然后把药罐放回原处，建议至少一周一次。

⑨在第一次使用前或每次气雾剂已超过一星期未被使用时，应先向空气中试喷。

(3) 运用准纳器吸入装置药物：以常用此装置的“沙美特罗氟替卡松粉吸入剂”为例加以介绍。

使用方法如下：

①打开：欲打开准纳器，用一手握住外壳，另一手的大拇指放在拇指柄上，向外推动拇指直至完全打开。当从药盒中取出准纳器时，准纳器应处于关闭位置。

②推开：握住准纳器使吸嘴对准患者的口。向外推滑动杆，直至发出“咔哒”声，表明准纳器已做好吸药的准备。每次滑动杆向后滑动时，备好一个剂量药物以供吸入。在剂量指示窗口有相应显示，告之患者不能随意拨动滑动杆，以免造成药物的浪费。

③吸入：握住准纳器并使之远离嘴。在保证平稳呼吸的前提下，尽量呼气。切记不要将气呼入准纳器中。将吸嘴放入口中，深深地平稳地吸入药物，切勿从鼻吸入。将准纳器从口中拿开，继续屏气 10 秒，在无不适的情况下尽量屏住呼吸，目的是使药物随深吸气达到气道和肺内的有效部位并增加在气道和肺内的沉积。

④关闭：将拇指放在拇指柄上，向后拉，发出“咔哒”声表明关闭。滑动杆自动返回原有位置，并复位。准纳器又可用于下一次吸药。

⑤漱口：用温开水漱口，将漱口水吐出，不要做吞咽的动作，目的是减少口腔和咽喉的药物沉积，降低声音嘶哑和口咽念珠菌感染等局部不良反应的发生率。

⑥请定期用干纸巾擦拭吸嘴。

⑦当指示窗显示“0”，即使用完毕。

其他吸入装置的使用区别：布地奈德福莫特罗吸入粉雾剂（Ⅱ）是握住底

部红色部分和都保中间部分，向某一方向旋转到底，再向反方向旋转到底，如此完成一次装药。在此过程中，会听到一次“咔哒”声。布地奈德福莫特罗吸入粉雾剂（Ⅱ）是每20个剂量才有标识，而沙美特罗氟替卡松粉吸入剂是每个剂量均有标识。

（4）滴眼剂。

使用要求：用棉签擦拭眼睛周围分泌物。佩戴隐形眼镜者，要将其摘下。

使用方法：

①打开瓶盖。将盖子倒立在桌面，防止污染。

②第一次使用时，挤出一滴废弃。取坐位或仰卧位，头稍向后仰，眼睛睁开向上看。

③手持药瓶，悬空垂直向下将一滴眼药水滴入下眼睑内。瓶口距离眼睛3～4cm，请注意不要将滴头接触眼睑。

④轻轻闭眼，用食指按压内眼角并休息1～2分钟。用干净的纱布或棉签擦去流出的药液。

⑤滴药完成后，应将药品盖好，按说明书要求保存。

（5）滴鼻剂。

使用要求：擤鼻。排尽鼻腔分泌物，若鼻腔有干痂，可用温盐水清洗鼻腔，待干痂变软取出后再用药。

使用方法：

①打开瓶盖，将盖子倒立在桌面，防止污染。

②头部后仰，使鼻孔朝上。滴鼻前先呼气，然后瓶口垂直向下将1～3滴药水缓缓滴入鼻孔内，注意瓶口不要接触到鼻黏膜。

③滴药完成后保持仰位1分钟左右，使滴鼻剂充分到达作用部位。

④如滴鼻剂流入口腔，可将其吐出。

⑤滴药完成后，应将瓶盖盖好，按说明书要求保存。

（6）胰岛素装置。

使用要求：

①提前30分钟取出胰岛素笔芯，在室温下回暖。

②洗手。

③核对胰岛素笔芯（包括核对胰岛素的剂型，检查胰岛素笔芯有无破损或漏液，检查笔芯中的药液性状，并确认在有效期内）。

使用方法：

①安装胰岛素笔芯，胰岛素笔与胰岛素笔芯必须匹配。

②若是混合胰岛素，应将其充分混匀：将胰岛素笔平放在手心，水平滚动10次，然后用双手夹住胰岛素笔，通过肘关节和前臂的上下摆动，上下翻动10次，使瓶内药液充分混匀，直至胰岛素转变成均匀的云雾状白色液体。

③安装胰岛素笔用针头。

④排尽胰岛素笔芯内空气，切记使用前及更换笔芯后均应排尽笔芯内空气。

⑤将剂量旋钮旋至所需刻度。

⑥检查和消毒（75%乙醇消毒）注射部位。

⑦运用合适的注射手法，捏皮及选取合适的进针角度。

⑧快速进针，缓慢注射药物。

⑨注射完毕有“咔哒”提示音提醒注射完毕，针头留置至少10秒。

⑩拔出针头。针头套上外针帽后规范丢弃。

注意事项：如果是带装置的胰岛素，例如特充，使用步骤①③可以省略。

4. 药品的贮存与管理

（1）药房药品的贮存与管理。

①药品应按照药品剂型或药理类别分类贮存，根据实际情况制定分类方法，安全保管、科学养护、保证质量、减少损耗。

②药品贮存区域实行色标管理，药品待验区（架）、质量疑问药品待验区（架）、退货药品区（架）为黄色，合格药品区（架）为绿色，不合格药品区（架）为红色。

③应根据药物性质和贮存量配置温、湿度控制系统，贮存区域相对湿度应保持在35%～75%，需低温冷藏保存的药品应存放在冷藏室或冷藏柜中，按包装标示的温度要求贮存。药品贮存区域有冷藏、避光、通风、防火、防虫、防鼠、防盗设施和措施；药品应贮存在货柜、货架、垛架、冷藏柜、专柜等设施设备内，贮存药品的设施设备应保持清洁卫生，防止人为污染。

④药品分类贮存应遵循以下原则：防腐剂、外用药、消毒剂等药品与内服药、注射剂分区储存；药品垛堆应留有一定距离，与地面的间距不小于10cm，搬运和堆垛应严格按照药品外包装图示、标志规范操作，不倒置、不混垛，并控制堆放高度。

⑤药品贮存所需设备、仪器按规定应进行强制检定的，每年须强制检定一次，并有记录，其他仪器应建设备登记卡及管理台账，以确保运行正常。

⑥麻醉药品、精神药品、医疗用毒性药品、放射性药品等特殊管理的药

品，应当按照国家和医院有关规定存放。

（2）病区备用药品的贮存与管理。

①备用药品是指临床科室按医疗需要备用，以便及时取用的药品。备用药品包括抢救车药品、出诊箱药品、麻醉药品和第一类精神药品、大容量注射液、其他药品等。

②备用药品应分类存放，做到：药品与非药品分开存放；口服药品、外用药、注射剂分开存放；药品存放处标签清晰；备用麻醉药品、第一类精神药品等特殊管理药品，以及高危药品、易混淆药品均应有全院统一的专用标志。

③贮存备用药品的房间应有温湿度记录，贮存条件符合药品说明书要求，一般药品按照有效期“近期先出、先进先出”的原则摆放，小容量注射剂按有效期“左进右出”摆放。

④备用药品如存放在非原包装药盒中，应在避光盒外贴有原包装药盒标签，以便区分。

（3）家庭药品的贮存与管理。

《从对北京居民用药安全知信行的探索性调查看公众用药误区》指出：部分居民不清楚不同药品的贮存条件，约半数居民承认并不关注说明书中的药品贮存条件等项目，缺乏仔细阅读药品说明书的习惯，而更多的是按照自身经验贮存药品。

家庭药品贮存注意事项：

①常用药品应集中存放，并尽量远离儿童。

②内服药与外用药分开存放，必要时粘贴不同颜色的标签以区别开。

③保存药品的原包装与说明书。

④注意须冷藏的药品的贮存温度，中成药（如蜜丸）怕受潮、发霉、生虫等，因此应放在通风、干燥、阴凉处。

⑤药品应固定地点存放，应方便取用，卧室和客厅为首选，而不宜放在厨房、厕所、阳台。

⑥定期清查药箱，淘汰超过有效期或变质的药物。

家庭不宜长期留存药品的“八原则”：①药品有效期太短，例如医院制剂。②注射剂。③药品包装破损。④易受潮后变质，易分解变质的药品，如维生素C片。⑤药品超过有效期。⑥不常用的药物。⑦药品名称标识不清或未标明效期。⑧不易掌握适应证及用法用量的药品。

第二节 国内外慢性病管理中的药学服务模式

一、国外慢性病管理中的药学服务模式简介

慢性病管理是指组织慢性病专业医生、药师、护士和营养师等作为一个医疗团队，为慢性病患者提供全面、连续、主动的管理，以达到促进健康、延缓疾病进程和降低伤残率、降低医药费用目的的一种科学管理模式。

药师作为慢性病管理团队中的一员，其主要的职责是为慢性病患者提供药物治疗管理服务。药物治疗管理服务是在药物治疗管理的基础上发展而来的，药物治疗管理最早可追溯到 1987 年 Hepler 等人提出的“药学服务”。1997 年，美国临床药师协会提出医师与药师共同合作的协作药物治疗管理新概念，即最大限度地利用临床药师的药学专业技术优势对患者的药物治疗过程等进行管理。随着临床药学服务的蓬勃发展，临床药师在诊疗过程中的作用逐渐受到认可，2003 年，美国医疗保险现代法案提出药物治疗管理，要求为医疗保险 D 计划联邦老年人（参加医保的慢性病患者）提供药物治疗管理福利，降低医保费用。药物治疗管理服务则是在药物治疗管理的基础上更加强调药师为患者提供药学服务的方法，包括全面和有针对性的药品信息、疾病管理、用药教育、用药咨询、疫苗接种、保健服务、健康筛查、营养咨询、健康风险评估、床旁检测、合作护理等多方面的服务。其宗旨在于通过药师全面参与慢性病患者健康管理，为患者提供科学的药学服务，改善临床效果并减轻医疗负担。药物治疗管理服务主要包括 5 个核心要素：药物治疗回顾、患者用药记录、患者的药物治疗行动计划、干预/或转诊及记录和随访。药师对于符合条件的患者进行接诊，整合患者的所有用药并整理成用药记录表格以备患者随身携带，及时发现其中的用药问题，与患者一起制订治疗行动计划，包括药物及饮食、运动等生活方式的改变，及时对患者的用药问题提出干预或转诊并记录，及时随访。目前药物治疗管理服务模式多种多样，如面对面服务及远程可视电话服务等。药物治疗管理有别于疾病状态管理，其焦点在药物上；有别于患者咨询，其不依赖药品调剂；有别于目前的药学服务，其更加主动地联系患者并发现问题。由此可见，对于符合条件的患者，药物治疗管理服务贯穿于患者的整个治疗过程并将使患者受益终身。现今，药物治疗管理服务已经在美国各大药店及

医院成熟运行并已取得明显的经济收益，患者的依从性也有所改善。同时，药物治疗管理服务还运用于临床各亚专业，如内分泌、骨质疏松、帕金森病等专业，效果显著。2017 年，美国医疗保险与医疗补助服务中心又推出了新的增强版的药物治疗管理，继续要求为符合要求受益人的每一种处方药物计划提供药物治疗管理服务，并提出奖励政策以激励落实。其他国家也推出了类似于药物治疗管理的药物治疗意见项目计划以充分发挥临床药师、执业药师的价值。药物治疗管理服务在美国的成功发展对我国的药学服务，尤其是药师参与到慢性病患者的药物治疗管理有较大的借鉴作用。

二、我国慢性病管理中的药学服务模式

随着我国临床药学事业的不断发展，药师也逐渐参与到了慢性病患者的管理中。我国药师目前已通过各个环节参与到慢性病患者的药物治疗管理中，从院前的用药咨询到院中的处方审核、用药教育，再到出院后对患者进行用药监护、药物治疗方案的评估与优化，不仅在院内为患者提供药学门诊服务，还深入社区和家庭中为患者提供相应的药学服务，满足不同患者的药学服务需求。借助互联网与 5G 技术，药师还为患者提供“互联网+”药学服务，实现了问题的及时沟通与处置，大大提升了服务效率。下面就我国药师为慢性病患者提供的药学服务进行介绍。

第三节　药学服务模式与慢性病管理

一、处方审核

（一）处方审核的基本要求

（1）所有处方均应当经审核通过后方可进入划价收费和调配环节，未经审核通过的处方不得收费和调配。

（2）医疗机构从事处方审核工作的药师应符合以下条件：

①取得药师及以上药学专业技术职务任职资格。

②具有 3 年及以上门（急）诊或病区处方调配工作经验，接受过处方审核

相应岗位的专业知识培训并考核合格。

③负责麻醉药品、精神药品、抗菌药物处方审核的药师还应当接受过相关培训并考核合格。

(3) 药师是处方审核工作的第一责任人。药师应当对处方各项内容进行逐一审核。经审核后，药师认为存在用药不适宜时，应当告知处方医师，建议其修改或者重新开具处方；药师发现不合理用药，处方医师不同意修改时，药师应当做好记录并纳入处方点评；药师发现严重不合理用药或者用药错误时，应当拒绝调配，及时告知处方医师并记录，按照有关规定报告。

(4) 医疗机构应当积极推进处方审核信息化，通过信息系统为处方审核提供必要的信息，如电子处方以及医学相关检查、检验学资料，现病史，既往史，用药史，过敏史等电子病历信息。信息系统内置审方规则应当由医疗机构制定或经医疗机构审核确认，并有明确的临床用药依据。医疗机构可以通过相关信息系统辅助药师开展处方审核。对信息系统筛选出的不合理处方及信息系统不能审核的部分，应当由药师进行人工审核。

(5) 医疗机构应当制定信息系统相关的安全保密制度，防止药品、患者用药等信息泄露，制订相应的信息系统故障应急预案。

(二) 处方审核的内容

1. 合法性审核

(1) 处方开具人是否根据《中华人民共和国执业医师法》取得医师资格，并进行执业注册。

(2) 处方开具时，处方医师是否根据《处方管理办法》在执业地点取得处方权。

(3) 麻醉药品、第一类精神药品、医疗用毒性药品、放射性药品、抗菌药物等特殊药品处方，是否由具有相应处方权的医师开具。

2. 规范性审核

(1) 处方要符合规定的标准和格式，处方医师签名或加盖的专用签章有无备案，电子处方要有处方医师的电子签名。

(2) 处方前记、正文和后记要符合《处方管理办法》等有关规定，文字要正确、清晰、完整。

(3) 处方条目要规范、正确。

（4）年龄应当为实足年龄，新生儿、婴幼儿应当写日、月龄，必要时要注明体重。

（5）中药饮片、中药注射剂要单独开具处方。

（6）开具西药、中成药处方时，每一种药品应当另起一行，每张处方不得超过5种药品。

（7）药品名称应当使用经药品监督管理部门批准并公布的药品通用名称、新活性化合物的专利药品名称和复方制剂药品名称，或使用由卫生部公布的药品习惯名称；医院制剂应当使用药品监督管理部门正式批准的名称。

（8）药品剂量、规格、用法用量准确清楚，符合《处方管理办法》规定，不得使用“遵医嘱”“自用”等含糊不清字句。

（9）普通药品处方量及处方效期符合《处方管理办法》的规定，抗菌药物、麻醉药品、精神药品、医疗用毒性药品、放射性药品、易制毒化学品等的使用符合相关管理规定。

（10）中药饮片、中成药的处方书写应当符合《中药处方格式及书写规范》。

3. 适宜性审核

（1）西药及中成药处方，应当审核以下项目：

①处方用药与诊断是否相符。

②规定必须做皮试的药品，是否注明过敏试验及结果的判定。

③处方剂量、用法是否正确，单次处方总量是否符合规定。

④选用剂型与给药途径是否适宜。

⑤是否有重复给药和相互作用情况，包括西药之间、中成药之间、中成药与西药之间、中成药与中药饮片之间是否存在重复给药和有临床意义的相互作用。

⑥是否存在配伍禁忌。

⑦是否有用药禁忌：儿童、老年人、孕妇及哺乳期妇女、脏器功能不全患者用药是否有禁忌使用的药物，患者用药是否有食物及药物过敏史禁忌证、诊断禁忌证、疾病史禁忌证与性别禁忌证。

⑧溶媒的选择、用法用量是否适宜，静脉输注的药品给药速度是否适宜。

⑨是否存在其他用药不适宜情况。

（2）中药饮片处方，应当审核以下项目：

①中药饮片处方用药与中医诊断（病名和证型）是否相符。

②饮片的名称、炮制品选用是否正确，煎法、用法、脚注等是否完整、

准确。

③毒麻贵细饮片是否按规定开方。

④特殊人群如儿童、老年人、孕妇及哺乳期妇女、脏器功能不全患者用药是否有禁忌使用的药物。

⑤是否存在其他用药不适宜情况。

（三）处方审核的依据和流程

1. 处方审核的依据

（1）处方审核常用临床用药依据：国家药品管理相关法律法规和规范性文件，临床诊疗规范、指南，临床路径，药品说明书，国家处方集等。

（2）医疗机构可以结合实际，由药事管理与药物治疗学委员会充分考虑患者用药安全性、有效性、经济性、依从性等综合因素，参考专业学（协）会及临床专家认可的临床规范、指南等，制订适合本机构的临床用药规范、指南，为处方审核提供依据。

（3）医疗机构制订的适合本机构的临床用药规范、指南，或建立的超说明书用药目录，应能根据药品信息变化和临床用药进展，进行定期更新。

2. 处方审核的流程

（1）药师接收待审核处方后，对处方进行合法性、规范性、适宜性审核。

（2）若经审核判定为合理处方，药师在纸质处方上手写签名（或加盖专用印章）、在电子处方上进行电子签名，处方经药师签名后进入收费和调配环节。

（3）若经审核判定为不合理处方，由药师负责联系处方医师，请其确认或重新开具处方，并再次进入处方审核流程。如处方医师不同意修改或重新开具处方，药师应当做好记录。对于严重不合理用药或者错误用药，应当拒绝审核通过，并上报医务部门。

（4）对于特殊人群（如老年人、儿童、妊娠期与哺乳期妇女、肝肾功能不全者等）处方、特殊药品（麻醉药品、精神药品、易制毒药品、高警示药品等）处方，药师应加强审核，并在明确处方用药合理的情况下通过放行。

（5）对于无法准确判断合理性的处方，处方审核药师应与处方医师沟通联系，必要时向上级药师、处方科室上级医师或处方审核专家组寻求技术支持。

（6）医疗机构应保证处方审核的全过程可以追溯，对于处方审核过程中发现的问题，药师应及时采取处理措施，并做好记录，相关记录应可溯源。

（四）处方审核的质量管理与评价

（1）处方审核的质量管理以自我监测评价为主，以行政部门干预评价为辅。

（2）医疗机构应当在医院药事管理与药物治疗学委员会（组）和医疗质量管理委员会领导下设立处方审核质量管理小组或指定专（兼）职人员，定期对机构内处方审核质量开展监测与评价，包括对信息系统审核的处方进行抽查，发现问题及时改进。

（3）医疗机构应支持从事处方审核的药师参加药品与临床药物治疗相关学术会议、培训班等活动，鼓励参与查房、会诊、疑难危重或死亡病例讨论等医疗活动。

（4）医疗机构应建立处方审核质量监测指标体系，定期通过处方点评等途径，对处方审核的数量、质量、效率和效果等进行评价，评价指标应至少包括处方审核率、处方干预率、处方合理率等。具体包括以下内容：

①审核处方科室覆盖率和医师覆盖率。

②处方合理性判断错误率、处方干预正确率和成功率。

③单张或单人处方应答时间、干预时间。

④各类不规范处方、用药不适宜处方、超常处方数量及占比。

（5）医疗机构应根据本机构实际情况，针对临床用药过程中存在的问题或重点问题，制订阶段性评价指标，评估问题和问题改进情况。

（6）医疗机构应建立包括以下内容的处方审核质量持续改进措施：

①药学部门或处方审核药师对处方审核工作中发现或存在的问题，及时采取改进措施。

②药学部门定期对不合理处方情况进行汇总、统计，上报医务部门、药事管理与药物治疗学委员会（组）。

③医务部门定期将不合理处方情况进行公示，并将具体处方或问题反馈至临床科室和相关医师。

④在药事管理与药物治疗学委员会（组）指导下，医务部门针对药学部门反馈的问题，会同临床科室，提出整改措施，并督促相关科室落实、执行。

⑤药学部门、医务部门、临床科室定期对处方审核过程中发现或暴露的问题进行再次评价，了解整改状况，针对再次评价过程中仍然存在的问题，应进一步采取改进措施，督促相关问题的解决。

（7）对于医务部门、临床科室或人员采取的改进措施和改进效果，医疗机构应有相应记录。县级以上卫生健康行政部门（含中医药主管部门）可以组织或委托第三方对其核发《医疗机构执业许可证》的医疗机构处方审核质量进行检查评价。

二、药学门诊

（一）药学门诊的定义

药学门诊是指医疗机构具有药学专业技术优势的药师为患者提供用药评估、用药调整、用药计划、用药教育、随访指导等一系列专业化服务。

（二）开展药学门诊的基本要求

1. 药学门诊药师资质要求

（1）取得临床药师岗位培训证书、主管药师及以上专业技术职务任职资格，并从事临床药学工作 2 年及以上。

（2）具有高级职称、从事临床药学工作 2 年及以上。

2. 工作场地和实施的要求

（1）根据实际情况每周应设置固定的门诊时间。

（2）诊室电脑安装有门诊出诊系统、住院病历系统、药房系统，可以查询患者门诊及住院诊断、检验、检查、用药等资料。

（3）应配备专业参考书籍、文献数据库、用药教育材料、教具、相关法规及制度汇编等药学工具。

（4）有条件的医疗机构应配备药师工作站，为患者建档管理，并制定信息系统相关的保密安全制度。

3. 岗位制度与职责

（1）制度：建立完善的药学门诊管理制度，包括日常工作制度、首诊负责制度、团队协作制度等，内容应涵盖门诊运行管理、患者安全管理、预约就诊管理、诊室环境管理、便民服务及健康教育管理、患者合法权益管理等。

（2）职责：

①评估患者的疾病情况、过敏史、药物治疗方案等，利用药学专业知识，解答患者有关药品及用药的问题。

②帮助患者正确使用药品，提高用药依从性；为患者提供多重用药的处方精简服务或药物治疗管理服务，进行慢性病管理的跟踪随访。

③根据患者药物浓度、基因型等情况，指导患者正确服用药物，提高用药依从性和疗效。

④为患者提供用药教育，指导患者合理、安全用药，向公众宣传合理用药知识、药物不良反应的防范知识。

⑤提供特殊人群用药指导，包括老年人、儿童、妊娠期和哺乳期妇女等患者的用药指导。

⑥为患者建立门诊用药病历或药历，进行随访，追踪用药疗效和安全，对患者进行用药个体化指导。

⑦出诊药师应做到礼貌、热情、大方，说话和气文明，耐心解决患者的问题，展示良好的医德医风，保护患者的隐私。

（三）药学门诊的形式

1. 药学综合门诊

药学综合门诊便于药师与患者形成良好的互动关系，加强情感上的交流，但往往咨询范围较广，涉及多学科及多重药物，用药复杂，对药师专业知识和综合服务能力要求高。

2. 医师和药师联合门诊

医师和药师联合门诊指由药师与医师在同一诊室或相邻诊室针对某类疾病患者或者特殊用药患者进行共同诊治的门诊形式。药师主要进行用药评估、药物调整、精简及用药教育等。医生重点进行病情评估，拟订治疗方案。

3. 药学专科门诊

药学专科门诊主要是指基于某一类药物治疗管理或针对某一病种的用药由药师主导的门诊，如器官移植术后患者、心脏瓣膜置换术后使用华法林患者的门诊。该形式社会认可度高，药师独立性强、主动性好，能较好体现药师专业价值。

4. 其他类型的药学门诊

(1) 多学科联合门诊：指由多个临床科室、药学、护理及医技部门等专家组成团队，针对诊治疑难或治疗困难疾病，为患者提供精准的一站式诊疗服务。

(2) 专科化的在线药学咨询门诊：有资质的互联网医院，通过微信公众号、患者客户端等开设专科化的在线药学咨询门诊，指导患者科学合理用药，提供用药知识宣传教育，解决患者药物使用中遇到的问题，探索开展对慢性病患者的定时提醒、用药随访、药物调整等工作，重点是同时患有多重慢性病的老年患者，以保障用药安全。

（四）药学门诊的服务流程

药学门诊的服务流程图如图 6-2 所示。

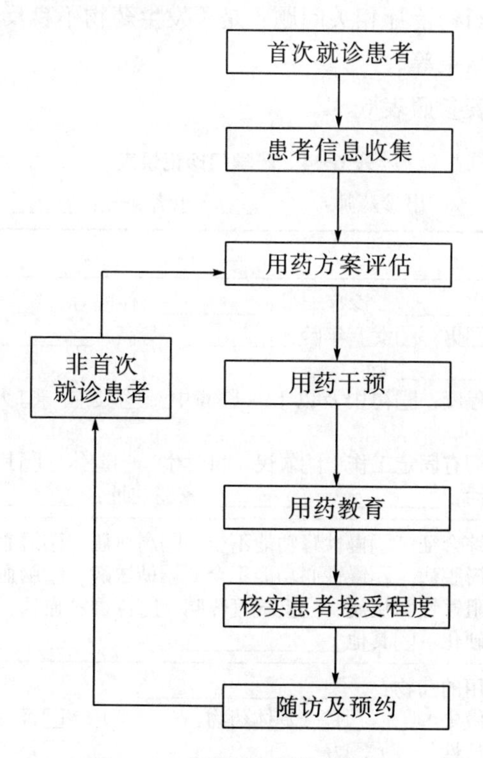

图 6-2　药学门诊服务流程图

1. 首次就诊的患者

（1）收集与建立患者药物治疗管理档案：包括现病史、既往史、用药史、过敏史、家族史与不良反应史，生活习惯与饮食习惯，生育计划、手术计划等。

（2）用药方案评估：评估各疾病用药方案、疗效以及是否存在不良反应，评估患者是否存在药物治疗相关问题，评估患者对疾病和用药的认知度和依从性。

（3）用药干预：针对药物治疗相关问题，进行适当干预，如处方精简、药物调整，必要时与患者的主诊医师沟通，制作个人药物记录表，方便患者居家用药管理，就医时向其他医务人员提供用药信息。

（4）用药教育：为患者提供个体化的用药教育以及生活方式调整建议和饮食教育，发放相关的宣教材料。

（5）随访：根据患者情况制订随访计划，随访内容包括药物治疗目标评价、是否出现新的药物治疗相关问题、是否发生药物不良反应、用药依从性是否良好、跟踪检查结果等。

药学门诊记录表参照表6-4。

表6-4 药学门诊记录表

就诊日期：________ 出诊药师：________ 患者编号：________

项目	内容
基本信息	姓名：________ 诊疗卡号：________ 住院号：________ 性别：□男 □女 年龄：________ 身高：________ cm 体重：________ kg 受教育程度：□初中及以下 □高中 □大专 □大学本科 □硕士及以上 职业：□有固定工作 □农民 □学生 □退休 □其他________ 联系电话：________________ 家庭住址：________________
临床诊断	□肾病综合征 □慢性肾功能不全 □高血压 □冠心病 □肝功能不全 □心脏瓣膜病 □慢性心功能不全 □糖尿病 □脑血管病 □高脂血症 □慢性阻塞性肺疾病 □支气管哮喘 □深静脉血栓 □高尿酸血症 □动脉硬化 □其他________________
用药史	正在使用的药物：________________ 药物过敏史 □是（具体药物： ） □否 用药依从性 □好 □差 怀孕或准备怀孕 □是（ 周） □否 母乳喂养 □是 □否 计划手术 □是（手术名称： ） □否

续表6－4

项目	内容
对药物了解程度	用药目的 □清楚 □不清楚 用药方法 □清楚 □不清楚 用药注意事项 □清楚 □不清楚 合并用药 □清楚 □不清楚
病史简述	
咨询内容	□基因检测个体化治疗 □血药浓度监测 □抗凝管理 □慢性病管理 □其他
	咨询问题：
治疗方案	
用药指导	□药物名称与用途 □用药方法 □不良反应/用药注意事项 □药物/食物相互作用 □特殊存储要求 □其他
	药师建议：
患者满意度	您认为药师对药物的讲解（ ） A. 很详细 B. 较详细 C. 一般 D. 不详细 E. 很不详细 药师是否解决了您的问题（ ） A. 解决了 B. 部分解决 C. 没有解决 您对临床药师的服务（ ） A. 很满意 B. 较满意 C. 一般 D. 不满意 E. 很不满意 患者签名：________年____月____日
备注	本次门诊的费用是（ ）元
随访	
治疗小结	

2. 非首次就诊的患者

根据患者既往就诊记录和用药情况，结合患者的病情变化、药品不良反应及患者的愿景期望等重新评估药物治疗相关问题，采取相关措施。

（五）药学门诊的重点服务对象

药学门诊应限定出诊药师服务对象和执业范围，以利于明确药师职责，规范药学服务内容，体现药学服务的特点。以下人群为药学门诊的重点服务对象：

(1) 患有一种或多种慢性病的患者，包括慢性肾脏病、移植术后、高血压、冠心病、糖尿病、痛风与高尿酸血症、癫痫、哮喘、慢性阻塞性肺疾病、骨质疏松、类风湿关节炎、甲状腺疾病等需长期服药的患者。

(2) 特殊人群：包括老年人、儿童、妊娠期和哺乳期妇女、肝肾功能不全者等。

(3) 正在服用治疗窗狭窄的药物，如抗凝药物、免疫抑制剂等的患者或需药物浓度监测、基因型指导个体化用药的患者。

(4) 服用5种或更多药物（包括处方药和非处方药、中草药以及其他保健品）的患者，需要药物治疗管理的患者。

(5) 怀疑发生药物不良反应的患者。

(6) 正在服用特殊药物，包括高警示药品、糖皮质激素、特殊剂型药物、特殊给药时间药物等的患者。

（六）药学门诊的质量控制与评价

(1) 定期对药学门诊工作进行考核检查。可根据临床指标、人文指标、经济指标等制定符合本机构实际情况的考核内容和标准，定期考核，做好考核记录。

(2) 定期总结药学门诊经验，例如：患者用药方面的需求情况、如何增加患者就诊数量，如何提高医师及患者的认可度及满意度，如何避免执业法律风险等，不断持续改进。

(3) 出诊药师应积极参与学术交流学习，积极开展科学研究，探索适宜的药学门诊工作模式，推进药学门诊可持续发展。

(4) 开展相关大样本的研究，促进药学门诊服务标准化、规范化。

三、用药咨询

药师依据处方正确调配药品，交予患者后并不能保证药物发挥其预期作用，也不能满足患者对于合理用药的需求。开展用药咨询与教育是药师服务临床、服务患者的重要途径，其意义显著。对药师自身来说，有利于提高专业知识水平，提高形象和地位；对医护人员来说，可以解决其工作中遇到的药学方面的问题，减轻工作负担，促进理解与沟通，有利于临床工作的开展；对患者来说，可以提高用药依从性，防范不良反应，促进安全合理用药，改善医患关系。

（一）用药咨询的定义

用药咨询，是指药学人员利用药学专业知识和工具向患者、家属、医务人员以及公众提供药物信息，宣传合理用药知识，交流与用药相关问题的过程。

（二）医疗机构开展用药咨询的基本要求

开展用药咨询的医疗机构，应当满足以下几点要求：

（1）医疗机构应当设立用药咨询场所，并公示用药咨询联系方式，根据医疗机构的具体情况配备用药咨询必备的材料，如常用医药工具书、数据库、软件、药品使用教具及用药宣教材料等。有条件的医疗机构，宜配备用药信息自助查询终端。此外，互联网医院还可通过网络问诊的方式开展用药咨询工作。

（2）医疗机构应该根据本机构的实际情况，建立用药咨询相关制度、操作规程和工作记录。

（3）医疗机构从事用药咨询工作的药师应具有主管药师及以上专业技术职务任职资格，必须具备相关学科的基础知识：

①了解人体正常的生命活动规律。

②熟练掌握本机构常用药品的名称、规格、用法用量、适应证、禁忌证、药理作用、药物-药物及药物-食物相互作用、主要不良反应及注意事项。

③掌握药品不良反应识别、评价和上报流程。

④掌握特殊剂型药品的使用等技能。

⑤掌握常用医药工具书、数据库和软件等的信息检索方法。

⑥具备很强的沟通能力与聆听能力，遵循相互尊重、平等交流的原则，积极与临床医师、护士、患者进行沟通交流，以专业素养赢得医护人员和患者的信任。

（三）用药咨询的实施过程

用药咨询的范围非常广泛，在药学服务从以“药”为中心，逐步向以“人”为中心转变的过程中，与药相关的人员都是用药咨询的对象。用药咨询的服务对象包含患者、医师、护士、社会公众，不同的对象，其需要了解的药品相关知识会有所差异。

药师提供用药咨询的方式可包括面对面咨询、电话咨询和互联网咨询，用药咨询内容可包括药品的名称、用法用量、疗效、用药注意事项、药物间相互作用、贮存方法、药品不良反应识别及处置，以及特殊剂型药物指导、患者用药教育和疾病的预防等。药师提供用药咨询服务时，应根据不同的咨询问题及服务对象，进行针对性的解答。医疗机构应建立规范的用药咨询流程，包括咨询者接待、询问咨询者需求、采集用药史及相关病史、分析评估、及时回答咨询者问题（图 6－3）。原则上，用药咨询药师应在当日完成用药咨询服务；对于复杂问题、特殊问题，可在征得咨询者同意的情况下，择日回复。用药咨询药师在提供用药咨询服务时，应及时对相关信息进行记录，记录方式包括电子记录和书面记录，记录内容应包括咨询者姓名、性别、出生年月日、药品名称、咨询问题、解答内容以及参考依据等。用药咨询记录表可参照表 6－5。用药咨询药师应定期对咨询记录进行总结分析，并分享代表性案例。

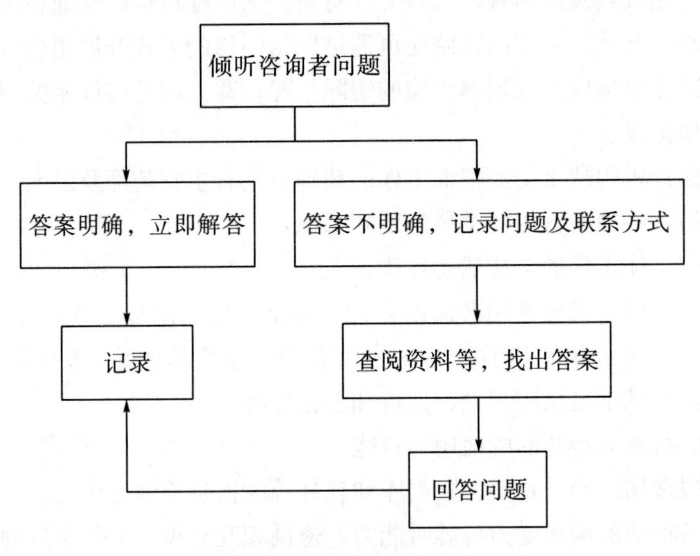

图 6－3　用药咨询流程图

表 6－5　用药咨询记录表

姓名		性别	男□　女□	出生日期	年　月　日
咨询对象	患者□　医务人员□		特殊人群	妊娠期□　哺乳期□　否□	
咨询日期	年　月　日		咨询方式	面对面□　电话□　互联网□	
咨询内容					

续表6－5

<table>
<tr><td>回答内容</td><td colspan="3"></td></tr>
<tr><td rowspan="4">回答依据</td><td colspan="3">药品说明书□</td></tr>
<tr><td colspan="3">医药工具书□ 名称：</td></tr>
<tr><td colspan="3">数据库□ 名称：
检索关键词：</td></tr>
<tr><td colspan="3">其他□</td></tr>
<tr><td>备注</td><td colspan="3">是否需要回访：是□，联系方式 否□
其他：</td></tr>
<tr><td>咨询时长</td><td></td><td>咨询药师签名</td><td></td></tr>
</table>

（四）用药咨询的质量控制与评价

用药咨询药师应按照以下原则提供用药咨询服务：

（1）遵守国家相关法律法规、规章制度等要求。

（2）保护患者隐私。

（3）从专业角度对咨询问题进行专业分析及评估。

（4）拒绝回复以患者自我伤害或危害他人为目的的用药咨询。

（5）对于暂时无法核实或确定的内容，应向咨询者解释，需要经核实或确定后再行回复。

（6）如用药建议与医师治疗方案不一致，应告知患者与医师进一步沟通，明确治疗方案。

（7）对超出职责或能力范围的问题，应及时进行转诊或告知咨询去向。

四、用药教育

用药教育是医院健康教育服务的重要组成部分，大多数就诊患者无论进行手术或非手术，均会使用药物治疗，这就需要对患者进行药物的使用方法、剂量、注意事项、不良反应等方面全方位的教育和指导，从而提高患者的用药依从性，消除患者的用药障碍，降低药品不良反应发生的可能性，从而达到预期治疗目标。

（一）用药教育的定义

用药教育是指对患者进行合理用药指导，为患者普及合理用药知识，目的是增强患者用药安全，预防药品不良反应的发生，提高患者用药依从性，并降低用药错误的发生率。

（二）医疗机构开展用药教育的基本要求

开展用药教育的医疗机构，应当满足以下几点要求：

（1）医疗机构应当建立专门的教室为患者提供隐私保护空间，环境宜舒适、安全、私密，适于交流；同时，能够提供检索权威数据库、中英文期刊的电脑设备和各种形式的用药教育材料，如药品说明书、特殊剂型药物或装置的演示模型、用药指导单、药物或疾病介绍手册以及特殊教具、适于视障人士的专用贴纸等。

（2）医疗机构的药学部门应负责建立适合本机构的用药教育管理工作制度、操作规程和工作记录。医疗机构应制订用药教育管理、评估与持续改进方案，负责对用药教育全过程的指导、检查、考核及评价。

（3）医疗机构从事用药教育工作的药师应具有药师及以上专业技术职务任职资格。开展用药教育工作的药师需掌握以下技能：

①应熟练掌握常用药品的用法用量、特殊人群注意事项、常见和严重药品不良反应、药物相互作用、药代动力学、用药期间需监测的指标和监测频率、药品贮存和运输注意事项等知识。

②应熟练掌握常用医药工具书、数据库、软件、医药专业网站的使用方法。

③应具备亲和力、共情力，通过倾听、观察患者非语言信息等了解患者的具体需求。

④应善于引导患者，使用开放式询问，避免暗示性提问。

（三）用药教育的实施过程

用药教育方式包括语言教育、书面教育、实物演示、可视听辅助设备辅助、宣教讲座、电话或互联网教育等。对门诊发药窗口的患者，宜以语言教育、用药注意事项标签、用药交代与指导单等方式实施用药教育。

当发药窗口无法满足患者用药教育需求时，应引导患者至相对独立、适于交流的环境中，以语言、书面、实物演示、视频演示、互联网在线教育等方式进行详细的用药教育。而对于住院患者，应于患者床旁以语言、书面、实物演示、视频演示等方式进行用药教育。社区公众可采取集中宣教讲座、科普视频宣教、电话或互联网用药教育等方式进行用药教育，对重点人群及特殊人群可开展专题专项用药教育。

1. 用药教育的基本步骤

（1）向患者自我介绍，说明此次教育的目的和预期时间。

（2）收集患者疾病史、用药史、文化程度等信息，根据初步沟通确定用药教育的方式（口头或书面），要充分考虑患者的特殊情况，如视力障碍、听力障碍、语言不通等。

（3）评估患者对自身健康问题和用药情况的了解程度及期望，能正确使用药物的能力以及对治疗的态度。

（4）通过开放式的询问，了解患者对用药目的、用药方法、用药剂量、用药疗程、用药注意事项、常见不良反应等的掌握程度；结合患者的现有用药情况，制订个体化用药教育方案。

（5）采取一种或多种适合患者的教育方式进行用药教育，使患者充分了解药物治疗的重要性和药品的正确使用方式。

（6）用药教育结束前需验证患者对药物使用知识的掌握程度，请患者复述用药教育重点内容，根据患者的接受效果调整用药教育方式，并再次进行用药教育直至患者完全掌握。

（7）如实做好用药教育记录。

2. 用药教育的主要内容

（1）药物（或药物装置）的通用名称、商品名称或其他常用名称，以及药物的治疗分类、用途及预期效果。

（2）药物的预计起效时间及未起效时的应对措施。

（3）药物剂型、给药途径、用药剂量、用药时间和用药疗程。

（4）药物的特殊剂型、特殊装置、特殊配制方法的给药说明，可依据患者的生活方式或环境进行相应的调整。

（5）用药期间应监测的症状体征及检验指标，解释药物可能对相关临床检验结果的干扰以及可能对排泄物颜色造成的影响。

（6）可能出现的常见和严重不良反应，可采取的预防措施及发生不良反应后应采取的应急措施；发生用药错误（如漏服药物）时可能产生的结果以及应采取的措施。

（7）潜在的药物－药物、药物－食物/保健品、药物－疾病及药物－环境的相互作用或禁忌。

（8）药物的适宜贮存条件，过期药物或废弃装置的适当处理。

（9）如何做好用药记录和自我监测，以及如何及时联系到药师。

对特殊人群，如老年人、儿童、妊娠期与哺乳期妇女、肝肾功能不全者、多重用药患者等，应根据其病理、生理特点及药动学、药效学等情况，制订个体化的用药教育方案，以减少药品不良反应的发生，保障患者用药安全、有效。对社区公众，应根据不同年龄、性别、职业特点，将其划分成相应的重点人群，再根据不同人群的需要，有针对性地开展相应的用药教育，内容宜以常见病的药物防治为主，青少年学生用药教育宜以药物滥用预防为主。

医疗机构应根据实际情况，在患者病历中记录药师开展的用药教育服务；若无法记录在病历中，可设计专门的用药教育记录档案。用药教育记录书写应客观、及时、规范。用药教育记录应由药学部门设专人统一管理并建立目录存档（电子档案、纸质档案均可），可供随时查阅并可追溯。

3. 用药教育的记录内容

（1）患者基本信息、疾病相关信息以及用药史、疾病史、过敏史、家族史等，以便为教育的实施提供数据支持。

（2）用药教育相关的全部药品信息，包括药品通用名称、商品名称、给药方式、剂量、疗程等。

（3）主要的用药教育内容以及来源和依据，做到有据可查。

（4）用药教育的结果，患者是接受或拒绝。

（5）药师签名并标注用药教育的时间。

（四）用药教育的质量控制与评价

药学部门应根据用药教育管理制度制订培训方案、工作计划、标准操作规程、考核方案，并有记录。同时，对用药教育工作的经验和问题定期进行总结和分析评价，反馈评价结果，制定改进措施，督导落实并有记录。药学部门应对用药教育记录的及时性和内容完整准确性实施统计分析和评价，反馈评价结果，制定改进措施，督导落实并有记录。药学部门应根据评价结果制定激励机制，促使用药教育服务的良性循环与持续改进。

五、用药监护

随着生活水平的提高，人们越来越关注自身的健康，对健康的需求日渐提高。面对日益突出的用药安全问题，人们需要药师为其提供直接的、恰当的个体化药物治疗，以优质的药学服务来提高生命质量和健康水平。人们对健康需求的不断增长与不合理用药之间的矛盾促使了用药监护的产生。

（一）用药监护的定义

用药监护根据其服务对象，有狭义与广义之分。狭义的用药监护是指医疗机构药师应用药学专业知识向住院患者提供直接的、负责任的、与药物使用相关的监护，以期提高药物治疗安全性、有效性与经济性；广义的用药监护则可以延展为药师为患者和公众提供的所有与用药相关的服务。

（二）用药监护的功能

（1）鉴别潜在的或已经发生的用药问题。
（2）解决已经发生的用药问题。
（3）防止潜在的用药问题的发生。

（三）用药监护的意义

用药监护是开展个体化药物治疗的前提与保障，也是实施精准医学和个体化治疗的重要举措。因此开展用药监护具有重要的现实意义。

1. 促进药师工作职能的转变

传统的药学服务主要是围绕药品开展，药师主要进行药品的调配和分发工作。随着我国医疗体制改革的不断深入，医院药学工作模式已经发生了巨大的转变，传统的调剂工作已逐渐被现代化的自动设备取代，因此要求药师能够转变工作职能，能够像医生和护士一样直接面对患者，以患者为中心，提供专业的、负责任的用药监护服务，对患者使用药物治疗的过程、结果和服务质量承担专业责任。

2. 为患者提供安全有效的用药监护服务

随着生活水平的提高和科技的发展，公众不再满足于药品的获得，而是更加在意药物治疗全过程中的用药监护服务。药师作为药学专业人士，可以充分发挥其“精药懂医”的特长，从药物的使用方法、注意事项、不良反应的监护与处置、药物剂量的调整等方面为患者提供高质量的、可行性强的建议，从而促进药物治疗质量和水平的提高，减少药品不良反应、用药差错的发生率和致死率，提高患者的生命质量和健康水平。

3. 提高药师的工作责任心

药师对患者的药物治疗过程负责，担负着患者用药安全的责任，因此对药师而言，用药监护既是机遇又是挑战。为了实现用药监护，要求药师既要具备丰富的理论实践知识与专业技能，也要有敏锐的洞察力，能够了解患者的诉求，发现患者用药过程中存在的问题，并提出针对性的解决方案。因此用药监护的实施可以促使药师提高对药物治疗工作的责任心，进而提高药学服务的质量与水平。

（四）医疗机构开展用药监护的基础条件

（1）医疗机构从事用药监护工作的药师应符合以下条件之一：

①经医疗机构认定可在临床药师岗位上工作。

②取得临床药师岗位培训证书。

③具有临床药学工作经验的高级职称药师。

（2）医疗机构应提供的软硬件设备包括：

①医疗机构应配备有可供查阅患者相关医疗信息的电脑，能够查阅药物信息的、可连接互联网的电脑或其他电子设备、打印机及通信设备。

②为全面评估患者用药情况，医疗机构应授予药师查阅患者用药相关医疗信息的权限。

③医疗机构宜授予药师在病历系统中记录药物治疗监护方案的权限，以保证监护过程可追溯。

④医疗机构可根据实际需要授予药师开具全部或部分医学检查项目的权限，以减少用药监护过程中患者为完善检查而再次到医生处就诊的次数。

（3）医疗机构用药监护的环境与设施应满足以下要求：

①住院患者用药监护应在患者所在病区内完成。

②患者和药师会面宜选择在安静的半隐私区域。

（五）用药监护的实施过程

1. 用药监护的实施过程包含的情形

（1）治愈疾病。
（2）消除或减轻患者症状。
（3）阻止或减缓疾病进程。
（4）防止疾病或症状的发生。

2. 用药监护实施过程的四个步骤（图6—4）

第一步：评估患者的药物治疗需求并确认已发生的和潜在的药物治疗问题。
第二步：制订用药监护计划。
第三步：实施用药监护计划。
第四步：随访评估及监测、修改用药监护计划。

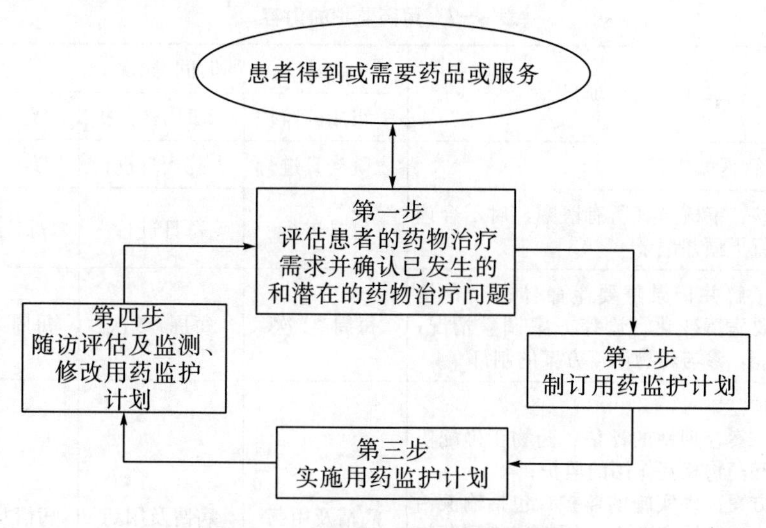

图6—4　用药监护实施的工作流程图

（六）不同级别用药监护的特点与内容

根据患者对药物治疗需求的不同、患者特殊的病理生理状态等，可将用药监护分为一级、二级和三级。各级用药监护的特点和内容分别见表6－6和表6－7。

表6－6 用药监护的特点

监护级别	特点
一级用药监护	①患者疾病为慢性病，一般不需要住院治疗； ②药物治疗方案简单，易观察患者反应； ③药师的行动较少，较少进行实验室和药动学监测； ④药师与医师联络相对较少，必要时通过书面材料或电话沟通
二级用药监护	①患者需住院治疗； ②采用多种药物治疗； ③需要进行实验室和药动学监测； ④药师需定期与医师和护士进行沟通交流
三级用药监护	①患者需要住院治疗并且疾病复杂，病情频发，涉及多个器官或系统； ②药物治疗方案复杂，联用药物多，所用药物中高风险药物或药物的作用机制比较复杂，容易发生严重不良反应； ③药师需密切关注患者的治疗效果并提供药学信息服务； ④药师需及时与医师和护士进行沟通

表6－7 用药监护的内容

用药监护项目	时间/频次		
	一级用药监护	二级用药监护	三级用药监护
药学问诊/医嘱重整	入院当日进行	入院当日进行	入院当日进行
医嘱审核：审核当日所有医嘱，对不合理医嘱进行干预并记录	每日进行	每日进行	每日进行
查房：了解并记录重要生命体征变化情况、主要病情变化、诊疗方案调整情况；如有可能，参与药物治疗方案的制订	每周≥1次	每周≥3次	每周≥5次
用药监护： ①用药方案合理性的评估：药物正确配伍的监护和药物相互作用的监护； ②用药方案正确实施的监护：包括输液治疗的安全性监护和首次使用特殊剂型药物的用药指导； ③用药方案疗效的评估； ④药品不良反应的监护； ⑤患者及家属的用药教育	病情及用药发生变化时	病情及用药发生变化时	病情及用药发生变化时

续表6－7

用药监护项目	时间/频次		
	一级用药监护	二级用药监护	三级用药监护
用药监护记录： ①患者基本生命体征及重要化验结果； ②用药监护计划的制订及执行情况； ③药物治疗方案的调整； ④药师干预内容	当日完成	当日完成	当日完成
出院教育： 对患者及家属就出院带药进行指导与用药教育	出院当日完成	出院当日完成	出院当日完成

（七）用药监护的影响因素

1. 药师的态度

具体表现为药师对药学监护缺乏充分的了解，缺乏实施的知识、动力与技巧，对这种新型的药学服务模式不适应或不愿接受。药师的主观因素已经成为妨碍用药监护实施的最大障碍。

2. 药师的能力

实施用药监护需要药师既具有扎实的药物治疗相关知识，又具有在患者药物治疗过程中发现问题和解决问题的能力，这些能力的缺乏或不足会导致药师无法为患者提供准确、详尽的用药监护服务。同时，在用药监护的过程中，药师还需与医师、护士和患者及其家属建立良好的合作关系，因此药师还需具有良好的沟通能力，否则很难胜任该项工作。

3. 系统和体制问题

受制于传统的医院药学工作体制和模式，药师对患者提供用药监护缺乏补偿机制和对应措施，收取费用方面存在困难；患者对于药师所提供的的用药监护不甚理解，导致相应的需求缺乏；药师深入临床的广度和深度不足，导致难以开拓工作。

4. 医疗团队内部的压力

部分医师、护士对于药师所提供的用药监护工作缺乏了解和认知，认为药师只需要将药品发放好即可，致使他们与药师之间不能建立良好的合作关系。

5. 科研和教育水平

目前我国的临床药学科研和教育水平不高，缺乏高水平的药物治疗专家。药学院校相关课程的缺乏、现行的药学教育模式、体制结构、经济压力、传统观念、领导缺乏重视等因素都可能影响用药监护的发展。

（八）用药监护的质量控制与评价

1. 医疗机构对住院患者用药监护质量开展监测与评价

医疗机构可以从以下几方面对住院患者用药监护质量开展监测与评价：

（1）药师是否接受过相关专业培训或资格认证，是否具备开展药学服务的专业技能和沟通能力，是否能接受药学继续教育等。

（2）是否为药师配备完善的硬件设施（如电脑、互联网等），药师是否获得查看医院信息系统、电子处方系统、药物信息查询系统等的权限。

（3）药学部门是否有人员组织架构、岗位设置、岗位职责及人员安排、药物治疗服务细则、行为准则、工作记录表、患者满意度评价表等。

（4）药师是否按照相关标准实施用药监护，包括监护对象、监护级别、监护内容等。

（5）用药监护的文档记录是否清晰、简明、可读性强、不带评判性语句、格式正确、尊重并保护患者隐私。

（6）药师是否对住院患者用药监护的工作量进行了统计，是否有针对监护结果的评价方案。

（7）药师是否对出院患者进行随访评估并监测治疗效果和修订监护计划。

2. 医疗机构实施用药监护的评价指标

（1）药师对不同级别患者实施用药监护的例次，可根据监护级别分别予以统计。

（2）比较药师实施用药监护前后患者相关监测指标的达标率、疾病复发率、平均住院日、再住院率、细菌耐药率等，完成有效性评价。

（3）评估药师实施用药监护前后患者的不良反应发生率、不合理处方发生率、因药物不良事件导致再入院率等指标，完成安全性评价。

（4）运用经济学评价方法分析药师实施用药监护前后患者的医疗成本、成本效益比等指标，完成经济性评价。

（5）比较药师实施用药监护前后患者的用药依从性、家属的配合程度等，完成依从性评价。

（6）药师可针对接受过用药监护的患者进行满意度调查，完成满意度评价。

六、用药方案评估与优化

（一）用药方案评估

用药方案评估是药师为慢性病患者进行临床药物治疗管理的关键点。药师只有对慢性病患者的用药方案进行全面、准确的评估，才能更有针对性地为慢性病患者提供正确的用药指导。

1. 用药方案评估常用的循证药学证据与标准

（1）药品说明书：主要参照原研药或最新药品说明书，结合患者当前使用药物厂家的说明书。

（2）临床指南：可以参考国内各学科专业委员会制定的临床诊疗指南、指导原则、规范、专家共识等。当国内某领域缺乏指南时，可以参考国际主流指南或共识（如 NCCN、ADA）。

（3）教材：权威机构出版的临床医学和药学教材。

（4）其他书籍：以国内外权威书籍为主，如《中国国家处方集》《中华人民共和国药典》《中华人民共和国药典临床用药须知》《热病》《桑福德抗微生物治疗指南》等。

（5）国家政策文件：国家药品监督管理部门、国家卫生行政管理部门等官方发布的相关文件。

（6）证据质量高的文献：Micrometre© 有效性等级、推荐等级Ⅱb 级或以上、证据等级 B 级或以上，在本专业 SCI Ⅰ区刊发表的随机对照试验研究。

2. 用药方案评估的内容与方法

用药方案评估的内容与方法见表 6−8。

表 6−8　用药方案评估的内容与方法

项目	评估要点	评估方法及示例（以高血压为例）
适应证	• 患者所用药物是否都有适应证； • 患者是否存在未干预的疾病或症状； • 疾病是否可以先进行非药物干预	• 查看临床诊疗指南和药品说明书等； • 询问患者未干预疾病或症状的原因，如合并糖尿病、高尿酸血症等； • 患者是否曾尝试饮食和运动干预
有效性	• 用药选择：是否根据患者的个体化情况、药物特点、药品供应保障情况和患者意愿进行选择； • 用法用量：主要疾病用药的用量是否正确，是否存在超说明书剂量使用； • 药物相互作用：影响主要疾病用药疗效的相互作用	• 根据患者检查结果，结合临床诊疗指南和药物作用特点进行评估，如初诊患者可以选择钙离子通道拮抗剂、β 受体阻滞剂等，询问患者是否愿意选择复方制剂； • 询问患者平时服用各种药品的剂量、频次和服用时间； • 查看药品说明书及相关循证医学资料，如二氢吡啶类可影响药物代谢，并能与环孢素及他克莫司产生相互作用
安全性	• 患者用药后是否出现药品不良反应； • 患者当前用药的剂量是否过大； • 合并用药是否存在重复用药； • 患者用药过程中是否存在超禁忌用药； • 患者用药疗程是否适宜	• 询问患者用药后是否出现身体不适，如用药后是否出现头晕、心慌等低血压表现； • 根据药品说明书和患者肝肾功能评估是否应减量或停药：当血钾水平升高（＞5.5mmol/L）、eGFR 降低＞30% 或肌酐水平升高＞30% 以上时，应减少血管紧张素转化酶抑制剂剂量并继续监测，必要时停药； • 查看联用药品作用机制或成分是否相同，如是否同时服用血管紧张素转化酶抑制剂和血管紧张素Ⅱ受体拮抗剂； • 确认患者的年龄或生理状态，如血管紧张素Ⅱ受体拮抗剂禁用于孕妇和高血钾或双侧肾动脉狭窄患者； • 根据疾病相关指南和患者病情确定用药的疗程
依从性	• 患者是否存在自行调整用药的习惯； • 药物是否漏服及漏服的频率； • 患者是否定期复诊或进行相关指标监测	• 询问患者各种药品的用法用量，与医嘱或处方进行对比； • 了解患者的用药体验，询问是否出现漏服的现象并了解漏服的原因； • 询问患者平常就诊和检查的频率
生活方式	患者是否存在影响当前疾病疗效或用药安全性的不良生活习惯	询问患者相关生活习惯，是否有酗酒的现象，是否不注意饮食（继续高脂高糖饮食）等

（二）用药方案优化

1. 处方精简

对于慢性病患者，多重用药及无适应证用药不仅会增加药品不良反应发生的风险，还会增加患者的医疗负担，因此对慢性病患者的用药方案进行处方精简是优化治疗方案的重要方法。处方精简的要点详见表6－9。

表6－9　处方精简要点

项目	内容
目标药物	• 患者用药后容易出现严重不良反应或药物治疗指数较窄的药物； • 患者用药后弊大于利的药物； • 患者用药后疗效不明确的药物，尤其是很多辅助用药； • 同类药物中安全性更高的药物
判断依据	• 老年人潜在不适当用药Beers标准； • 老年人不适当处方筛查工具（STOPP）标准； •《中国老年人潜在不适当用药判断标准（2017年版）》； • 药品说明书和临床实践指南
注意事项	• 处方精简应首先权衡精简的利弊，与医师进行充分沟通，并征得患者的同意； • 需要停用多种药物时，按照危害大小确定停用顺序，每次只停用1种药物； • 对于具有停药反应的药物，应建议患者逐渐减量，而不能突然直接停药； • 如果精简的药物对患者当前病情影响不大，存在潜在的用药风险或不再获益，药物精简后应严密观察患者是否出现停药反应或疾病是否复发； • 如果精简的药物已经引起明显的毒性或损害，建议精简的同时给予患者就医指导

2. 药物重整

药物重整服务模式是指药师对患者在药物治疗不同阶段所服用的药物进行全面记录和规范化的过程。其目的是在保证患者医疗安全的前提下，实现药物治疗的准确性与连续性。研究证实，慢性病患者的多重用药不仅增加了药品不良反应和药物相互作用的风险，而且导致住院次数和医疗费用增加，甚至在严重情况下可导致死亡。因此，药师可以通过对慢性病患者进行药物重整服务帮助其合理用药，减少多重用药的现象以及潜在的药品不良反应或相互作用。在进行药物重整时，首先要明确重整对象、重整类型、重整方法与步骤、注意事项等要点，详见表 6－10。

表 6－10　药物重整要点

项目	内容
重整对象	• 近期用药方案发生改变的慢性病患者； • 经常于多个不同医疗机构、不同专科、不同医师处就诊的患者； • 喜欢自行调整用药或进行自我药物治疗的患者； • 老年人、儿童、妊娠期妇女、哺乳期妇女、肝肾功能不全患者等特殊人群
重整类型	• 患者当前存在未治疗疾病或病情； • 患者当前疾病治疗未达标； • 患者当前药物的用法用量不正确； • 患者当前用药已出现明显或严重不良反应； • 患者当前用药存在不良相互作用，患者用药风险增加
重整方法与步骤	• 通过询问患者或家属，查看患者的处方或医嘱，了解自备药品或当前处方外药品或保健品的服用情况； • 为患者列出服药清单； • 比对患者当前服药清单与处方/医嘱是否一致； • 参照权威的临床诊疗指南、专家共识、医药教材等书籍，使用老年人处方遗漏筛选工具，结合处方精简的依据等进行详细评估； • 根据评估结果给出继续、停用、加用、恢复、换药等建议
注意事项	• 若药物重整仅涉及给药时间或顺序调整，药师则可为慢性病患者制定服药清单并指导患者按照清单用药； • 若药物重整涉及患者处方用药调整，药师则需就患者用药问题和调整建议与主管医师进行沟通，不能直接沟通的则由患者持药师的建议至相应医疗机构或专科进行调整

3. 处方精简和药物重整的实施方法

明确了处方精简和药物重整的要点后，关键就是如何在临床药物治疗管理过程中实施处方精简和药物重整。在实施过程中，药师应关注慢性病患者尤其是老年慢性病患者等特殊人群不宜使用的药品，及时与处方医师进行商榷修正。如果患者同期在不同医院、不同科室、不同医师处就诊，而不同的思维方式或用药习惯可导致具同类药理作用的药物重叠使用的情况，因此，此时药师也应及时与医师沟通，进行整合。处方精简和药物重整的实施方法详见图 6－5。

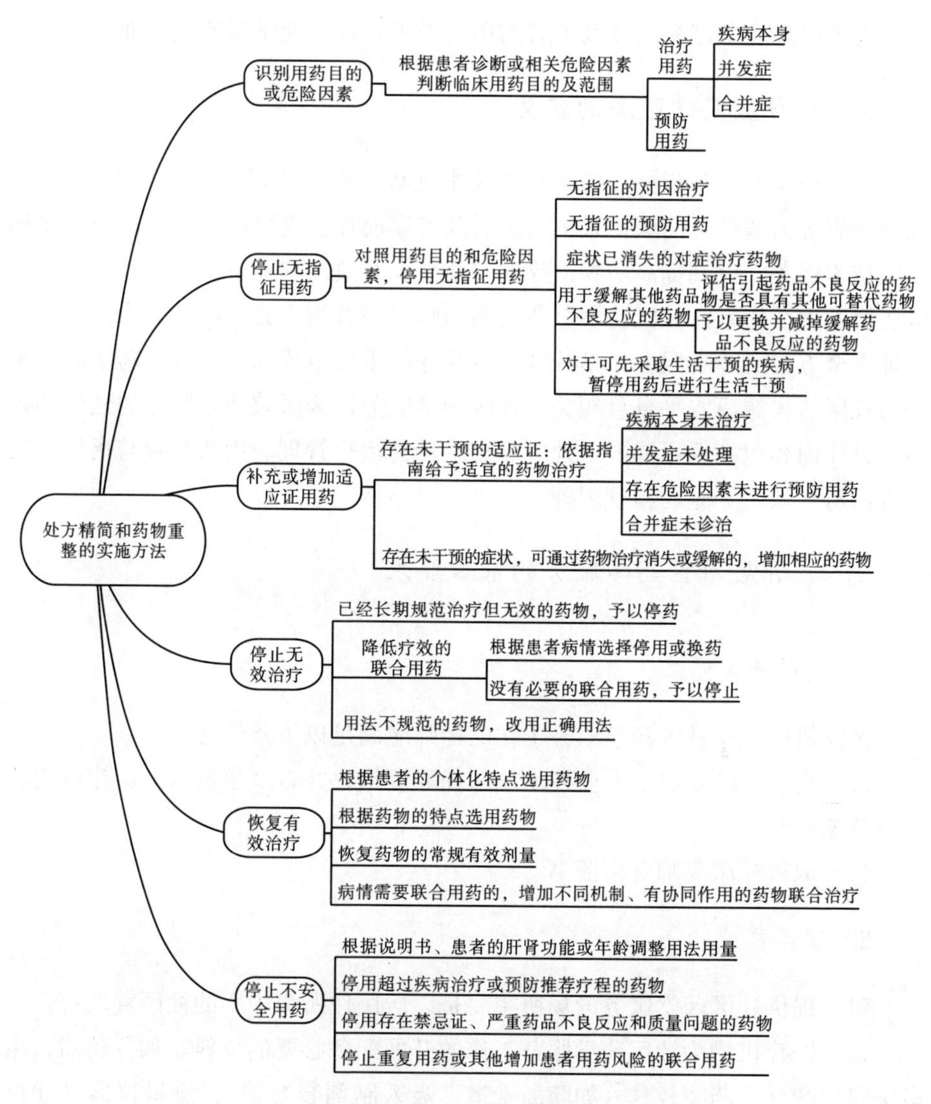

图 6-5　处方精简和药物重整的实施方法

七、社区药学服务

随着我国新一轮医疗改革的不断深入和社区卫生服务中心的快速发展，"小病进社区、大病进医院"的观念已经逐渐为社区居民所接受。多数普通疾病患者尤其是慢性病患者都会选择在本区域内的社区卫生服务机构接受医疗服务，因此社区药房、社会药店成为广大社区患者购买药品和使用药品的主要场所。为了满足越来越多的社区患者的用药需求，社区药学服务应运而生。

（一）社区药学服务的定义

社区药学服务是指拥有药学专业技术优势的药学人员以社区卫生服务站、社会药店等为载体，向医护人员、患者及其家属提供直接的、负责的与药物相关的技术服务，以期提高药物治疗的安全性、有效性和经济性，改善和提高社区居民的生活质量。社区药学服务强调药师以患者为中心，以社区为范围，主动提供全方位的药学服务，是社区卫生服务的重要组成部分。社区药学服务水平与社区居民健康水平息息相关。社区药学服务作为医院药学服务的延伸和拓展，具体内容包括但不局限于处方审核、药物治疗管理、用药教育与指导、用药咨询与宣教、家庭药箱管理等。

（二）开展社区药学服务的基本要求

1. 人员资质要求

医疗机构从事社区药学服务工作的药师应满足以下条件之一：

（1）具有药师及以上专业技术职务任职资格，并有 2 年及以上医疗机构药学服务工作经验。

（2）取得临床药师资格证书。

2. 硬件要求

（1）提供社区药学服务的场所主要是以居民住所为中心的社区宣教室。

（2）医疗机构为社区药学服务工作的开展配备必要的物料，如分药器、用药定时提醒盒、药物教具（如胰岛素笔、吸入制剂装置等）、测量仪器（如血糖仪、血压计、体重秤、峰流速仪、皮尺等器具）等。

（3）医疗机构为社区药学服务工作的开展配备必要的书籍资料等，如参考书籍、药学信息软件等。

3. 制度要求

（1）开展社区药学服务的医疗机构应按照相关要求，建立社区药学服务工作制度和操作规程。

（2）鼓励医疗机构通过信息化技术建立社区居民和慢性病患者用药管理档

案以及记录、归纳药物治疗相关问题。

（3）医疗机构应制定信息系统相关的安全保密措施，防止药品、患者等信息泄露。

（三）社区药学服务的实施

（1）社区药学服务的对象主要是社区居民，尤其是慢性病患者和老年患者。

（2）社区药学服务包括但并不限于以下内容。

①药物治疗管理。

对于基础疾病多、合并用药较多的患者，药师可为其提供药物重整和药物治疗管理服务，提出用药相关建议，并与患者的主治医师或其他专科医师进行沟通协商，最终确定患者的新用药治疗方案，由药师对患者进行全面的用药指导和用药教育。

②用药咨询。

当社区居民对自己使用的药物有疑问或者担忧时，药师可提供相关的用药咨询服务，解答患者心中的疑问，消除患者用药方面的忧虑。

③用药依从性教育。

社区工作中，药师面临的服务对象多为老年人，由于患者自身因素，如年龄、文化水平、经济因素等和药物方面的因素，如药品种类、使用方法与次数、药品不良反应等，该部分患者的用药依从性较差。药师可以通过开展不同形式的用药依从性教育来改善和提升患者的用药依从性，提高社区居民的合理用药水平。

④用药宣教工作。

只有正确使用药物，才可以充分发挥药物的疗效，从而达到药物治疗的效果。药师可以在社区通过不同形式的宣讲活动，如现场用药教育、派发合理用药宣传单/小册子、制作合理用药视频等为患者提供合理用药知识，使患者能够了解口服药物、吸入制剂、外用药物、注射制剂的使用方法、注意事项等内容。药师通过用药宣教，可以合理使用有限的医疗卫生资源，减少因错误认识而导致的危害，引导公众合理安全用药，减少药品引起的不良反应，提高患者的用药依从性。

⑤家庭药箱管理。

在我国，随着人们健康知识水平的逐渐提高，对于常见的一些轻症疾病，越来越多的患者不再选择去医院，而是会自我选择药物进行治疗，因此家庭药箱已经成为居家必备之物，尤其是有老年人或儿童的家庭中。药师可定期进入社区进行家庭药箱管理的宣教与指导工作，对居民进行药品分类放置指导和过期或变质药品回收服务指导等。

（3）医疗机构应制定社区药学服务流程，一般流程如下：

①在基层医疗机构或社区服务中心提供服务，药师应着工作服、佩戴胸牌，按预约时间提供服务。

②药师应按照制订的计划对社区居民进行药学服务指导。

③药师应对服务内容、药物清单等进行记录。

④药师发现的药物相关问题与居民交代或与医师沟通的情况应记录在干预记录表中。

（4）社区药学服务可参考的依据包括药品说明书、国家药品管理相关法律法规和规范性文件、国家处方集、临床诊疗规范和指南、临床路径等。

（5）医疗机构应保证社区药学服务的全过程可以追溯，对于服务内容、服务过程中发现的问题以及药师和居民、医师沟通的结果应做好记录并留档。

（四）社区药学服务的质量控制与评价

（1）社区药学服务评价包括药师自我评价、服务对象评价、区/县级以上卫生行政主管部门和第三方评价。

（2）评价依据主要是国家相关法律法规，相关的国家、行业和地方标准。

（3）评价指标至少包括深入社区进行服务的次数、服务的居民人次、服务的项目数量、发现药物治疗存在问题的人次、解决药物治疗问题的人次、避免不适当用药的人次、患者对药学服务意见的采纳率等。

（4）评价方法包括开展定期或不定期的现场检查，上门、电话、信件和网络等形式的回访调查和检查考核。

（5）医疗机构应根据评价结果，针对不符合标准要求的项目积极寻找原因，制定纠正或预防措施，并跟踪实施和持续改进，不断提高服务质量。

八、居家药学服务

（一）居家药学服务的定义与基本要求

1. 居家药学服务的定义

居家药学服务又称“居家药事照护”，是在医院药学服务的基础上延伸至家庭用药管理的服务，主要由医疗机构的药师为患者居家药物治疗提供个体化、全程、连续的药学服务和健康知识的普及，开展用药评估、用药教育，帮助患者提高用药依从性，保障药品贮存和使用安全、合理，进而改进治疗结果。

2. 居家药学服务的基本要求

（1）法律法规：为加强医疗机构药师提供居家药学服务的规范管理，促进药物合理应用，保障公众身体健康，根据《医疗机构药事管理规定》等有关法律法规、规章制度，制定相关管理规范。

（2）开展居家药学服务的医疗机构应按照相关要求，建立居家药学服务工作制度、操作规程和工作记录。

（3）医疗机构从事居家药学服务工作的药师应符合相关“人员资质”要求，应满足以下条件之一：

①具有药师及以上专业技术职务任职资格，并有 2 年及以上医疗机构药学服务工作经验。

②取得临床药师资格证书。

（4）提供居家药学服务的场所包括入户提供服务的居民住所和医疗机构内开展药学服务的适宜场所。

（5）药师可以依据需求准备分药盒、药物教具（如胰岛素笔、吸入制剂装置等）、测量仪器（如血糖仪、血压计、体重秤、峰流速仪、皮尺等器具）、管理患者慢性病的表格（如峰流速记录表）等。

（6）医疗机构宜为居家药学服务工作的开展配备必要的资料，如参考书籍、药学信息软件、合理用药宣传手册等。

（7）鼓励医疗机构通过信息系统建立患者用药档案以及记录、归纳居家药学服务过程中的相关问题。

（8）医疗机构应制定信息系统相关的安全保障措施，防止药品、患者等信息泄露。

（9）医疗机构从事居家药学服务的药师，应积极参与家庭医生服务团队工作，与团队中的家庭医生、社区护士及公卫医生等人员一起紧密配合，为居民提供居家药学服务。

（二）居家药学服务的实施

（1）居家药学服务对象主要包括签约家庭医生服务的居民及易发生药物相

关问题的重点服务人群。

（2）居家药学服务包括但并不限于以下内容。

①药物重整、药物治疗管理。

对于高诊次患者以及用药种数多的患者，药师可提供药物重整和药物治疗管理服务，提出用药相关建议，并与患者的主治医师或其他专科医师进行沟通协商，最终确定患者的新用药治疗方案，由药师对患者进行全面的用药指导和用药教育。

②用药咨询。

当居民对自己的药物有疑问或者担忧时，药师可提供用药咨询服务。

③用药教育。

对于特殊患者、特殊药物，药师可提供用药教育服务。特殊患者包括但不限于近期出现药物治疗重要变化（如出院刚回到家中）的患者、意识不清或不能吞咽完整药物的患者。特殊药物包括但不限于高风险药物（如抗凝药、胰岛素、治疗窗窄的药物）、装置复杂的药物（如吸入制剂等）。

④科普宣教。

为居家患者进行科普宣传，选择个性化的科普宣教方式，使用通俗易懂的语言将正确的用药信息传播给患者，指导患者安全、有效、经济用药。

⑤清理家庭药箱。

药师定期或不定期检查居民家中药品的效期、性状，对居民进行药品存放指导和过期或变质药品回收服务指导等。

（3）依据服务对象的评估结果、服务需求，与家庭医生团队共同确定服务内容，并制订服务计划。

（4）医疗机构应制定居家药学服务流程，一般流程如下：

①在基层医疗机构或居民家中提供服务，药师应着工作服、佩戴胸牌，按预约时间提供服务。

②药师要按照制订的计划为居民提供药学服务。

③如需对患者处方药物进行调整，药师应先和家庭医生沟通，并将调整建议以书面形式交给家庭医生参考，由医生进行处方更改。

④药师应对服务内容、药物清单等进行记录。

⑤药师发现的药物相关问题与居民交代或与医师沟通的情况应进行记录。

⑥药师在服务完成后应请服务对象或监护人对服务完成情况进行确认签字。

⑦如需要再次进行服务，药师应与居民约定下次服务时间，并在随访表上记录患者实验室指标的改变情况、下次随访时间和随访内容。

（5）居家药学服务可参考的依据包括药品说明书、国家药品管理相关法律法规和规范性文件、国家处方集、临床诊疗规范和指南、临床路径等。

（6）医疗机构应保证居家药学服务的全过程可以追溯，对于服务内容、服务过程中发现的问题，以及药师和居民、医师沟通的结果应做好记录，相关记录应可溯源。记录表格参见表6－11。

表6－11　居家药学服务记录表

<table>
<tr><td rowspan="4">基本情况</td><td>姓名</td><td></td><td>性别</td><td></td><td>出生年月</td><td></td><td>医保卡号</td><td></td></tr>
<tr><td>家庭住址</td><td colspan="3"></td><td>联系方式</td><td colspan="3"></td></tr>
<tr><td>访视时间</td><td></td><td>访视地点</td><td colspan="2">□医疗机构　□家中</td><td colspan="3">□初诊　□复诊（初诊时间）</td></tr>
<tr><td>合并疾病</td><td colspan="7">□高血压　□糖尿病　□慢性阻塞性肺疾病　□冠心病　□恶性肿瘤
□脑卒中　□哮喘　□慢性肾脏病　□慢性皮炎　□其他：</td></tr>
<tr><td colspan="2">此次访视主要目的</td><td colspan="7">□药物重整　□用药咨询　□用药教育　□清理药箱　□用药问题风险评估
□随访上次访视问题　□其他：</td></tr>
<tr><td colspan="9">居民用药清单</td></tr>
<tr><td colspan="2">药物通用名称/商品名称/规格/剂型</td><td>适应证</td><td colspan="2">医嘱剂量/用法/起止日期</td><td>实际用法/剂量/起止日期</td><td colspan="2">开具医嘱的医疗机构/科别/医师</td><td>发现的药物治疗问题</td></tr>
<tr><td colspan="2"></td><td></td><td colspan="2"></td><td></td><td colspan="2"></td><td></td></tr>
<tr><td colspan="2"></td><td></td><td colspan="2"></td><td></td><td colspan="2"></td><td></td></tr>
<tr><td colspan="9">用药咨询</td></tr>
<tr><td colspan="2">日期</td><td colspan="3">咨询要点</td><td colspan="4">答复内容</td></tr>
<tr><td colspan="2"></td><td colspan="3"></td><td colspan="4"></td></tr>
<tr><td colspan="9">用药教育</td></tr>
<tr><td colspan="2">日期</td><td colspan="3">诊断与用药</td><td colspan="4">要点</td></tr>
<tr><td colspan="2"></td><td colspan="3"></td><td colspan="4"></td></tr>
<tr><td colspan="2"></td><td colspan="3"></td><td colspan="4"></td></tr>
<tr><td colspan="9">随访评估</td></tr>
<tr><td colspan="2">随访项目</td><td colspan="2">治疗前基线</td><td colspan="2">第一次随访</td><td colspan="2">第二次随访</td><td>……</td></tr>
<tr><td colspan="2">症状体征</td><td colspan="2"></td><td colspan="2"></td><td colspan="2"></td><td></td></tr>
</table>

续表6－11

实验室检查指标				
药物治疗问题	□无 □有，________ （填写内容）	□无 □有，________ （填写内容）	□无 □有，________ （填写内容）	
本次服务日期				
下次预约日期				

注：可根据需要添加表格栏。

（三）居家药学服务的质量控制与评价

（1）居家药学服务评价包括自我评价、服务对象评价、区/县级以上卫生行政主管部门和第三方评价。

（2）评价依据包括国家相关法律法规，相关的国家、行业和地方标准等。

（3）评价指标至少包括已完成评估的居民人次、具体开展服务的居民人次、服务项目数量、解决药物治疗问题的人次、避免不适当用药的人次、医师对药学服务意见的采纳率、减少用药的金额，还宜包括患者生活质量、患者满意度、患者用药档案的合格率、患者失约率和有效投诉结案率等。

（4）评价方法包括开展定期或不定期的现场检查，上门、电话、信件和网络等形式的回访调查和检查考核。

（5）医疗机构应根据评价结果，针对不符合标准要求的项目积极寻找原因，制定纠正或预防措施，并跟踪实施和持续改进，不断提高服务质量。

（6）随时收集服务质量相关事件信息，分析不合格原因，制定纠正措施，对过程或管理进行调整，避免质量相关事件再发生。

第七章 医院慢性病的互联网管理

随着我国慢性病患者的增多，传统医疗模式已经不能满足疾病管理需求。随着科技的发展，互联网＋医疗为慢性病患者开创了新的健康管理与服务模式，为国家慢性病管理注入了全新的活力。大数据，云服务等先进的科学技术与慢性病管理相结合，可形成慢性病管理新模式。

2015 年 7 月，国务院发布的《国务院关于积极推进“互联网＋”行动的指导意见》中提出，推广在线医疗卫生新模式。发展基于互联网的医疗卫生服务，支持第三方机构构建医学影像、健康档案、检验报告、电子病历等医疗信息共享服务平台，逐步建立跨医院的医疗数据共享交换标准体系。积极利用移动互联网提供在线预约诊疗、候诊提醒、划价缴费、诊疗报告查询、药品配送等便捷服务。

2018 年 4 月，国务院办公厅发布的《国务院办公厅关于促进“互联网＋医疗健康”发展的意见》（以下简称《意见》）中将“互联网＋”医疗服务进行了业务拓展，主要拓展方向如下：

（1）允许依托医疗机构发展互联网医院。医疗机构可以使用互联网医院作为第二名称，在实体医院基础上，运用互联网技术提供安全适宜的医疗服务，允许在线开展部分常见病、慢性病复诊。医师掌握患者病历资料后，允许在线开具部分常见病、慢性病处方。

（2）鼓励医疗联合体内上级医疗机构借助人工智能等技术手段，面向基层提供远程会诊、远程心电诊断、远程影像诊断等服务。

（3）对线上开具的常见病、慢性病处方，经药师审核后，医疗机构、药品经营企业可委托符合条件的第三方机构配送。

除拓展以上业务外，《意见》还明确提出将进一步推进“互联网＋”医疗保障结算服务，扩大联网定点医疗机构范围，逐步将更多基层医疗机构纳入异地就医直接结算。

2020 年 2 月，国家医保局、国家卫健委联合印发《关于推进新冠肺炎疫情防控期间开展“互联网＋”医保服务的指导意见》，指出经卫生健康行政部门批准设置互联网医院或批准开展互联网诊疗活动的医疗保障定点医疗机构，按照自愿原则，与统筹地区医疗保险经办机构签订补充协议后，其为参保人员提供的常见病、慢性病“互联网+”复诊服务可纳入医保基金支付范围。鼓励定点医疗机构提供“不见面”购药服务，落实“长处方”的医保报销政策。积极推进城乡居民高血压、糖尿病门诊用药保障机制落地。

“互联网+”医疗政策的逐步放开和完善，为慢性病的互联网管理奠定了坚实的基础。

第一节　慢性病在线诊疗

互联网具有极强的灵活性，可以跨越时间、空间的障碍，借助互联网可对患者进行有效的病情监测，对患者实施医嘱状况进行监督，还可以利用大数据制定符合患者需求的个性化服务，给慢性病追踪治疗管理带来帮助。在实际管理中，医院可以直接利用互联网技术的优势，与网络科技公司合作，构建互联网平台，以时间轴为主线，设计慢性病患者的管理流程，从专家门诊到互联网建档。在互联网平台，患者可以查询到自己的病例资料、检测数据、用药记录、检查结果等相关事项。

一、互联网医院信息平台的架构及功能特点

2018 年 4 月 25 日，国务院办公厅下发了《关于促进“互联网+医疗健康”发展的意见》（国办发〔2018〕26 号），其中明确提出“鼓励医疗机构应用互联网等信息技术拓展医疗服务空间和内容，构建覆盖诊前、诊中、诊后的线上线下一体化医疗服务模式”。为贯彻落实文件精神，全力打造“互联网+医疗健康”新型医疗服务体系，医疗机构与相关企业进行技术合作，全力打造“互联网医院”平台，力求打破时间和空间的限制，让广大患者在手机端即可随时随地享受到医院的线上医疗服务，同时让医务人员也能通过“互联网医院”平台，随时随地掌握患者的临床诊疗信息。

（一）平台网络架构设计

建设完成的互联网医院平台网络架构如图 7－1 所示，小程序客户端发起请求后，报文先发至医院 DMZ 区的应用服务器，再转发至内网中间件服务

器，最后由中间件服务器调用 HIS 接口进行数据请求。整个传输过程均为加密传输，进入内网需经过两层防火墙，同时也限定了特定的端口号才能够访问，以保证数据传输的安全性。

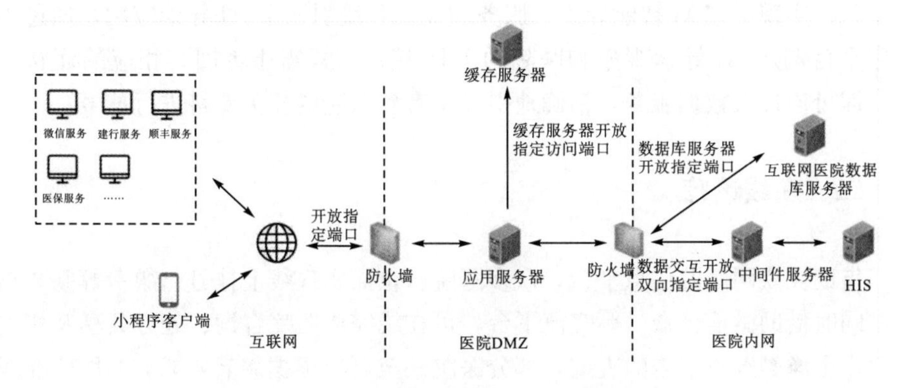

图 7－1 互联网医院平台网络架构

（二）平台的功能特点

平台的设计主要围绕患者和医务人员在诊疗过程中普遍遇到的难点和痛点来进行，由于是针对实际情况定制化开发，具有一定的创新性。平台的主要功能特点如下：

（1）为了保证身份信息的正确性和唯一性，引入了人脸识别技术和卫健委人口数据库，进行实名制建档。具体做法是在小程序录入患者姓名和身份证号码，再通过调用人口数据库信息进行人脸识别校验，如果校验通过，则会返回其详细信息并在 HIS 建档。如果是年龄小于 14 岁，且没有办理身份证的患者，则可输入其姓名和监护人信息，平台先对监护人进行人脸识别，再调用人口数据库信息进行关系查找，如果能查找到相关信息，即可进行建档，保证了信息的合法性和准确性。

（2）实现了“互联网＋医疗”的挂号缴费服务。患者在完成建档后，即可在小程序中进行预约挂号和缴费。

（3）实现了“医技检查预约”线上调整服务功能。患者可根据自己的情况合理预约检查检验时间。除了常规检查报告查询，小程序还实现了线上“云胶片”、心电图、彩超原图报告、检验结果历次对比等创新性功能。平台打通了 HIS 和 PACS，使患者能在手机端看到 DR、CT、MR 等专业设备采集的图像，使患者在其他医院就诊时，也可出示该图像“胶片”供医生辅助诊断，而超声和心电图报告也附带原图。检验结果查询方面，增加了历次检验结果曲线图和表格功能。患者点击某个关注的指标，即可直观地看到该指标最近 5 次结果的曲线变化，为某段时间的治疗过程是否有效提供了重要依据。

（4）实现了“AI 智能导诊”服务功能。系统引入了 AI 导诊应用，通过小程序平台调用 AI 导诊服务和医院的 HIS 接口，只需患者回答相应的症状问题，即可通过大数据服务，精确地引导患者到医院的相关专科进行挂号。

二、在线诊疗

借助互联网医院信息平台，众多医院已全面实现线上挂号、缴费等基本功能。同时借助微信公众号等交流平台，可在线完成医疗咨询、处方共享及相关检验、影像等医技报告的查询，部分医院甚至可以根据患者需求，1 秒精准匹配医生。通过完善线上、线下一体化的身份认证，可消除“一院一卡、互不通用”的堵点问题，“激活”居民健康档案的使用，实现地域医疗的协同服务，打通线上、线下资源，拓宽健康卡覆盖范围。患者可根据自己的需求，在医院的互联网平台选择医生，进行在线问诊。医生通过远程视频系统，与患者进行面对面交流，为患者提供线上门诊服务，其包括实时专科门诊、专家预约门诊、在线医生自由排班。

【个案 1】

患者，男，69 岁，家住温州，因重症肌无力，当地医院就诊服药治疗多年，效果不明显，出现焦虑甚至睡眠障碍，就诊于浙一互联网医院神经内科在线门诊，医生通过视频问诊对患者进行了药物调整。几天后，患者不仅症状得到了缓解，睡眠质量也明显改善。此后，患者一直在该医生门诊处复诊。

解析：医院互联网在线门诊通过重构就诊流程，打破了传统医疗的独立环节，突破了医疗资源区域分布的限制，真正体现了无围墙医院，实现了足不出户看三甲医院名医专家，享受优质的医疗资源，缓解了看病难的现状。

【个案 2】

患者，女，70 岁，患高血压、糖尿病，在孙子的指导下学会了使用平板电脑就诊于浙一互联网医院在线门诊。在家自测血压、血糖并记录，定期于在线心血管科、内分泌科门诊就诊。根据血压、血糖的结果咨询医生，医生给予用药指导及健康管理的意见，患者不仅大大减少了往返医院次数，并且血压及血糖控制在正常范围，无并发症发生。

解析：借助新兴的数字医疗技术产品，为患者提供在线常见病、慢性病处方，逐步实现患者在家复诊，获得相同的疾病管理指导，甚至可以获得个性化医疗服务，患者的自我管理能力、治疗依从性以及生活质量均可得到改善。

三、在线开具处方及药品配送

医生通过视频问诊对患者完成诊疗后，可在线开具处方，由药师完成审核，患者可选择在线下门诊付款取药或药品配送。

【个案3】

患者，男，62岁，家住北京，患高血压多年，需长期服药并定期调整用药方案。传统的看病流程：门诊挂号、排队就诊、医生开具处方、缴费、取药。患者腿脚不方便，每次去医院至少耽误大半天。通过病友推荐，患者就诊于医院互联网在线门诊，由在线医生开具药品处方、药师完成线上审核，通过药品配送流程，直接在家中就可收到药品，这给他带来了极大的便利。

解析：药品配送功能的完善极大地方便了患者，但是由于目前还未实现线上医保结算功能，故选择药品配送的患者只占线上配药患者的10%左右。选择医保结算的患者，在互联网医院开具处方后，需来院付款取药，但与传统的门诊配药流程相比，患者选择在非就诊高峰时间付款取药，不仅大大节省了患者的时间，同时也减轻了门诊的就诊压力。对于部分路途较远需选择药品配送的患者，医生在互联网医院线上门诊开具处方后，由药师完成审核，患者只需在手机端完成付款，填写配送地址即可等待药品配送到家。

四、实行网络支付

引入移动支付，实现从在线门诊预约挂号流程到支付检查费用、药品费用的一体化移动支付流程。实行“2 + 2”模式，形成慢性病治疗管理体系、患者移动设备两个中心，诊疗服务和非诊疗服务两个服务平台，使患者只需在手机上进行操作就可以完成整个看病的流程，不需要像过去那样楼上排队缴费，楼下取药，也不用再排长队，浪费时间，不仅改善了医院的医疗环境，一改过去医院人满为患的拥挤状态，也妥善解决了患者看病难的问题。

五、疫情防控中医院慢性病的互联网管理

在新型冠状病毒肺炎疫情防控期间，为了避免患者来院就诊引起大规模聚集及交叉感染，医院迅速启动了针对疫情防控的互联网医院扩展工程，扩展了互联网医院信息平台的功能，紧急开发并上线一系列与疫情防控相关的服务功能，使患者足不出户便能享受到诊疗服务，为疫情防控做出了贡献。

（一）开通发热咨询服务功能

发热咨询服务功能是在疫情的特殊情况下，为发热患者提供咨询服务的一项新功能。患者在互联网医院平台点击发热咨询功能，描述各项体温症状以及病历、病史，多名专家医生会对患者的问题进行专业的回复。

（二）引入新型冠状病毒自查助手服务功能

患者通过 AI 问诊，即可自我评估和排查是否感染新型冠状病毒，减少患者交叉感染的风险。

（三）开通在线问诊、在线处方、线上医保实时结算服务功能

在疫情防控期间，为解决需要定期购买药物的慢性病患者用药问题，互联网医院平台迅速开发了在线问诊、在线处方、线上医保实时结算服务等一系列功能，为医保慢性病患者提供线上咨询，一对一医患音视频问诊服务，医生在确定慢性病患者的用药需求后，直接在线开具处方，患者只需通过在线支付通道（支付宝、微信、银联均可）支付自费部分的金额即可。患者点击结算时，互联网医院平台直接与当地医保结算平台连通，完成医保报销金额结算，真正实现了线上、线下一体化医保慢性病患者的结算功能。上述功能的完成，基本实现了医院全门诊诊疗业务的线上闭环管理，实现了互联网医院信息平台对门诊诊疗系统的全面支撑。系统的业务流程如图 7－2 所示。

（四）开通药品配送服务

患者在完成医保结算、支付个人费用后，在互联网医院平台上点击“药品

配送”，填写相应的收货人地址和电话，支付配送费，慢性病药品即可在省内通过顺丰邮寄送达。对于药品配送的安全性，医院秉持谨慎的态度，对配送药品的目录进行严格审查，选用国内具有药品配送资质的顺丰物流进行配送，确保药品在配送过程中的安全性，真正实现患者足不出户便可以收到药品。

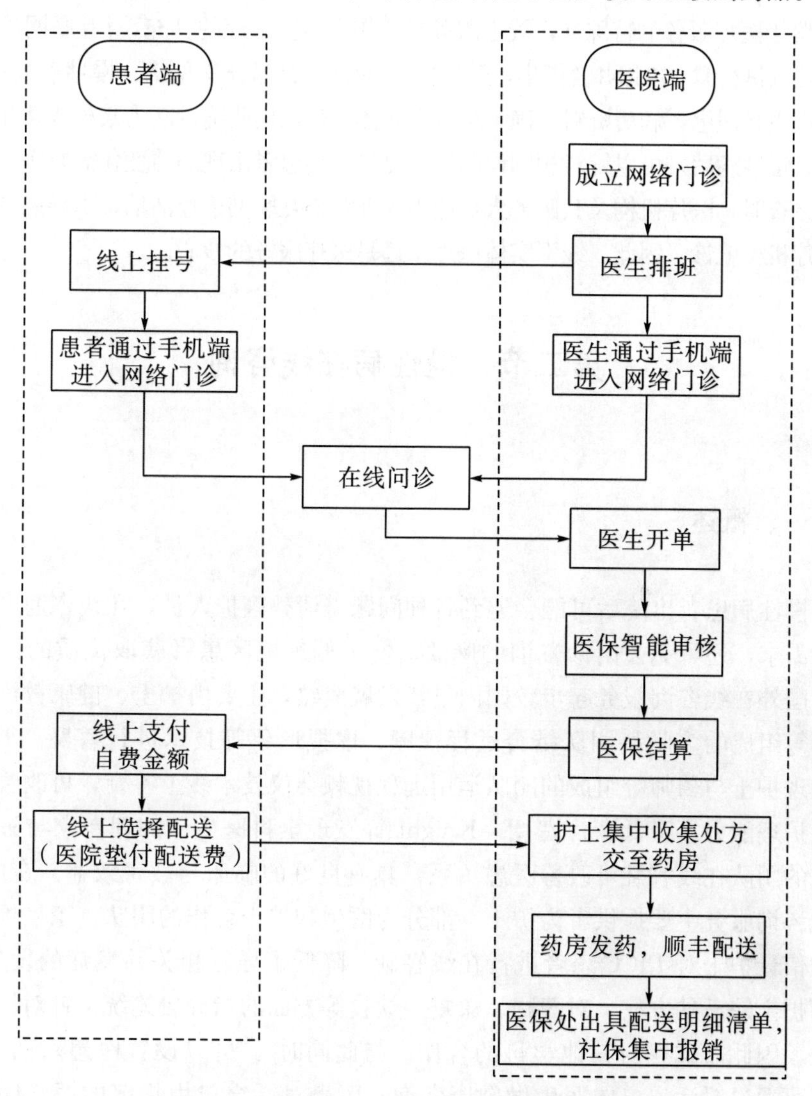

图 7-2 在线问诊、在线处方、药品配送流程图

医院慢性病互联网就诊平台的产生使得以“院内”为主的诊疗模式延伸至“院外”，改变了传统就医模式和就医流程，充分体现了以“患者为中心”的服务理念。“互联网+医疗健康”的方式，从某种程度上可以使资源得到更加合理的配置。利用“互联网+”技术把医疗资源和医生智力资源配置到一些匮乏的地区，在一定程度上可改变资源不均衡的情况。“互联网+医疗健康”模式与传统医疗模式相比，在提高医疗服务可及性、优化医疗资源利用、降低医疗成本等方面具有独特优势。

鉴于医疗服务的特殊性，线上服务只能作为实体医疗的补充，《互联网诊疗管理办法（试行）》中也明确指出，医疗机构在线开展部分常见病、慢性病复诊时，医师应当掌握患者病历资料，确定患者在实体医疗机构明确诊断为某种或某几种常见病、慢性病后，可以针对相同诊断进行复诊。当患者出现病情变化需要医务人员亲自诊查时，医疗机构及其医务人员应当立即终止互联网诊疗活动，引导患者到实体医疗机构就诊。因此，线下实体医疗永远是医疗服务的核心。

第二节　慢性病在线咨询

一、概述

慢性病患者出院后可能会遇到各种问题需请教医护人员，在线咨询可满足这一需求，还可免去门诊咨询的麻烦，便于偏远地区患者获取优质的医疗资源。国外在线咨询服务起步较国内早，发展成熟，主要由护士、健康教练、营养师等组成的多学科团队结合远程视频、虚拟形象等技术进行答疑。Taylor等发现护士与药师等组成的团队运用远程视频会议技术线上答疑，可改善患者自我护理能力，降低医疗费用。Knight 等发现全科医生、护理专家与医学生组成的团队在线答疑可改善医患关系，具有良好的临床与教育效益。在国内，在线咨询服务主要提供者为护士，部分为医生和护士合作的团队。王松峰等运用微信让护士对 PICC 患者进行在线答疑，降低了导管相关并发症的发生率。然而护士缺乏处方权，对药物、康复、饮食等方面的指导较笼统，针对性有所欠缺，因此需重视与其他学科的合作。与此同时，可以设置医患对话窗口，患者可通过对话窗口向医生做健康咨询，医患对话窗口由规范的医疗团队负责，不仅有相应的专科医生，还有专业的心理咨询师、营养师等，为患者的后续治疗提供心理以及日常保健方面的帮助。主治医生还定期回访，根据患者的个性化选择制订追踪治疗计划，定时提醒患者进行疾病监测复诊等，督促患者，以便提升患者对医嘱的依从性。

二、慢性病在线咨询模式

（一）高血压

1. 创建关于高血压的专用微信群

患者进入该群，并邀请所在社区的医务人员进群，不会操作的患者可由其家属进行操作；定期联合社区医务人员在“互联网＋”医院－社区一体化模式下对患者进行高血压健康知识宣教、疾病药物知识相关健康知识普及。

2. 建立相关公众号

要求入组患者以及社区医务人员关注，医院通过公众号为患者提供典型治疗案例，为患者制订相关的饮食计划、锻炼计划及选择方法。

3. 定期进行互联网视频宣教

定期联合社区医生对患者进行宣教，主动要求患者提出在社区所遇到的与疾病相关的问题。若社区医生可以处理，则通过社区医生处理；若无法处理，则反馈给医院进行处理。

4. 特殊处理

对于个别患者，如存在特殊情况或病情相对严重的患者，可通过一对一微信视频咨询，向医院上报其所遇到的困惑及相关问题，并在能力范围内为患者提供解决方法。

高血压是很常见的慢性病之一，也是心脑血管疾病最主要的危险因素，可伴有心、脑、肾等器官的功能或器质性损害，严重影响人们的生活质量以及威胁人们的生命安全。相关研究表明，心理行为因素与高血压的发生、发展密切相关，心血管疾病患者也可以出现心理情绪障碍，导致高血压的发生率、死亡率增加。焦虑、抑郁等负性情绪好发于高血压患者，该类患者的心血管长期处于高压负荷状态，从而造成靶器官损害。依目前医学水平无法完全治愈高血压，因此，高血压患者需要长期的药物治疗，而由于医学水平、医疗资源以及患者的经济条件等多种限制，患者的大部分治疗为院外服药治疗。而患者出院后，没有医务人员的监督，其服药依从性往往下降。此外，患者在院外没有专业的健康指导，无法进一步了解疾病有关知识。多种原因造成患者的自我管理水平下降，心理健康问题增多，导致患者治疗效果下降，最终影响患者的预后。因此，高血压患者的院外管理显得尤为重要。以互联网为基础的医院－社区一体化管理模式强化了小组人员的专业知识以及相关护理技术，对患者的宣教以及护理措施更细致、具体，且为患者提供了在线咨询的平台。一对一的咨询方式有利于发现并解决问题，进一步缓解了患者的心理压力，改善了患者的心理状态，最终提高了患者的治疗效果，从而改善了患者的生活质量。

（二）糖尿病

1. 建立糖尿病管理团队

糖尿病管理团队由 1 名内分泌科医生、1 名糖尿病专科护士、2 名社区医生、2 名社区护士组成。在管理开始前，对团队人员进行以互联网为基础的医院－社区一体化慢性病管理模式培训；同时，对糖尿病患者进行培训，告知其互联网平台在线咨询的使用方法。

2. 糖尿病管理平台设计与实施

设计医护端和患者端管理平台。管理医护人员在医护端查看患者就医信息，与患者进行互动和随访。患者端平台包括资料库版块（包括个人档案、糖尿病日记、糖尿病知识、医患交流）、积分互动版块（包括签到、发帖、糖友圈共享）、评价版块（包括自测量表、线上随访）。其中，个人档案填写基本信息、糖尿病信息、既往史、生活习惯、家族史、个人史等；糖尿病日记用于记录每天的健康数据，并设置血糖控制目标；糖尿病知识包括运动百科、新手必读、饮食健康、药物治疗、并发症、血糖监测、控糖故事等；医患交流版块中，患者可与慢性病管理团队医护人员进行线上沟通交流，在线咨询医护人员糖尿病相关问题，并由团队人员进行指导；自测量表包括糖尿病患者自我管理行为量表、糖尿病患者自我管理知识评价量表。患者在线咨询所遇到的与疾病相关的问题，首先由社区医生线上处理，若无法处理则上报给医院，进一步探讨解决方案，并线上反馈给患者。

2 型糖尿病属于很常见的慢性病之一，病因复杂，病程周期长，需要进行长期跟踪管理。社区是糖尿病患者院外管理的主要场所，但社区医疗卫生资源有限且医院和社区对患者的管理缺乏联动，导致目前糖尿病慢性病管理过程中，院内和院外管理严重脱节，患者血糖不能得到有效控制。因此，有效的慢性病管理模式尤为重要。随着信息化技术的迅猛发展，医疗卫生行业开始进入互联网医疗时代，基于互联网的社区－医院一体化管理模式为慢性病管理提供了新方向。利用网络平台建立病案资料数据库，将慢性病患者纳入社区卫生服务中心和综合医院的系统，两级医院各自立足于自己的功能与定位，各方进行充分的信息交流，为处在病程的患者提供一种连续系统的、成本效益好的防治模式，实现慢性病智能化监测、远程指导管理。患者通过互联网线上咨询医护人员，可提高对糖尿病的认知水平及自我管理效能，从而改善生活质量。

（三）慢性阻塞性肺疾病

1. 建立慢性病管理在线平台

该平台是医院与某技术公司合作共同研发的，分为管理端和患者端。

（1）管理端：可以推送、上传相关知识，可以查看、分析慢性阻塞性肺疾病患者的健康资料，并可以通过平台对患者进行随访、交流。

（2）患者端：患者通过手机号进行注册登录，电脑通过网页、手机通过 App 可同步访问。平台包括线上交流、健康档案、健康教育、线上随访和多维评测五个模块。

2. 建立慢性病管理团队

由 1 名呼吸内科医生、2 名专科护士、1 名营养师、1 名社区医生和 3 名社区护士组成慢性阻塞性肺疾病慢性病管理团队。在项目开始前，所有成员接受相关知识和软件使用方法的培训，以保证项目正确施行。

3. 慢性病线上管理

（1）利用平台建立线上健康档案，帮助患者学会监测脉率、血氧饱和度，让慢性阻塞性肺疾病患者在健康档案模块记录每日的呼吸症状、血氧饱和度、血压、体重、饮食和运动等基本情况。

（2）利用平台的健康教育模块进行健康知识推送：定期为慢性阻塞性肺疾病患者推送相关知识和用于健康指导的文章、图片、音频和视频，必要时还可根据患者需求针对性地发送指导内容。

（3）利用平台的线上交流模块咨询与沟通：患者可以随时通过平台与慢性病管理团队联系，在线咨询疾病相关的问题，每天有 2 名护士负责咨询工作，回答患者的问题并迅速做出回应。还可以鼓励治疗效果好、自护能力强的患者在平台上分享自身经验，帮助其他患者树立战胜疾病的信心，唤起他们对美好生活的向往之情。

(4) 利用平台的线上随访模块进行随访：提前1周向患者发出随访提醒，告知患者访视时间，通过该模块对患者进行在线访视，并在访视结束后提示患者下次随访时间。

(5) 利用平台的多维评测模块了解患者情况：对于1周未登录的患者给予电话随访；每个月了解患者服药、运动、临床症状及心理状态等情况；结合健康档案及时评估患者病情变化，帮助患者调整自我管理计划和识别急性加重发作，并及时提供医疗服务。

慢性阻塞性肺疾病是一种以肺功能呈进行性减退为主要特点的慢性病，是呼吸系统常见的多发疾病，迄今尚无特定的治疗药物和治疗方法。目前中国40岁以上人群慢性阻塞性肺疾病患病率高达8.2%，其患病率、病死率高，加重了患者的经济负担和生活负担，已成为重要的卫生问题。因此，控制慢性阻塞性肺疾病患者急性发作和提高患者生存质量是慢性阻塞性肺疾病管理的首要目标。近年来，“互联网+”的发展打破了传统医疗服务模式在时间和地域上的限制，是提升患者依从性、促进患者自我管理的重要模式。慢性阻塞性肺疾病传统护理模式多以患者住院期间为主，而医院医护人员资源紧缺，社区服务人员专业性较差，患者出院后很难组织对其进行护理和康复治疗，很难持续性实施健康教育。同时，传统的健康教育是促使患者去实施已经制订好的计划，患者的主动性和依从性较差，不能长期坚持。“互联网+”平台慢性病管理模式下，护士依托平台，通过文字、图像、声音和视频等多媒体形式向患者传播健康知识，同时还可以通过平台进行引导、监督，提高慢性阻塞性肺疾病患者参与自我管理的积极性；帮助患者发现自我管理的责任，改善患者的日常生活活动能力，激发其自我习惯的改变与维持，以及改变不良的行为和生活方式；引导、鼓励患者增加社会活动和与其他患者的交流，在患者群体中形成自我管理的氛围，加强患者的自我效能管理。

（四）肺癌

1. 成立专家组

专家组由从事肺癌治疗等相关工作的医生、护士、营养师、心理咨询师、康复理疗师等多名专家组成，采用Delphi专家咨询法确立微信平台架构与内容。Delphi专家咨询法是通过对有关专家的征询，经过多次反馈以避免各种个人干扰，最后对专家意见进行科学化处理来达到对某一问题科学预测和决策的目的。

2. 与本院信息中心 IT 工程师合作

进行肺癌患者相关护理、健康教育、随访、心理干预、医患互动和护患互动等内容的微型平台制作。同时创建“肿瘤交流群”，由几名护士负责组织群内交流、在线咨询，同时指导患者使用微信平台。

3. 平台注册

由责任护士指导患者或患者家属下载安装微信，然后进行微信平台注册、完善个人相关信息并绑定。注册完成后，由微信平台向患者提供针对性的护理措施，每天发送有关肿瘤相关的文字、语音、图片和视频等信息。

4. 举办健康知识讲座

邀请专家组成员进入微信群进行网络视频讲座，主要以理论授课和网络课堂互动为主。

5. 开展一对一的宣传教育活动

护士与患者建立良好的护患关系，对患者进行心理评估，根据患者的个性特点开展一对一健康教育活动。

6. 平台互动

患者可以通过微信平台与分管的责任医生、责任护士进行互动，咨询相关疾病治疗知识，医生、护士通过互联网技术，对居家患者进行指导。

肺癌是呼吸系统常见的恶性肿瘤之一，近年来我国发病率和死亡率呈上升趋势，手术治疗、化疗、放疗等是主要的治疗手段。随着诊疗技术的发展，肺癌患者生存期明显延长且生活质量有所改善。然而有研究报道，肺癌患者的治疗依从性、自我管理水平较低。患者良好的治疗依从性和自我管理水平对延长生存期、改善生活质量具有重要作用。因此，提高肺癌患者治疗依从性和自我管理水平是临床护理工作的重要内容。实施基于互联网技术的在线咨询模式，有利于改善患者焦虑、抑郁心理状况，有利于提高肺癌放疗患者的治疗依从性及自我管理水平，减少不良反应的发生，对提高患者治疗效果具有重要的临床意义。

总的来说，在线咨询已被证实是安全有效的，与传统咨询方式互补，具有广阔应用前景。但少数患者不愿使用，可能与软件对话框设计不够友好、老年人对新技术持怀疑、抗拒态度有关；研究还发现年轻患者倾向于面对面咨询与在线咨询结合的混合模式。今后需加强多学科间合作，并根据用户群体的特点合理设计软件，更好地发挥在线咨询作用。

第三节　慢性病远程会诊

一、概述

调查显示，80％的老年人至少患有一种慢性病，50％的老年人患有两种慢性病，其中以高血压、糖尿病、冠心病最为常见。我国居民死亡原因中慢性病所占比例约为80％，高出全世界平均水平。随着互联网和云计算一体化的迅速发展，物联网的出现推动着医疗信息向高效率、高质量监测管理和精准定位方向发展，随之兴起了运用于老年慢性病患者的电子健康服务、远程健康监测和电子健康系统。物联网有助于应对老龄化带来的挑战，在医院、家庭甚至整个社会中均扮演着重要的角色。在农村贫困地区，老年慢性病患者由于经济水平等的限制较难得到及时的治疗和优质的护理，使得病情恶化，形成了恶性循环。因此，首先，应加大对农村贫困地区医务人员技术的培养，对其进行远程医学继续教育培训，以便为农村贫困地区老年慢性病患者提供更好的基本医疗、护理、康复、保健等服务。其次，政府应加大对农村地区医疗资源的资金投入，引导企业对贫困地区远程医疗服务进行投资。最后，研发针对农村偏远地区的远程医疗援助系统，建立远程急救、远程会诊、远程预约挂号、远程管理为一体的体系。建立农村偏远地区远程医疗信息平台和农民电子健康档案，针对贫困地区糖尿病、高血压、冠心病等慢性病的患者提供疾病治疗和控制服务，提高农村危重患者抢救成功率。

二、在“互联网＋”模式下构建医联体

医联体的全名为区域医疗联合体，是将一定区域内的医疗资源进行整合，将层级、类型不同的医疗机构有机组合成医疗集团，主要是由基层医疗机构和

若干二级医院及一所三级医院组成，目的是引导患者分级诊疗，针对偏远贫困地区的患者以及基层医院无法处理的疑难杂症等实现互联网线上远程专家会诊，从根本上解决看病难的问题。

（一）远程会诊

远程会诊就是通过视频、电子邮件、网站、信件、电话、传真等现代化通信工具，安装软件为患者提供基层医院与上级医院专家"面对面"会诊，共同为患者完成病历分析、病情诊断，以及拟订进一步治疗方案的新型诊疗模式（图 7－3）。它是极其方便、诊断极其可靠的新型诊疗模式，有力地带动了传统诊疗模式的改革和进步，为医疗走向区域扩大化、服务国际化提供了坚实的基础和有利的条件。远程会诊使医生在无须患者亲临的情况下，对患者的病情做出全面的、仔细的思考、总结和分析，从而做出正确的诊断和制订科学、合适的治疗方案，既提高了诊断准确率，又节省了患者的就诊时间，从而免除了患者长途奔波、挂号排队的劳碌之苦。

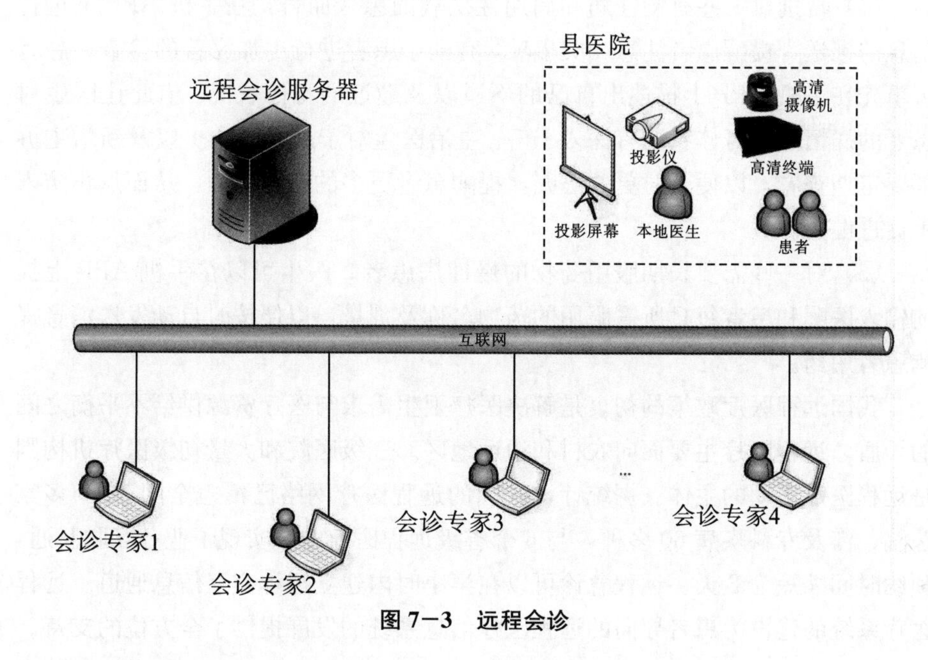

图 7－3 远程会诊

（二）远程会诊服务端的建立

（1）在广域网下需要建立一个医院服务端诊疗系统，简而言之，就是围绕医联体而创设的诊疗系统，即由若干城市的社区卫生服务中心、护理院、康复医院以及三级医院作为核心安装的诊疗系统。患者通过协议下载安装此系统后，其与医院服务端形成的紧密型联合体就会以“1+X”的形式展开活动。患者在手机上通过相关 APP 的运用，在服务端就可进行实名注册，在医联体中的医疗单位则只需要过医院客户端进行登记注册，就可以查询到相关联医院的患者信息，从而真正实现了患者信息共享。

（2）在基层、小型医疗卫生机构就诊的患者，基层医生在为患者讲解疑难病情时，可在医联体诊疗系统平台上随时向上级专家发送会诊的邀请，以便对病情进行更进一步的检查与诊断，在提供治疗方案时，也可由上级医院参与方案制订，基层医生和上级医院专家共享患者的后续病情和治疗过程。当患者难以在基层医疗卫生机构治愈时，就需要按照相关医疗制度将患者在医联体结构内的医院间进行转诊，以确保患者能得到及时完善的救治。

（3）对于上级医院专家来说，可利用自己的专业与分组权限，随时查看医联体远程诊疗系统内记录的患者病情，保证诊疗工作的准确进行，防止基层主管医生产生漏诊、误诊等严重行为。

（4）特别对一些有慢性病和周期性疾病的患者而言，在手机 APP 上进行信息的推送，提醒患者注意相关事项，有助于患者进行更加完善的检查。患者可事先在手机 APP 上描述出自己的不适以及最近的身体状况，借此让医生对患者的病情以及身体状况有深入了解。主治医生对于患者的病史以及新增主诉都要定期查看，以便及时更改医嘱，提醒患者更多的注意事项，从而从预防入手促进健康。

（5）对一些需要长期服用药物的慢性病患者，医生可以在手机 APP 上提前输入医嘱和患者每日所需服用的药物名称及剂量，以便按时自动发送消息提醒患者用药。

我国远程医疗政策的初衷是解决医疗卫生需求与医疗资源供给不平衡之间的矛盾，远程医疗主要面向农村和边远地区。三级医院和大量初级医疗机构则是远程医疗活动的主体。据统计，我国的远程医疗网络已覆盖全国 3000 多家医院，涉及专科疾病 60 多种，与 6 个省级远程医疗中心实现了业务互联互通，预约时间缩短为 2 天。远程急诊可以在半小时内建立远程交互信息通道。远程医疗系统的建设为患者导向的远程医疗信息系统的发展提供了全方位的支持。

医疗服务改革是我国重要的话题之一，目前我国“互联网+”慢性病管理模式还不够成熟，需要各个医疗机构、政府部门等高度配合与协作。在“互联网+”慢性病管理模式应用中要充分发挥信息技术的优势，有效控制患者病情，加快患者痊愈速度。当前，慢性病信息化管理已呈现由典型单病种管理向多病种综合管理，单一医疗机构向区域内医疗机构协同，医疗与科研并重，规范化临床路径管理与个性化精准医疗相结合的发展趋势。相信随着以患者为中心的慢性病管理模式的完善和以大数据分析、物联网、网络安全技术以及人工智能技术为代表的新技术的广泛应用和普及，传统慢性病治疗管理系统将被规范统一的公共卫生分级服务平台取代，区域间分级诊疗平台、交互式慢性病服务系统及相辅的慢性病专病管理系统，将涵盖慢性病预防、宣传、治疗、康复、保健、心理和交互等多个领域，并在慢性病防治、医疗康复和决策支持中起到积极的作用，成为未来慢性病管理的重要手段。

MXB

第八章 慢性病管理中医患沟通技巧

第一节　沟通的概念及分类

一、人际沟通

（一）沟通的定义

沟通是人们分享信息的过程。沟通过程中不仅会用到口头语言，也会综合用到书面语言、肢体语言、环境语言等多种沟通工具。沟通，不仅是通常说的“交流”，也不是单纯的“技巧”，其核心是强调人与人的相互理解、相互信任。

（二）沟通的要素

沟通由多种要素组成，包括发送−接收者、信息、反馈、渠道、噪音、环境和信息背景。

1. 发送一接收者

由于人们有分享信息的需要，所以必须要进行沟通。沟通不是一个单向的过程，需要有人表达，其他人接收，可逆向进行。一般情况下，角色是可以互换的，即同一个人既可以是发送者，又可以是接收者。在与其他沟通要素的相互作用下，可完成一场沟通。

2. 信息

信息是发送−接收者要分享的思想和情感的具体内容。思想和情感只有表现为符号时才能得以沟通。所有的沟通信息都由两种符号组成，即语言符号和非语言符号。某一特定的事物或思想都能在语言中找到与其对应的词，语言符号可以分为具体符号和抽象符号。例如，“西瓜”“金钱”等都是具体符号，代表着一种具体的事物。当然，我们对“西瓜”“金钱”的印象可能会有不同，西瓜可能在大小、形状、颜色、品种等方面有差异。而“饥饿”“富裕”等词则比较复杂，我们对这些词的理解由我们的经验决定。由于人们的经验在一定程度上有区别，因此将赋予这些抽象符号不同的含义。非语言符号是我们不用词语而进行沟通的工具，例如面部表情、手势、体触、空间距离、语音、语调等。在沟通过程中，非语言符号也有特定的含义，且在不同文化中具有差别。

3. 反馈

反馈是发送－接收者相互间的反应。由于反馈可让沟通的参与者知道思想和情感是否按照他们预期的方式来分享，所以反馈对沟通至关重要。面对面的发送－接收者间有最大的反馈机会，特别是如果没有其他事物让其分神。例如，临床上对患者开展健康教育时，请患者复述或模仿一遍，以了解患者对健康教育信息的掌握情况，这是一种典型的反馈。

4. 渠道

渠道又称途径、媒介或通道，是指信息由发送者到接收者所经过的路线，是信息传递的手段。不同的信息内容需要采取不同的渠道进行传递。在面对面的沟通中，信息传递的渠道主要是五官感觉和声音，在大众传媒中常利用网络、广播、电视、报纸、杂志等渠道。一些非语言信息还可以通过着装、接触、表情等渠道进行传递。在人际沟通过程中，信息往往不是通过单一渠道传递，而是经过多渠道传递。一般而言，沟通者使用的渠道越多，对方越能更好、更多、更快地理解信息。

5. 噪音

噪音会对沟通双方理解和准确解释信息造成障碍，可分为三种形式，即外部噪音、内部噪音和语义噪音。外部噪音主要来自环境，阻碍接收信息或理解信息，可以由声音产生，也可以由非语言产生，如炎热、寒冷等恶劣天气常使人感觉不舒服而导致不能集中精力与人沟通。内部噪音产生于沟通主体自身，使其在沟通过程中思想和情感集中于沟通以外的事情，即表现为沟通中心不在焉。当然，也有的内部噪音源于信念或偏见。如临床上有些医生认为自己是权威，患者的意见或建议不重要，从而忽略与患者的沟通甚至不与患者沟通，最终导致患者不满而引起矛盾。语义噪音是由人们对词语情感上的反应而引起的。如患者对医务人员在诊疗过程中使用命令、责备、威胁等语气特别反感而不愿接受这类医护人员提供的服务。

6. 环境

环境是沟通发生的地方及其周围的条件，可对沟通产生重大的影响。当环境发生变化时，沟通也发生变化。如演讲、表演等比较正式的沟通，适宜在礼堂等正式的环境中进行；而朋友间的闲话家常适宜在咖啡店等休闲舒适的环境中进行。

7. 信息背景

沟通的发生常常是出于某种特定的目的，这种引发沟通的特定目的或理由就是沟通的信息背景，受到信息发送者过去的经验、对目前环境的感受以及对未来的预期等多种因素的影响。因此，要全面准确地了解一个信息的含义，必须考虑到背景因素，不能只接收信息表面的意义，还要注意到信息背景的意义。

（三）沟通的过程

沟通的过程就是信息传递的过程。沟通对象彼此间的信息传递包括信息策划、信息编码、信息传输、信息解码、信息反馈和沟通干扰等内容。

1. 信息策划

信息策划就是对信息进行搜集、整理和分析的过程。清晰、完整、有条理的信息是有效沟通的基础。信息策划能反映出信息发送者的逻辑思维能力并能影响信息量的多少。

2. 信息编码

信息编码是将信息用特定的符号表示并表达的过程。信息编码可以借助口头语言、书面语言、肢体语言等不同的语言工具。

3. 信息传输

信息传输是借助某种媒介将信息从一个主体传递到另一个主体的过程。通常信息传输都会借助多种媒介，例如：临床医生会给患者提供一份病历记录表，同时会当面介绍简要的临床诊断结论。

4. 信息解码

信息解码是指将接收的信息转变为具体的思想、意义，以便理解的过程。信息解码既要能够还原信息发送者的表面意思，又要正确反映信息的深层含义。

5. 信息反馈

信息反馈是信息接收者收到信息后，根据自己对信息的理解、感受和经验采取行动并提出看法和建议的过程。信息反馈是对彼此间沟通结果进行评价的依据，也是进一步提高沟通效果的重要依据。

6. 沟通干扰

沟通干扰是人际沟通中都会面临的一个不利因素。这些干扰因素可能来自沟通者本身，也可能来自外部环境。沟通中要尽量避免干扰因素的影响。

（四）人际沟通的模式和类型

1. 语言沟通和非语言沟通

根据信息载体，人际沟通可分为语言沟通和非语言沟通。语言沟通是建立在语言文字基础上的，主要表现为口语沟通和书面语沟通两种形式。非语言沟通是指使用除语言符号以外的各种符号系统，包括肢体语言、环境语言等进行沟通。在人际沟通中，美国传播学家艾伯特·梅拉比安曾指出，沟通效果（100％）＝语言（7％）＋声音（38％）＋面部表情（55％），由此可见非语言沟通在人际沟通中的重要性。

2. 直接沟通和间接沟通

根据对沟通媒介的依赖程度，人际沟通可分为直接沟通和间接沟通。直接沟通是指沟通主体间运用自身固有的手段，无需沟通媒介作为桥梁的人际沟通，如问诊、健康讲座等。相反，需要借助中间媒介进行的沟通叫间接沟通。随着现代信息网络技术的发展，网络在人际沟通中的利用率越来越高，受众面越来越广。

3. 单向沟通和双向沟通

根据人际沟通中是否有信息反馈，人际沟通可分为单向沟通和双向沟通。

单向沟通是信息从发送者到接收者的单向传递过程。沟通双方的身份不发生互换，如大型报告等。双向沟通是指信息在沟通者间双向流动的过程。信息发送者和信息接收者的身份相互转换，发送信息与反馈信息在沟通主体间反复进行。人际沟通中的大多数沟通均为双向沟通。

4. 正式沟通和非正式沟通

根据沟通的组织程度，人际沟通可分为正式沟通和非正式沟通。正式沟通指在组织中依据相应的规章制度或原则进行的沟通。非正式沟通指以个人身份进行的人际沟通，表现为沟通对象、时间、内容、地点等的随意性和不确定性。

（五）现代人际沟通的特征

1. 互利性

互利性是指各方在沟通中均可以满足自身的某种需求，包括精神和物质上的需求。互利性是人际沟通的重要特征。尤其在现代社会，一些关系的建立是以对方能给自己带来多少收益为动力的，同时考虑自己要给予对方对等的、力所能及的回报。那种只求自己得到满足而不考虑对方利益的人际沟通难以达成。

2. 广泛性

现代社会，每个人在社会实践中都扮演着多重角色，与很多行业、层次的人员都有接触和来往。这就决定了现代人际沟通的广泛性，即在人际沟通中视野开阔，交际范围宽广。交往面太窄，只关心与自己或家庭相关信息的做法已不能适应现代社会的要求。

3. 变动性

人际沟通是建立人际关系的重要途径。在现代社会，快节奏的生活、学习和工作要求加强人与人之间的协作，从而提高效率，保持身心健康。随着择业自主性的加大，个人从事职业具有多样性、多变性等，人际关系更加复杂多变。交往对象的变化使得沟通对象随之变化，因此，现代人际沟通具有变动性。

（六）人际沟通的原则与要求

1. 人际沟通的基本原则

一个完美、有效的沟通，必须遵循一定的原则。一般而言，人际沟通中需要遵循以下基本原则。

（1）尊重：既要尊重自己，也要尊重他人；既要做到以礼待人等基本的尊重，又要注意对他人的价值观、信仰等更深层次的尊重。平等待人才能换取别人的平等相待。

（2）诚信：沟通从心开始，诚信是沟通的基础和前提。

（3）理性：理性沟通要求沟通主体能够控制好情绪，排除不良情绪的干扰，理清思路以实现沟通目的。

（4）明确：人际沟通中传递的信息要尽可能简洁明了，便于沟通对象理解和接收。

（5）连贯：人际沟通中沟通双方要能够较好地了解彼此的过往，以便彼此能客观地预测对方的现在或将来的行为，这种预测结果会对当下的沟通产生影响。

2. 人际沟通的要求

良好的人际沟通要满足以下几方面的要求：

首先，沟通主体要培养沟通性情和意识。一般而言，沟通发生在人际间，客观全面的认知是开展有效沟通的基础和保障。沟通主体要提升自我认知能力，综合他人的评价、社会比较和自我感觉来全面客观地认识自己，同时从社会认同和社会道德要求的高度来形成自我认知体系和意识动机，深刻认识自己。沟通主体还要学会管理情绪，在人际沟通中懂得换位思考，多从对方的角度去思考。

其次，沟通主体要注重沟通能力的培养。沟通能力是一种能证明自己和让对方发现你具有社会工作能力的个人特质，是一个人的核心竞争力所在，不仅表现为能言善辩、举止得体等，还包括一个人从穿衣打扮到言谈举止等多方面的行为能力。沟通主体要建立自身的语言词库，重视个人修养，用得体的肢体语言强化沟通，克服沟通焦虑，在各种实践中锻炼和提升自己的人际沟通能力。

最后，重视沟通技巧的锤炼。沟通技巧在人际沟通中可起到锦上添花的作用。人际沟通主要体现为听和说两种形式。善听要求我们在沟通中要高度集中注意力，充分运用记忆力，积极调动理解力，并能及时做出相应的反馈。善说要求我们做到表达时通俗易懂，恰当利用肢体语言让表达更加形象生动。

二、医患沟通

（一）医患沟通的定义

医患沟通是指在医疗卫生和保健工作中，医患双方围绕诊疗、服务、健康及心理和社会等相关因素，以患者为中心，以医方为主导，将医学与人文相结合，充分利用多种沟通工具进行的多途径交流，可促使医患双方达成共识并建立信任合作的关系，指引医护人员为患者提供优质的医疗服务，达到维护健康、促进医学发展的目的。医患沟通中的“医”和“患”有狭义和广义之分。狭义的“医”主要指医疗机构的医务人员，狭义的“患”主要指患者、家属和利益相关人员。广义的“医”包括全体医务工作者、卫生管理人员及医学教育工作者等，广义的“患”指除“医”以外的社会人群。在网络信息技术非常普及的当下，医疗机构处理医患矛盾不仅要面对患者，社会舆论也是医疗机构必须面对的。因此，医疗机构要积极与媒体进行主动沟通，对社会舆论及时做出回应。广义的患者概念下更利于和谐医患关系的构建。

（二）医患沟通的意义

1. 医患沟通是现代医学发展的内在要求

在医学的发展历程中，以治疗躯体疾病为特征的生物医学模式占有绝对的领导地位。然而进入现代社会，人类健康受到心理和社会等无形因素的影响日益频繁。这类因素既能治病，也能致病。在生物医学模式的指导下，现代医学并不能较好地解决与这类因素相关的大量健康问题。基于生物医学模式开展的现代医学诊治疾病的能力相当局限。随着慢性病的发病率连创新高，医疗活动迫切需要患者和社会人群的主动参与和配合，以攻克更多的疾病。特别是心脑血管疾病、内分泌病等多种慢性病，必须医患双方协同应对。医患沟通是联系医患双方的有效途径，通过沟通，患方在医方的指导下参与疾病诊疗的全过程，推进疾病诊治和健康维护。

2. 医患沟通有助于提高临床诊疗质量

医方通过与患方沟通，能够收集更为全面的疾病相关信息，为准确的临床诊断和治疗提供保障。疾病诊断的前提是对患者疾病的起因、发展过程有所了解。病史采集和体格检查的质量决定了病史采集的可靠程度和体格检查的可信度。这个过程就是医患沟通的过程，医患沟通的有效性在一定意义上决定了疾病诊断的正确与否，而正确的诊断是有效治疗的依据。良好的医患沟通有助于医方从生物、心理、社会等方面收集患者的病史资料，提高诊断的准确率和治疗质量。另外，患者体质上的特殊情况，只有患者主动告知，医方才能知晓，若不告知可能引起不当的医疗行为。如医方在询问病史时没有了解到患者有过敏的情况而使用了不应该使用的药物，则极有可能导致过敏反应。

3. 医患沟通有助于构建和谐医患关系

在诊疗过程中，医方由于掌握着系统的医学知识和技能，在医患关系中处于主导地位。患方相对于医方来讲，缺少医学知识和技能，主要是在医务人员的安排下配合诊疗，处于相对的被动和服从地位。随着现代信息技术的发展，患方能够获取更多的医学知识，对医疗信息的需求量越来越大。而医方与患方沟通，能够在一定程度上满足患方对医疗信息的需求，从而提高患方的就诊满意度。另外，医患沟通是一种典型的双向沟通，能够体现医患双方在诊疗过程中的平等地位。医方重视与患方的沟通，还能够在一定程度上消除“主动－被动型”服务模式给患方带来的不满，赢得患方的理解与配合，从而构建和谐的医患关系。

4. 医患沟通能够减少医患纠纷的发生

随着经济的发展和生活水平的提升，人们越来越重视健康问题。与此同时，在寻求医疗服务的过程中，不仅要求治疗身体的不适，还强烈渴望得到医务人员的人文关怀，了解医疗信息，表达个人想法。患者的这类需求只有通过良好的医患沟通才能得以满足。然而，长期以来，医学生阶段医患沟通教育相对缺失，医务人员缺少医患沟通技能的学习培训，大量医务人员的沟通技能存在不同程度的问题。由于临床诊疗服务中的沟通不当，医患间发生了大量的纠纷事件。若医务人员能够强化医患沟通理念，重视与患方的沟通必然能够防范和减少医患纠纷的发生。

（三）医患沟通的基本原则

1. 以人为本的原则

“以人为本”在医疗服务过程中则体现为“以患者为中心”，要求医方做到

“一切为了患者，为了患者的一切，为了一切患者”。一方面，要尽可能满足患方治愈疾病的需求；另一方面，要针对患方心理，给予尊重、平等、关爱、同情等精神慰藉。医患沟通的重要目的就是要给患方更多的人文关怀，促进其身心健康，提高患者就诊满意度。

2. 维护患方权益的原则

医患沟通是医疗行为的重要组成部分。通过医患沟通，能够保护患方的知情同意权、个人隐私权、平等医疗权、监督医疗过程权及免除一定社会责任和义务权等。医务人员必须将维护患方合法权益作为重要的职业操守，通过有效的医患沟通来尊重患方的相关权益。

3. 诚信尊重的原则

医患信任是构建和谐医患关系过程中需要不断加强的内容。只有医方诚信行医才能赢得患方的信任与理解。医务人员在医疗服务各环节中要做到言行举止诚实守信，以获得患方的配合。通过医患沟通，引导患者主动表达其想法，参与诊疗方案的制订等，充分尊重患方对于个人健康的主人翁角色。

4. 有效表达的原则

医方有效表达信息才能与患方有效交流，医患才能达成共识进而分享成功。因此，医方在诊疗服务过程中，要减少医学专业术语的使用，尽可能用通俗易懂的语言表达各种信息，同时避免使用方言等小众化的表达工具，以减少医患沟通障碍的发生，促进医患有效沟通。

（四）医患沟通的技能要素

1. 人文素养

医患沟通是人与人的沟通，特别需要医方有仁爱之心，还要有人文素养，从职业标准来说，需要有医学基本观和医学伦理道德观。缺乏人文素养，即便有再多的沟通技巧，也难以与患方有效沟通。人文素养是医患沟通技能的基础条件，决定了医方主动与患方沟通的态度，是医患沟通技能应用和提高的动力所在。

2. 礼貌习惯

人际交往中“第一印象”极其重要，而良好的礼貌习惯常给人留下良好的第一印象。医方通过礼貌的言行让患者感受到被尊重，更能得到患者的信任，为诊疗服务的顺利进行奠定基础。

3. 语言技巧

医患沟通过程中，由于沟通对象的特殊性，对表达技巧有较高的要求。首先是在口语表达中，由于医疗技术本身的局限性、风险性、不确定性，要求医方在医患沟通中要注意模糊表达技巧的运用，说话留有余地，这既是尊重医学科学的表现，也是医方加强自我保护的需要。同时，不同患者患病后心理承受能力不同，医患沟通中医方要注意恰当使用委婉表达，以降低患方的心理负担和伤害。此外，避免从医方角度出发对患者给予不好的评价，多使用非评判性表达技巧。巧妙运用幽默表达可调节医患间的紧张氛围，营造轻松愉快的就诊氛围。由于医学信息的专业性，医患沟通中医方应同时配合使用一些如体触、目光、面部表情等肢体语言以及书面语言，以便更形象化地表达，方便患方准确理解。

4. 同理心

由于疾病的影响，患方难以保持健康人的思维和心态，难免受不良情绪的影响而表现出一些不当行为，如多疑、对立等。面对患方的过激言行，医方要用宽容的心态和度量去包容，并能够设身处地从患方角度出发，认同患方的感受，对患方遇到的困难给予力所能及的帮助。

5. 社会阅历

患方来自社会生活的各个层面，医方如果没有相当的社会阅历和人生经验就不能深切体会和理解患方想要表达的意思和真实感受，在一定程度上影响医患沟通的有效性。丰富的社会阅历能帮助医方提高见识和能力。

（五）医患沟通的心理学

在医患沟通中，医患心理学越来越重要。沟通的形式、技巧和效果与心理学关系密切，也就是说，沟通的过程自始至终反映、折射着心理学的理论和技术。沟通的形式及其规律的描述与行为科学、社会心理学有关。沟通既然是一种行为，就可以进行观察和描述，在此基础上找出行为中或行为背后隐含的心理活动、心理状态。

（六）医患沟通的伦理学

医患沟通是协调医患关系的重要途径和手段，任何医患沟通都必须以伦理道德为准则，只有这样，才能更有效地进行沟通，达到沟通的目的。

1. 医患沟通的伦理学特征

（1）平等性。医患双方的人格是平等的。这种平等表现在：医方尊重患方的医疗权利，一视同仁地提供医疗服务；患方尊重医方的劳动，并给予积极的配合，共同完成治疗疾病、维护健康的任务。

（2）一致性。医患双方的目标是一致的，都是治愈疾病、恢复和维护健康。正因为如此，医患双方的利益是互相依存的，医方运用自身的医学知识和技能为患者解除疾苦，实现自身价值，患者也在此过程中满足了自身的健康需求。

（3）不对称性。医患双方信息的不对称性，可导致医疗过程中地位的不对称性。医方具有专业的权威性，使其往往处于主导的、支配的、决定的地位；而患方缺少医学知识，往往处于被动的、依赖的、受操纵的地位。这使得双方地位不平衡。

2. 医患沟通中的伦理学原则

（1）以人为本原则。我国传统医学历来强调“医乃仁术”。行医当以仁为本，仁爱救人，同情、关心、体贴患者。要真正实行以患者为中心的医疗，做到“一切为了患者，为了患者的一切，为了一切患者”；急患者所急，想患者所想，了解患者的思想、情感，满足他们的需要。唯有如此，医患之间才有沟通的基点和契合点。

（2）平等公正原则。要求医患间权利、义务的对等性、统一性和平衡性。医方要履行自己的职责：救死扶伤、防病治病、解除痛苦、助人健康、宣传教育、发展医学之义务，同时保障患者的生命权、身体权、健康权、医疗权、知情权、隐私权、监督权、诉讼权、求偿权等。患方也应尊重医方，遵守就诊道德，配合医方治疗。平等公正，才能使双方心态平衡，关系协调，友好合作。

（3）知情同意、保密原则。知情同意是现代医疗实践中十分强调的伦理学原则。知情权和选择权是患方的权利，也可以说是医患沟通的具体方式和必要程序。知情同意作为一项伦理原则，要求医方详细而真实地向患方告知有关诊断结论、病情预后、治疗目的、治疗方法、可供选择的治疗方案及其利弊和费用、预期疗效、不良反应及治疗风险等信息，让患方在不受任何指示、干涉、暗示、引诱的情况下，自主地选择诊疗方案。知情同意的目的在于尊重患方自主权，鼓励医患双方理性决定、协作配合、责任分担。为此，临床上建立了手术谈话签字制度、输血同意签字制度、化疗同意签字制度、病重病危通知签字制度等。

为了使患者保持有利于疾病治疗和康复的良好心境，允许医方不向患者直接透露不良的诊断和预后，说些“善良的谎言”。在医患沟通和疾病诊治过程中，医方会得知有关患者的隐私与秘密，如生理缺陷、变态行为、不良生活方式、不道德行为等，对此医方在不损害社会公众利益的前提下，应严守秘密。

（七）医患沟通的法学

在医患沟通中，医学法学是处理医患关系的重要手段，以民法和卫生法规为依据，尊重患方的合法权益，维护医方的自身利益，依法行医、依法沟通是维护医疗秩序的保证。

第二节　慢性病诊疗中的医患沟通

在生物—心理—社会医学模式实践中，现代医患关系已经广泛涉及伦理、经济、法规、政治文化等方面，医患关系更加复杂，医患沟通更显重要。当今，医患沟通不足、沟通障碍现象还相当普遍，是引起医患矛盾甚至医疗事故争议的重要原因。

一、医患沟通的影响因素

（一）医患知识的不同

医务人员普遍文化程度较高，并受过系统的医学教育和诊疗技能训练，又有医疗实践的经验，在治愈疾病、维护健康方面有着得天独厚的优势。而很多患者对自身、对疾病、对健康知之甚少，即便有些人接触过医学和卫生知识，但也仅是表浅的知识，对庞杂深奥的医学知识不可能全面地认知和把握。医患知识的不同势必会影响医患的有效沟通。

有经验的医生会巧妙地应用一些比喻、类比、实物、模型、图画等向患者解释疾病发生过程，往往能起到很好的效果。例如，在向一位患有老年性黄斑变性的患者解释为什么白内障术后视力恢复不理想时，可以这么比喻："人的眼睛就像一部照相机，你的这部照相机的镜头与底片都坏了，做了白内障手术好比只更换了相机的镜头，但底片不好还是不能拍出清晰的照片。"在解释一个复杂的问题时，如果能借助于一些图片等，会使沟通简化许多。如在眼科患者中，老年人比例较大，给予简明形象的讲解，有助于对方的理解，从而达到相互沟通的目的。每一个医者都必须致力于锻炼日常医疗用语和平易近人的交流方式。

（二）医患思想观念的不同

医患双方难以沟通的又一障碍是思想观念的不同。医患双方对知情同意的认识不同。一些医务人员对医患沟通的重要性和必要性认识不足，仍习惯于以自我为中心的医疗服务模式，认为医患关系是一种主动—被动型的关系，医生处于主导地位，患者处于从属地位，只要医生决定即可。且患者方面，对知情同意的愿望并不强烈，思想认识薄弱。

另外，对市场经济条件下医疗卫生服务性质的认识出现分歧。医方认为，医疗卫生服务也是市场经济的组成部分，需要赢利，否则不能生存和发展；患方则认为，医疗卫生服务始终是福利性的，医院应全心全意为患者服务，不能图利。究其原因，主要是双方看问题的角度有差别，导致对同一问题的看法不同，这势必影响医患之间的良好沟通。

（三）医患评价标准的不同

目前，许多医患矛盾的产生源于医患双方在医疗事件中所处立场及评价标准的不同。双方在医疗过程中持有不同的需求、不同的思维方式及不同的人性特征。一方面，医务人员要提高业务水平，严格把关医疗质量，增强责任感，减少医疗差错、医疗事故的发生率，同时努力改善硬件设施，重视新技术、新项目的开展，尽可能取得良好的医疗结果，最大限度地使患者满意。另一方面，做好患者的宣教工作也十分必要，包括入院宣教、术前谈话、出院宣教等。各病区还可以结合自身的特点定期刊出科普墙报，针对某些病种还可以开设面对患者的讲座。通过各种形式的沟通渠道和相互交流，使患者对疾病有一个逐步深入的认识过程，使患者与医生认识及评价疾病预后的标准趋向一致，促进医患共识的形成。

（四）医患经济地位的不同

医患双方在医疗过程中处于不同的经济地位，必然会产生矛盾。从长远来看，这一现象对于医患双方都是不利的。由于医疗服务的特殊性及高风险性，其有别于普通服务行业，也不能简单套用一般的价值标准。医方应不断加强市场经济意识，同时努力提高自身的医德修养，避免重复医疗、过度医疗现象，针对患者不同的消费层次，在允许的范围内，尽可能提供更多的选择机会，使患者部分参与到医疗消费的决策中，树立诚信为本的职业精神和形成医患共同参与的医疗模式。

（五）医学教育的偏颇、人文关怀的缺失

医患沟通有两个主要内容：其一是医学信息交流，其二是社会情感交流。医学信息交流是指导性和技术性的交流，社会情感交流是情感性和增进彼此理解的交流。患者在生理上的变化必然带来心理和情绪的改变，同时也给社会生活带来困扰，因此，真正的医患沟通是离不开细心、耐心、真心的情感交流的。一位医学哲学家说过：医生“有时去治愈，常常去帮助，总是去安慰”，可见医患沟通更重要的价值是人文关怀。医疗行业人文关怀的缺失，既与社会大环境中人文气息不足有关，也与医学教育和行业本身的特点有关。由于传统的基础教育和医学教育不重视人文教育和实践，多年来，医务人员的人文知识明显不足，人文实践能力欠缺，尤其是一些年轻医生人文精神和人文修养相对缺乏，与患者及其家属沟通时讲病状的多，讲情感的少，较难以同理心去感受患者的心理和感情需求，不能给予现代社会广大人民群众迫切需要的人文关爱。失去情感投入的医患沟通，显得苍白无力，会使医患关系失去情感的温暖，导致医学的科学精神与人文精神的分离。对患者没有同情心，对患者缺乏关爱，在医患沟通中不能敏锐观察和尊重患者的心理感受，不会根据患者的情绪、表情、心理反应，运用不同的语言和非语言沟通方法使患者获得精神、心理的慰藉和改善，影响了医患沟通的效果。

（六）信息不对称

信息不对称表现在：患者与医生所谈论的看似一个话题，实质却可能是在谈论不同的事物，目的也不同，双方未完全相互理解。这种相互交流的无效多

半并不是因为漫不经心或迟钝，而是双方对疾病的性质和看法的认识出现了根本性分歧。医生与患者沟通的过程是两个不同视阈的融合。从哲学阐释学的理论来说，要真正的理解就必须最大限度、设身处地地从社会生活和个人体验的角度与当事人进行有效的沟通。

二、促进有效沟通的策略

（一）提高认识

医患沟通的主体是人，医务人员应该树立以人为本的核心理念，以“以人为中心，一切为了人的生命安全和健康”为宗旨，以“唯人不唯利”“救死扶伤和维护健康”为根本，摆正与患者的关系；认同并自觉遵守和奉行相关信念和行为准则；不断增强沟通意识，应充分认识到做好医患沟通有利于帮助患者掌握必要的防治疾病的健康知识，增强其信心，使其配合治疗，提高患者对医疗工作的满意度。在医疗工作中不仅要关心患者的身体病患，还要关心心理、社会、环境、技术等对身心健康的影响。

（二）加强制度及职能建设

设立专门职能机构，要建立起以医院和医务人员为主导的全方位医患沟通制度。在医院内，应实施诊疗全程医患沟通制度，即从门（急）诊、病区、实验检查室等各科室，从工作态度、工作程序、工作方式和方法等方面以生物—心理—社会医学模式的要求进行改革和完善。向社会实施开放式医患沟通制度，即面向社会，主动与社区、学校、新闻媒体、企事业单位等建立密切的联系，积极开展义诊健康教育、医学咨询以及志愿服务等活动，提高医务人员的综合素质和职业操守。

（三）提高业务素质

要重视医务人员业务知识的学习，使其不断更新知识机构，掌握新知识和新技能。医务人员要积极参加各类社会教学和单位组织的业务培训，特别是要充分利用业余时间自学。

（四）加强职业道德修养

一是要有救死扶伤的职业道德，对患者要有爱心，把患者当亲人，急患者之所急，想患者之所想，真心实意地去关心、照顾他们。二是要有强烈的责任意识，医疗工作是直接关系患者生命的大事，错用药物或错用药物剂量都可能给患者带来生命危险。

（五）学习技巧，善于沟通

学习并掌握一些职业沟通技巧，会大大提高医患交流的效果。学会聆听患者的叙述；善于引导患者谈话；多采用开放式谈话，少用闭合式谈话；避免使用专业术语；注意沟通的完整性，重视患者的反馈信息；处理好谈话中的沉默；善于使用积极的言语，避免使用伤害性言语。

（六）增强法律意识

必须遵守行为规范，增强法律意识，加强责任心，认真学习与医疗服务相关的各项法律法规，用法的尺度衡量各种诊疗活动。要明确职责与义务，用法律来保护自己的权益，尊重患者权利，维护患者权益，提高防范医患纠纷的能力。而医患纠纷一旦发生，则应本着预防为主的原则，处处“以患者为中心”，保持冷静和克制，切忌冲动和过激行为，以免矛盾激化，妨碍问题的解决。

（七）社会重视，加大投入

要达到医患关系的和谐，绝不是单靠医方就可以实现的，还需要社会各方面的配合与支持，只有政府、医方、患方、媒体等共同参与，才能实现医患有效沟通。要加强卫生宣传，普及医学知识；改善就医条件；采取有效的措施，减轻医生的负担，若医生的工作时间过长，则可能工作中根本无暇顾及暂时还不能体现效益的医患沟通。

三、医患沟通应把握的原则

医务人员与患者的关系是一种特殊的人际关系，医患之间良好的沟通交流，有助于疾病的诊断、治疗和康复。在与患者沟通时，医务人员应把握以下几项原则。

（一）平等和尊重的原则

医务人员必须以平等的态度对待患者，绝不能摆出高人一等、居高临下的架子。所谓平等，一是医患双方是平等的，没有高低贵贱之分；二是平等对待所有的患者，在医务人员眼中应只有患者，而不能以地位取人，以财富取人，以相貌取人，有亲有疏。尊重就是尊重患者的人格，尊重患者的感情。尊重患者就会获得患者的尊重，在彼此尊重的基础上，双方才能进行友好的沟通。

（二）真诚和换位的原则

真诚是医患沟通得以延续和深化的保证。真诚使人在沟通时有明确的可知性和预见性，而不真诚或欺骗，会使人产生不安全感和恐惧感。心诚则灵，只有抱着真诚的态度，才能使患者放心，才能使患者愿意推心置腹地沟通。同时医务人员要多进行换位思考，站在患者的角度考虑问题，这样才能使沟通达到应有的效果。

（三）依法和守德的原则

医患关系是一种法律关系。在与患者沟通时，医务人员要严格遵守法律法规，切实恪守医疗道德。医务人员既要用好法律法规赋予自己的权利，又要履行好法律法规规定的自己的义务。同时，必须清楚患者依法享有的权利和应尽的义务。尊重患者的权利和义务。双方在法律法规的层面上进行沟通和交流。医务人员要保持良好的医德医风，绝不能收受患者的好处，更不能明的、暗的向患者索要好处。法律和道德是医患沟通的基础，医务人员自身做得端、行得正，就能赢得患者的尊重和信任，就能在沟通中处于主动地位。

（四）适度和距离的原则

体态语言是沟通交流的一种形式，运用体态语言要适度，要符合场合，切忌感情冲动、动作夸张。如在抢救危重患者时，如果表情淡漠，或说说笑笑，这不仅有损医务人员的形象，还会严重伤害患者及家属的感情。沟通时，双方的距离要适当，太近或太远都不好。可根据患者年龄、性别等选择合适的沟通距离。如与老年人、儿童沟通时，距离可适当近些，以示尊重和亲密；年轻的医务人员对同龄的异性患者则不宜太近，以免产生误会及不必要的麻烦。

（五）克制和沉默的原则

医务人员的态度和举止在患者眼里可能会有特定的含义，如患者可能会把医务人员的笑脸理解成友好或病情好转的信息，可能会因医务人员眉头紧皱联想到自己病情恶化。因此医务人员必须把握好自己的情绪，避免因不恰当的情感流露传递给患者错误的信号。另外，在沟通遇到困难时，也要注意克制自己，用冷处理的方式，避免矛盾激化。沉默也是一种克制，在医患沟通时运用好沉默也是必不可少的，特别是当患者或其亲属情绪激动时，以温和的态度保持沉默，可以让患者或其亲属有一个调整情绪和整理思绪的时间，但沉默时间不宜过长，以免陷入僵持而无法继续交流。

（六）留有余地和区分对象的原则

医务人员在涉及患者病情时，讲话一定要有分寸，要留有余地，特别对疑难危重病者更要注意。一是不能说得太满、太绝对，如保证治好之类的话，即使有十分把握也只能说到八分，否则，一旦发生意外，由于患者及其亲属没有思想准备，会造成纠纷；二是不应为了引起患者重视，把病情讲得过重，增加患者心理负担，对治疗不利；三是对某些疾病，与患者家属沟通时应实话实说，对患者有时则需要“善意的谎言”。医务人员在沟通交流时，对沟通的对象要有一个基本的评判。如患者性格开朗，大大咧咧，则要提醒重视疾病，不要满不在乎；如患者性格内向，对病情过于担心，思想包袱重，则应多鼓励，增强其信心。另外，对个别缺乏就医道德的患者或其家属，则必须有所防范，既要认真治疗，又要严格程序，以防对方钻空子，故意闹事。

四、医患沟通的技巧

（一）倾听

倾听是最重要也是最基本的一种技巧，但遗憾的是，它常常为繁忙的医生所忽视。医生必须尽可能耐心、专心地倾听患者的主诉，并有所反应，如变换表情和眼神，点头，发“嗯、嗯”声，或简单地插一句“我听清楚了”，等等。当然，患者叙述也不能离题太远，医生可以礼貌地提醒患者，请其回到主题上。总之，倾听是形成医患间良好关系最重要的一步。诊断的错误，常常是医生倾听不够所致。

（二）接受

患者应信任医生、接受医生，若不信任医生却接受医生的诊治，最容易出现纠纷。医生也应无条件地接受患者，不能有任何拒绝、厌恶、嫌弃和不耐烦的表现。

（三）肯定

这里是指肯定患者感受的真实性，切不可妄加否定。例如，患者叙述“我的心脏老在一跳一跳地疼”。医生首先必须肯定患者这种跳动感的真实性，并且对患者的不适感和担心表示理解。至于患者的想法，即使明显是病态的，也不可采取否定态度，更不要与患者争论。

（四）鼓励

适当的赞赏和鼓励患者的想法和做法，可以拉近医患之间的距离。

（五）选择

俗话说：“条条大路通罗马。”医生可能有很多种治疗方案，将其优缺点告诉患者，患者可根据自身的想法、时间安排、经济情况等进行不同的选择。医生在确保治疗效果的基础上应充分尊重患者的选择。当然医生也不能迁就患者提出的不合理或不切实际的选择，因为医生无法准确预测未来。

五、诊疗中的沟通

慢性病的诊疗需要患者的积极配合与参与，医患间要经常沟通，以掌握病情的变化和发展，及时调整治疗方案。

（一）运用正确的思维方式

思维方式是医务人员在提供具体医疗服务过程中用以指导具体服务行为的无形的规范。以临床医生为例，大多数临床医生的思维方式仍然是基于生物医学模式而形成的，在诊疗中过多地关注患者的疾病而忽略了患者心理、社会等方面的问题，容易产生漏诊和误诊现象。在与慢性病患者沟通中，应该在医疗服务全过程中渗入人文关怀，积极主动沟通，形成医患共同参与的决策模式。

（二）及时洞察患者的心理变化

在当下的临床工作中，“只见病，不见人”的现象仍然存在。然而，医患间缺乏沟通会导致患者不愿意向医生敞开心扉，从而导致医生不能全面地了解患者的疾病真相，严重影响治疗质量。医生只有了解患者的心理状态，才能进行有效的治疗。洞悉别人的心理，不仅需要相应的专业知识，还需要社会知识的积累及丰富的临床经验。

（三）要真诚理解和关怀患者

医学在面对人类存在的健康问题时，能做的非常有限。而面对任何一位患者，医生发自内心的关怀却十分奏效。尤其在与慢性病患者的沟通中，双方更要相互理解，医方可同患者进行密切深入的知识交流、观念交流和情感交流，帮助患者建立正确的健康观，自觉改变不良的健康行为，坚持健康生活行为，改善健康状况，提升健康水平。

六、慢性病的随访沟通

（一）随访沟通的意义

慢性病的治疗不仅需要规范的诊疗，还需要患者加强自我健康管理。慢性病随访可以为慢性病患者提供全面、连续的医疗服务，指导和督促患者更好地进行自我健康管理，更好地控制病情（包括延缓疾病进程、降低并发症和伤残发生率），满足患者的信息和社会心理支持需求，提高其生活质量。

（二）随访沟通的途径与内容

慢性病患者的随访沟通主要分为电话随访、网络随访、上门随访等形式。随访内容主要包括以下方面：

1. 用药指导

慢性病患者一般需要坚持长期规范用药，而随着慢性病患者病情的变化又需要适当调整用药方案。因此，随访中需要通过沟通，了解患者病情的变化情况，并及时给予针对性的用药指导。若病情严重，则建议及时至社区医院或综合医院就诊。

2. 病情信息沟通

根据患者的具体情况，如文化程度、疾病知识掌握及需求情况等，应用通俗易懂的语言有所侧重地讲解疾病相关知识，如病因、危险因素、临床表现以及诊治方法等，同时告知患者病情、分析预后。患者了解的自身病情信息越丰富，越能够遵医嘱，自觉实施自我健康管理。如果是重症患者，如恶性肿瘤患者，随访沟通中要考虑患者的心理承受能力。

3. 健康行为指导

随访中给予适当的健康行为指导，以避免疾病危险因素，如戒烟限酒。建议患者适当运动，根据患者具体情况推荐合适的运动方式及制订个体化运动方案。指导健康饮食，如糖尿病患者忌食含糖量高的食物，适量增加玉米、燕麦等粗粮及其制品的摄入量，高血压患者宜低盐饮食，高脂血症患者宜低脂饮食等。

4. 心理辅导

慢性病患者长期受疾病困扰，常容易出现一些负面情绪。通过随访，了解患者出现负面情绪的主要原因，针对性进行情绪疏导，帮助患者及时调整心态。另外，随访也为开展同伴教育、设立健康沙龙等提供了依据，可以通过建立QQ群、微信群等方式为有需要的患者提供相互交流的平台，相互分享患病心得体会，以增强康复信心，保持平和心态。必要时，引导患者进行放松训练，如音乐疗法等。

5. 疑难解答

随访中，对慢性病患者遇到的疾病诊疗相关的疑难问题，都可以给予及时的答复与指导。

七、医患沟通中需注意的问题

有报道指出，90%的医疗纠纷是可以避免的。国内有资料显示，90%的医疗纠纷源自医患沟通不畅或障碍，致使患者或家属不能理解、接受难以避免的不良医疗后果。有医院公布的资料显示，90％的医疗纠纷发生于医院或科室10％的医生。因此，在医患沟通中应重视以下几个问题。

（一）克服傲慢与偏见

随着媒体和网络的发展，患者很容易获得先进且准确的有关自身所患疾病的知识，即使医生在本专业的理论和临床实践上造诣很深，但也有患者对自身所患疾病方面的知识掌握度很高，甚至超过其接诊主管医生的可能，医生对此应该有清醒的认识，应克服医患沟通中的傲慢与偏见。迄今为止，绝大多数疾病的病因未明、发病机制不清、治疗选择多样，常出现对某一疾病认识和诊疗方案选择的多学派现象，患者可能对此均已经有所了解，也可能倾向甚至迷信某一学说，这时的沟通除要克服态度上的傲慢与偏见外，还需避免学术上的傲慢与偏见，杜绝在医患沟通中随意批评或诋毁别的医生或医院，千万不要把医患沟通变成学术争论会。

（二）保持坦诚和专注

诚实是获取患者信任的必要前提，专注是赢得患者配合的基础。在向患者介绍各种诊疗措施时，要运用平等的语言和语气。在向患者介绍自己所倾向的诊疗措施时，应该让患者充分知情和理解，避免使用“必须”“别无他法”“千万不要”等指令性语言，更要杜绝采用欺骗手段，随意夸大诊疗价值或诊疗风险，以使患者接受自己所倾向的诊疗措施。在患者陈述或询问时，可在恰当的时候给予引导，不要随意打断或嫌患者啰唆而表现出不耐烦，禁止训斥患者。要认真倾听，避免对患者已经叙述的问题进行反复询问，给患者一种医生“不在状态”的感受。

（三）使用患者能理解的语言

医患沟通的目的是使患者对所患疾病充分知情和了解，最后做出知情同意选择，因此要求医生在沟通过程中将医疗术语转换成患者能理解的通俗语言，可采用举例、比喻、适当的肢体语言、图解说明等方式。在患者无法听懂普通话医学专业术语时，应该将之翻译成患者能接受的语言，从而实现有效沟通。

（四）做好沟通过程和结果记录

沟通结束后，应该将沟通地点、时间、参加人员、主要内容、患者配合情况、诊疗措施选择结果以及对医疗环节的要求等如实记录，并由患者或委托代理人签署相关知情同意书，对诊疗措施选择决定如“同意”或“拒绝”等关键词，必须由患方签字人亲笔书写。

第三节　慢性病管理中的医际沟通

一、医际沟通的含义

医际沟通狭义上是指开展某一具体的医学活动中医务人员之间的信息交流与情感互动过程，广义上是指医疗临床、科研、卫生保健活动中有关人员间的信息交流与情感互动过程。

二、医际沟通的意义

现代医疗活动是任何个人都不可能独立完成的，必须依靠医生、护士、医技、管理等人员的协同工作和密切配合。慢性病的病因较为复杂，诊疗过程中往往需要进行多科会诊，才能为患者提供满意的医疗服务。因此，现代医学背景下医际沟通非常必要，其意义表现在以下几方面：

（一）医际沟通是现代医学发展的必然要求

随着医学科学的发展，学科划分越来越细，某一领域或学科的发展需要多学科的支持与配合，尤其是一些医学难题，常常涉及多学科、多领域。加强医际沟通，能够促进学科间交叉发展，多学科、多领域协同更利于攻克医学难题。

（二）医际沟通有助于防范医疗纠纷

良好的医际沟通，能够为医务人员营造愉快的工作氛围，便于患者相关信息的共享，为患者提供更高质量的医疗服务，提高患者就诊满意度，防范医疗纠纷的发生。

（三）医际沟通有助于促进和谐医患关系的构建

良好的医际沟通体现了医务人员之间相互尊重、相互理解、相互配合的和谐氛围，有利于医院加强"以人为本"的文化建设，为患者提供具有人文关怀的医疗服务，加深医患间的情感，促进和谐医患关系的构建。

三、加强医际沟通的途径

（一）相互尊重，关心爱护

医务人员之间相互尊重体现在尊重他人专业、尊重他人劳动、尊重他人长处、尊重他人的成果和贡献。无论年龄大小、职称高低，各司其职的同时真诚合作，关心友爱，尊重对方的人格。

（二）加强医德修养，增强相互吸引

医德修养是道德品质修养的重要组成部分，是医德品质、医德意识的自我教育，是在长期的医疗实践活动中逐步锻炼和养成的一种高尚的自然习惯。经过长期对医德原则、规范的认识和体验，医务人员能够对善恶、荣辱、诚实、虚伪、高尚、卑鄙等方面的行为进行自觉调节，形成稳定的魅力人格，有利于医务人员相互间的美德吸引，从而利于加强彼此间的沟通。

（三）公平竞争，相互帮助

医务人员应该以提高医疗服务质量、提高科研水平、改善服务态度为共同目标。在工作中，以合作为基础进行公平、良性竞争；本着尊重科学、实事求是的态度去研究和解决问题；虚心接受同行指出的不足并认真总结完善，取长补短，共同进步。

第九章 慢性病管理与医疗保障

第一节 医疗保障相关概念

一、医疗保障制度

医疗保障制度是指国家制定的保障公民患病时得到基本医疗服务的制度。医疗保障由社会保障和医药卫生事业共同完成，包括以基本医疗保险为主体，医疗救助为托底，补充医疗保险、商业医疗保险、医疗互助、慈善援助等共同发展的多层次体系。

二、医疗保险

医疗保险是为抵御、防范疾病经济风险而建立的，是国家对参加医疗保险的患者进行医疗费用偿付的一种制度。保险机构采用合同契约的方式预先征集参保人一定资金，当参保人在保险期间发生疾病时，按照保险合同规定的条款给予参保者一定的经济补偿。补偿经济损失和风险互担是医疗保险最主要的功能。

根据保险机构举办主体，医疗保险主要分为社会医疗保险和商业医疗保险。社会医疗保险是指通过强制性的规范筹集基金，不以营利为目的，没有人群选择，并为所有参保人员公平地分担由于疾病引起的经济风险的保险；商业医疗保险是以营利为目的，参保者和保险公司之间自愿缔结合同，参保者向保险公司支付保险费，保险公司根据合同约定的疾病治疗情形赔偿保险金。

三、医疗救助

医疗救助是指政府和社会对无力承担大额医疗费用的贫困居民提供经济资

助的行为，以减免医疗费用为主要形式，保障贫困者在患病时不因经济无法承担而错失基本的医疗服务。医疗救助是现代医疗保障制度的有机组成，是医疗保障体系的最低层次和基本卫生服务的最后一道防线，承担兜底作用。

四、长期照护保险制度

长期照护保险制度是指为长期失能人员的基本生活照料和与基本生活密切相关的医疗护理，提供资金或服务保障的社会保险制度，支付内容为基本护理服务费用。其是应对人口老龄化、健全社会保障体系的重要措施。

第二节　我国慢性病管理与医疗保障相关政策

为加强门诊慢性病管理医疗保障，国家在医保制度顶层设计、医保药品目录调整、药品集中招标带量采购、取消药品耗材加成、“互联网+”医保支付、扩大异地联网结算等多个层面上协同推进，共同提高抵御慢性病医疗费用增加风险的能力，降低就医成本，提高就医服务的可及性，提高慢性病管理成效。下面介绍一些门诊慢性病医疗保障相关政策。

一、医保制度顶层设计

（一）启动期

1998 年 12 月，《国务院关于建立城镇职工基本医疗保险制度的决定》中指出，基本医疗保险基金由统筹基金和个人账户构成。统筹基金主要保障住院和门诊大病，个人账户主要保障门诊小病。城镇职工基本医疗保险制度的建立，标志着社会保险制度的建立，但该制度建立的最初只覆盖了城镇户籍的职工群体。

2003 年 1 月，《关于建立新型农村合作医疗制度的意见》中指出，“新型农村合作医疗制度是由政府组织、引导、支持，农民自愿参加，个人、集体和政府多方筹资，以大病统筹为主的农民医疗互助共济制度”。通过中央财政补助、地方财政补助、集体扶持和农民个人缴费等渠道筹集资金，主要对农民住院及大病医疗费用给予补偿。农村合作医疗制度的建立，将农村户籍人群纳入了社会保险的覆盖范围。

2007 年 7 月，《国务院关于开展城镇居民基本医疗保险试点的指导意见》中指出，“城镇居民基本医疗保险基金重点用于参保居民的住院和门诊大病医疗支出，有条件的地区可以逐步试行门诊医疗费用统筹”。在职工和农村人群纳入社会保险的覆盖范围的基础上，城镇居民医保制度解决了城镇户籍中无工作人群的医疗保险问题。

2009 年 7 月，《关于巩固和发展新型农村合作医疗制度的意见》中指出：“开展住院统筹加门诊统筹的地区，要适当提高基层医疗机构的门诊补偿比例，门诊补偿比例和封顶线要与住院补偿起付线和补偿比例有效衔接。开展大病统筹加门诊家庭账户的地区，要提高家庭账户基金的使用率，有条件的地区要逐步转为住院统筹加门诊统筹模式。要扩大对慢性病等特殊病种大额门诊医药费用纳入统筹基金进行补偿的病种范围。要结合门诊补偿政策，合理调整住院补偿起付线，适当提高补偿比例和封顶线，扩大补偿范围。”

（二）成长期

2015 年 4 月，《关于进一步完善医疗救助制度　全面开展重特大疾病医疗救助工作意见》中指出：“门诊救助的重点是因患慢性病需要长期服药或者患重特大疾病需要长期门诊治疗，导致自负费用较高的医疗救助对象。卫生计生部门已经明确诊疗路径、能够通过门诊治疗的病种，可采取单病种付费等方式开展门诊救助。”

2015 年 7 月，《国务院办公厅关于全面实施城乡居民大病保险的意见》中指出：“大病保险的保障对象为城乡居民基本医保参保人，保障范围与城乡居民基本医保相衔接。参保人患大病发生高额医疗费用，由大病保险对经城乡居民基本医保按规定支付后个人负担的合规医疗费用给予保障。”

2016 年 1 月，《国务院关于整合城乡居民基本医疗保险制度的意见》中指出：“城乡居民医保基金主要用于支付参保人员发生的住院和门诊医药费用。稳定住院保障水平，政策范围内住院费用支付比例保持在 75%左右。进一步完善门诊统筹，逐步提高门诊保障水平。逐步缩小政策范围内支付比例与实际支付比例间的差距。”

2016 年 12 月，《“十三五”深化医药卫生体制改革规划》中指出：“改进个人账户，开展门诊费用统筹。按照分级管理、责任共担、统筹调剂、预算考核的基本思路，加快提高基金统筹层次。”

2017 年 1 月，《中国防治慢性病中长期规划（2017—2025 年）》中指出：

"完善城乡居民医保门诊统筹等相关政策，探索基层医疗卫生机构对慢性病患者按人头打包付费。完善不同级别医疗机构的医保差异化支付政策，推动慢性病防治工作重心下移、资源下沉。发展多样化健康保险服务，鼓励有资质的商业保险机构开发与基本医疗保险相衔接的商业健康保险产品，开展各类慢性病相关保险经办服务。按规定对符合条件的患慢性病的城乡低保对象、特困人员实施医疗救助。鼓励基金会等公益慈善组织将优质资源向贫困地区和农村延伸，开展对特殊人群的医疗扶助。"

2017 年 6 月，《国务院办公厅关于进一步深化基本医疗保险支付方式改革的指导意见》中指出："支持分级诊疗模式和家庭医生签约服务制度建设，依托基层医疗卫生机构推行门诊统筹按人头付费，促进基层医疗卫生机构提供优质医疗服务。各统筹地区要明确按人头付费的基本医疗服务包范围，保障医保目录内药品、基本医疗服务费用和一般诊疗费的支付。逐步从糖尿病、高血压、慢性肾功能衰竭等治疗方案标准、评估指标明确的慢性病入手，开展特殊慢性病按人头付费，鼓励医疗机构做好健康管理。有条件的地区可探索将签约居民的门诊基金按人头支付给基层医疗卫生机构或家庭医生团队，患者向医院转诊的，由基层医疗卫生机构或家庭医生团队支付一定的转诊费用。"

（三）成熟期

2018 年 7 月，《国家医保局 财政部 人力资源社会保障部 国家卫生健康委关于做好 2018 年城乡居民基本医疗保险工作的通知》中指出，"全面推进和完善城乡居民医保门诊统筹，通过互助共济增强门诊保障能力。尚未实行门诊保障的地区，要加快推进建立门诊统筹。实行个人（家庭）账户的，要逐步向门诊统筹平稳过渡""完善协议管理，将医保定点协议管理和家庭医生签约服务有机结合，依托基层医疗机构，发挥'守门人'作用。探索门诊统筹按人头付费，明确按人头付费的基本医疗服务包范围，通过与医疗机构平等协商谈判确定按人头付费标准。针对门诊统筹特点逐步完善考核评价指标体系，将考核结果与费用结算挂钩，确保服务质量"。

2019 年 2 月，《国家医疗保障局关于国家组织药品集中采购和使用试点医保配套措施的意见》中指出："对同一通用名下的原研药、参比制剂、通过一致性评价的仿制药，原则上以集中采购中选价作为该通用名药品的支付标准，医保基金按相同的支付标准进行结算。患者使用价格高于支付标准的药品，超出支付标准的部分由患者自付，支付标准以内部分由患者和医保按比例分担。"

2019 年 7 月，《健康中国行动（2019—2030 年）》中指出，"促进基本医疗保险、大病保险、医疗救助、应急救助、商业健康保险及慈善救助等制度间的互补联动和有效衔接，形成保障合力，切实降低癌症患者就医负担”“建立完善抗癌药物临床综合评价体系，针对临床急需的抗癌药物，加快审评审批流程。完善医保目录动态调整机制，按规定将符合条件的抗癌药物纳入医保目录”“从治疗方案标准、评估指标明确的慢性病入手，开展特殊慢性病按人头付费，鼓励医疗机构做好健康管理”。

2019 年 9 月，《国家医保局 财政部 国家卫生健康委 国家药监局关于完善城乡居民高血压糖尿病门诊用药保障机制的指导意见》中指出，“以城乡居民基本医疗保险‘两病’患者门诊用药保障为切入点，坚持‘既尽力而为、又量力而行’原则，探索完善门诊慢性病用药保障机制，增强基本医保门诊保障能力，减轻患者门诊用药费用负担，不断提升人民群众获得感、幸福感、安全感”。

2019 年 9 月，《国家医保局 工业和信息化部 财政部 人力资源社会保障部 商务部 国家卫生健康委 市场监管总局 国家药监局 中央军委后勤保障部 关于国家组织药品集中采购和使用试点扩大区域范围的实施意见》中指出，“扩大国家组织药品集中采购和使用试点区域范围，进一步降低群众用药负担，加大改革创新力度”“使全国符合条件的医疗机构能够提供质优价廉的试点药品，让改革成果惠及更多群众；在全国范围内推广国家组织药品集中采购和使用试点集中带量采购模式，为全面开展药品集中带量采购积累经验；优化有关政策措施，保障中选药品长期稳定供应，引导医药产业健康有序和高质量发展”。

2020 年 2 月，《中共中央 国务院关于深化医疗保障制度改革的意见》中指出，“逐步将门诊医疗费用纳入基本医疗保险统筹基金支付范围，改革职工基本医疗保险个人账户，建立健全门诊共济保障机制”“大力推进大数据应用，推行以按病种付费为主的多元复合式医保支付方式，推广按疾病诊断相关分组付费，医疗康复、慢性精神病等长期住院按床日付费，门诊特殊慢性病按人头付费”。

2020 年 6 月，《国家医保局 财政部 国家税务总局关于做好 2020 年城乡居民基本医疗保障工作的通知》中指出，“强化门诊共济保障，全面落实高血压、糖尿病门诊用药保障机制，规范简化门诊慢特病保障认定流程。落实新版国家医保药品目录，推进谈判药品落地”“巩固提高住院和门诊救助水平，加大重特大疾病救助力度，探索从按病种施救逐步过渡到以高额费用为重特大疾病救助识别标准”。

2020 年 8 月，《关于建立健全职工基本医疗保险门诊共济保障机制的指导意见（征求意见稿）》中指出，“建立完善普通门诊医疗费用统筹保障机制，从高血压、糖尿病等群众负担较重的门诊慢性病入手，逐步将多发病、常见病的普通门诊医疗费纳入统筹基金支付范围”“根据基金承受能力，各地可探索逐步扩大由统筹基金支付的门诊慢特病病种范围，将部分治疗周期长、对健康损害大、经济负担重的门诊慢性病、特殊疾病医疗费纳入统筹基金支付范围”。

二、取消药品耗材加成

药品和耗材加成，是公立医院转向市场经济竞争中形成的历史产物，造成了药品和耗材费用居高不下，公立医院不合理用药、过度检查现象频繁出现。在新医改后，国家相继出台药品和耗材取消加成的政策，有利于降低慢性病患者医疗经济负担。

2016 年 7 月，《推进医疗服务价格改革的意见》中指出，“围绕公立医院综合改革，统筹考虑取消药品加成及当地政府补偿政策，按照总量控制、结构调整的原则，同步调整医疗服务价格，重点提高诊疗、手术、康复、护理、中医等体现医务人员技术劳务价值的医疗服务价格，降低大型医用设备检查治疗和检验等价格”，保证患者基本医疗费用负担总体不增加。

2017 年 4 月 ，《关于全面推开公立医院综合改革工作的通知》中指出，“7 月 31 日前，所有地市出台城市公立医院综合改革实施方案；9 月 30 日前，全面推开公立医院综合改革，所有公立医院全部取消药品加成（中药饮片除外）”。

2017 年 11 月，《发展改革委关于全面深化价格机制改革的意见》中指出，“巩固取消药品加成成果，进一步取消医用耗材加成，优化调整医疗服务价格”。

2019 年 7 月，《治理高值医用耗材改革方案》中指出，“取消公立医疗机构医用耗材加成，2019 年底前实现全部公立医疗机构医用耗材‘零差率’销售，高值医用耗材销售价格按采购价格执行”。

三、药品集中招标带量采购

药品集中招标带量采购，通过带量采购以量换价，压缩药品销售环节的灰色空间。纳入集采的药品大多属于慢性病用药，药品价格大幅降低，有助于减轻慢性病患者经济负担，同时医保基金结余的部分可以提高慢性病的保障程度和保障范围。

2019 年 1 月 ，《国家组织药品集中采购和使用试点方案》中指出：“按照国家组织、联盟采购、平台操作的总体思路，即国家拟定基本政策、范围和要求，组织试点地区形成联盟，以联盟地区公立医疗机构为集中采购主体，探索跨区域联盟集中带量采购。”“通过质量和疗效一致性评价（含按化学药品新注册分类批准上市，简称一致性评价，下同）的仿制药对应的通用名药品中遴选试点品种，国家组织药品集中采购和使用试点，实现药价明显降低，减轻患者药费负担；降低企业交易成本，净化流通环境，改善行业生态；引导医疗机构规范用药，支持公立医院改革；探索完善药品集中采购机制和以市场为主导的药品价格形成机制。”

2019 年 9 月，上海阳光医药网公布了《联盟地区药品集中采购文件》，进一步将山西、内蒙古、辽宁、吉林、黑龙江、江苏、浙江、安徽、江西、山东、河南、湖北、湖南、广东、广西、海南、四川、贵州、云南、西藏、陕西、甘肃、青海、宁夏、新疆（含新疆生产建设兵团）全部纳入药品集中招标采购联盟，加上前期加入的福建和河北，基本实现了全国范围内（除港澳台）药品集中招标带量采购。

四、医保药品目录调整

国家对基本医保药品目录进行了动态调整，分别于 2000 年、2004 年、2009 年、2017 年、2019 年、2020 年调整制定了基本医保药品目录。

2020 年 8 月，《2020 年国家医保药品目录调整工作方案》中指出，“坚持以人民健康为中心，不断深化医疗保障制度改革，建立药品目录动态调整机制，根据基金支付能力动态调整药品目录范围，为新冠疫情防控常态化提供支撑，努力实现药品目录结构更加优化、管理更加科学规范、支付更加管用高效、保障更加公平可及，推进医保药品治理体系和治理能力现代化，助力解决人民群众看病就医的后顾之忧”。

五、“互联网＋”医保支付

2019 年 8 月，《国家医疗保障局关于完善“互联网＋”医疗服务价格和医保支付政策的指导意见》中指出：“以人民健康为中心，适应‘互联网＋医疗健康’发展，合理确定并动态调整价格、医保支付政策，支持‘互联网＋’在实现优质医疗资源跨区域流动、促进医疗服务降本增效和公平可及、改善患者就医体验、重构医疗市场竞争关系等方面发挥积极作用。”

“互联网+”医保支付，是解决医疗卫生资源分布不均衡、保障公民便捷享受有保障的卫生服务、降低就医成本、改善就医服务体验的重要措施。“互联网+”医保支付，主要通过以下几方面来实现功能。

（一）远程医疗相关项目纳入医保基金支付范围

对于依托“互联网+”显著改善成本效率的治疗项目，通过基金测算并制定具体的管理办法，纳入医保基金的支付范围，建立远程指导医院与被指导医院的远程协作平台，使患者不出院即可享受到高级别医疗机构的诊治服务，可有效降低患者就医成本，同时也有助于提高被指导医疗机构的医疗技术水平。

（二）扩大异地就医联网结算覆盖范围

随着全国跨省联网结算定点医疗机构的不断扩充，备案流程不断简化完善，国内已经实现全国范围内住院业务的联网结算，但相比住院业务，由于门诊就诊结算频率高、数据量大，各统筹地区保障政策和保障水平存在巨大的差异，系统可承载力不够等情况，未能实现全国门诊联网结算。但各个省份或区域内已经积极探索跨统筹区域门诊联网结算的工作，如四川省已经在2016年实现省内门诊特殊疾病的联网结算，在参保地申请并备案了省内统一的病种体系内的病种后，即可持二代社保卡在省内任意统筹地区的门诊异地联网结算定点医院结算报销门诊特殊疾病费用。2018年9月，长三角地区（上海、江苏、浙江、安徽）试点门诊区域内联网结算。2019年6月，京津冀门诊异地就医直接结算试点正式启动。门诊跨区域联网结算将有效降低异地长期居住的门诊慢性病患者门诊报销流程复杂、垫资压力大的难题，降低就医成本，更好地保障慢性病的治疗效果。

（三）医保电子凭证

建设全国医保基础信息库，为参保人员生成医保电子凭证，并结合移动支付技术，探索实现医保电子支付，配合互联网医院门诊复诊等相关政策，将实现病情稳定的慢性病患者，通过线上问诊、开具医嘱、医保移动支付、物流药品配送等，患者不到实体医院就诊即可享受长期便捷的治疗。

第三节　我国慢性病门诊医疗保障体系制度

1998 年，国务院决定在全国范围内建立保障职工基本医疗需求的城镇职工基本医疗保险制度，并于 2003 年展开新型农村合作医疗、于 2007 年展开城镇居民基本医疗保险，由此全民基本医疗保险体系初步建立。

我国城镇职工医疗保险制度建立之初，采用“统账结合”的方式，统筹基金主要保障住院和门诊大病，个人账户主要保障门诊小病，二者分别核算，不得互相挤占。职工个人缴纳的基本医疗保险费，全部计入个人账户。用人单位缴纳的基本医疗保险费分为两部分，一部分用于建立统筹基金，一部分划入个人账户。

统筹基金和个人账户的功能定位不同，但在门诊疾病治疗方面，大病和小病难以明确区分。为缓解门诊大额医疗费用负担，各地普遍建立了相应的门诊慢性病或大病保障机制，将部分门诊慢性病待遇纳入统筹基金支付范围，以缓解治疗的经济负担。

目前，国内门诊保障主要包括两种形式。第一，门诊病种保障：通常存在于医保基金筹资能力较低或者医保监管能力不足的地方。对病种的选择指定通常考虑四方面的因素：

（1）医疗负担费用因素。

（2）疾病严重程度因素，如门诊治疗周期比较长，治疗不足则预后较差。

（3）社会影响因素，如传染性疾病和精神病，如得不到有效治疗，会对社会其他成员健康构成威胁。

（4）统筹基金承受能力因素。

第二，门诊费用保障：通常存在于医保基金筹资能力较强的地方，相比门诊病种保障，此种方式一般不设定具体的门诊病种，而是通过制定医保支付起付线（也称门槛费）和封顶线的方式，对年度或一定时期内达到起付线以上的门诊医疗费用按一定比例进行报销，并设置年度医保统筹基金最高支付限额。

上述两种门诊保障形式，都在一定程度上降低了个人门诊疾病治疗的经济风险，但这两种形式之间存在多方面的差异，下面从覆盖面、公平性、医保基金使用效率和管理难易程度四个方面对二者进行比较阐述。

一、覆盖面

门诊病种保障，设置一定数目的门诊病种准入标准，患者所患疾病不属于门诊保障病种范围时，门诊费用不能通过统筹基金支付，覆盖人群较小。而门诊费用保障，不设病种范围，当达到起付标准时，普通门诊费用均可通过统筹基金支付，覆盖全体人群。

二、公平性

门诊病种保障的公平性不如门诊费用保障。首先，门诊病种保障中的病种选择具有较大的主观性，存在不公平的现象。在早期政策制定时，可能部分经济风险不高的病种被选入，而部分医疗费用高的病种未被选入，造成不公平的现象；其次，门诊病种保障的病种调整涉及多个方面，非常复杂，常造成病种范围数年不进行更新，未被保障的病种人群长年累月均不能得到门诊费用保障，经济负担严重。

三、医保基金使用效率

门诊病种保障，针对门诊病种的医保基金针对性强，使用效率高，但由于门诊病种范围外的费用未纳入统筹基金支付范围，造成该部分患者可能未达到住院标准但为报销而住院，造成住院统筹基金部分使用效率不高。门诊费用保障，由于门诊费用支付上没有疾病限制，可能造成患者不必要就医或过度医疗，导致在门诊支付上医保基金使用效率不足，但门诊费用保障面高于门诊病种保障，在因报销目的而住院的现象得到一定程度缓解后，住院统筹基金使用效率更高。

四、管理难易程度

门诊病种保障对有限的病种设定明确的准入标准、保障范围和监管制度，医保基金监管难度低；而门诊费用保障无法设计每个病种精细化的管理方案，覆盖人群广，对不合理医疗和欺诈骗保行为的管理难度大。

在慢性病是威胁我国人民健康的主要疾病的背景下，健康中国的建设、疾病谱的转变、人口老龄化的加剧等因素为我国完善医疗保障制度提供了诸多机遇。由于门诊病种保障存在不公平、不全面的劣势，建立以慢性病保障为主的门诊统筹制度，是实现健康中国的重要保障。2019 年 9 月，《关于完善城乡居民高血压糖尿病门诊用药保障机制的指导意见》中，就保障对象、用药范围、保障水平、政策衔接方面锁定范围，明确保障内容，并在支付标准、保障药品供应使用和规范管理服务方面做好配套工作。以做好高血压和糖尿病两个病种的门诊统筹保障为起点，由病种保障向费用保障过渡，逐步健全慢性病门诊统筹保障机制。

在城镇职工医保上，目前个人账户基本实现了职工医保制度建立之初的“保证改革平稳进行”和“激励个人缴费积极性”两个目标，但随着社会经济发展、医疗需求扩大、医疗技术进步、疾病谱变化、医疗服务行为不端等因素引起医疗费用持续增长，个人账户无法实现门诊大额治疗费用支付，经济风险共担的弊端被不断放大，且近年来个人账户滥用和套现的现象屡见不鲜。为改革个人账户，提高门诊统筹保障水平，2021 年 4 月，《国务院办公厅关于建立健全职工基本医疗保险门诊共济保障机制的指导意见》中指出，增强门诊共济保障功能，改进个人账户计入办法，规范个人账户使用范围，加强监督管理，完善与门诊共济保障相适应的付费机制，建立健全门诊共济保障制度，逐步由病种保障向费用保障过渡。

第四节　成都市门诊慢性病保障政策介绍

成都市医保采用门诊病种保障形式。成都市医保门诊特殊疾病是指一些病情相对稳定，需长期在门诊治疗的慢性或重症疾病。成都市医保将这些疾病的门诊治疗费用纳入基本医疗保险统筹基金支付范围，满足此部分疾病患者的长期门诊基本医疗需求，减轻他们医疗的负担。

现基于《关于成都市基本医疗保险门诊特殊疾病认定、治疗机构管理和病种认定有关问题的通知》（成医中心发〔2020〕36 号）文件，对成都市医保门诊特殊疾病的覆盖范围、准入标准和诊疗报销范围予以介绍。

一、阿尔茨海默病

（一）认定标准

(1) 符合《ICD—10 国际疾病分类与诊断标准（第十版）——精神与行为障碍》相关精神障碍的诊断标准。(2) 精神类疾病认定机构出具出院证明书（记载病情和治疗方案）或门诊诊断证明书（提供门诊病历记载病情和治疗方案）。（3）提供脑 CT 或 MRI 检查报告。

（二）支付范围

（1）阿尔茨海默病的相关药物治疗。（2）阿尔茨海默病相关药物治疗的并发症及不良反应的治疗。（3）治疗期间及治疗后的相关检查。

二、脑血管所致精神障碍

（一）认定标准

（1）符合《ICD－10 国际疾病分类与诊断标准（第十版）——精神与行为障碍》相关精神障碍的诊断标准。（2）精神类疾病认定机构出具出院证明书（记载病情和治疗方案）或门诊诊断证明书（提供门诊病历记载病情和治疗方案）。（3）提供脑 CT 或 MRI 检查报告。

（二）支付范围

（1）脑血管所致精神障碍的相关药物治疗。（2）脑血管所致精神障碍疾病相关药物治疗的并发症及不良反应的治疗。（3）治疗期间及治疗后的相关检查。

三、癫痫所致精神障碍

（一）认定标准

（1）符合《ICD－10 国际疾病分类与诊断标准（第十版）——精神与行为障碍》相关精神障碍的诊断标准。（2）精神类疾病认定机构出具出院证明书（记载病情和治疗方案）或门诊诊断证明书（提供门诊病历记载病情和治疗方案）。（3）提供脑电图检查报告。

（二）支付范围

（1）癫痫所致精神障碍的相关药物治疗。（2）癫痫所致精神障碍原发病和并发症的相关药物治疗及不良反应的治疗。（3）治疗期间及治疗后的相关检查。

四、精神分裂症

（一）认定标准

（1）符合《ICD−10国际疾病分类与诊断标准（第十版）——精神与行为障碍》相关精神障碍的诊断标准。（2）精神类疾病认定机构出具出院证明书（记载病情和治疗方案）或门诊诊断证明书（提供门诊病历记载病情和治疗方案）。

（二）支付范围

（1）精神分裂症的相关药物治疗。（2）精神分裂症相关药物治疗的并发症及不良反应的治疗。（3）治疗期间及治疗后的相关检查。

五、躁狂症

（一）认定标准

（1）符合《ICD−10国际疾病分类与诊断标准（第十版）——精神与行为障碍》相关精神障碍的诊断标准。（2）精神类疾病认定机构出具出院证明书（记载病情和治疗方案）或门诊诊断证明书（提供门诊病历记载病情和治疗方案）。

（二）支付范围

（1）躁狂症的相关药物治疗。（2）躁狂症相关药物治疗的并发症及不良反应的治疗。（3）治疗期间及治疗后的相关检查。

六、抑郁症

（一）认定标准

（1）符合《ICD−10国际疾病分类与诊断标准（第十版）——精神与行为

障碍》相关精神障碍的诊断标准。(2)精神类疾病认定机构出具出院证明书(记载病情和治疗方案)或门诊诊断证明书(提供门诊病历记载病情和治疗方案)。

(二)支付范围

(1)抑郁症的相关药物治疗。(2)抑郁症相关药物治疗的并发症及不良反应的治疗。(3)治疗期间及治疗后的相关检查。

七、双相情感障碍

(一)认定标准

(1)符合《ICD-10国际疾病分类与诊断标准(第十版)——精神与行为障碍》相关精神障碍的诊断标准。(2)精神类疾病认定机构出具出院证明书(记载病情和治疗方案)或门诊诊断证明书(提供门诊病历记载病情和治疗方案)。

(二)支付范围

(1)双相情感障碍的相关药物治疗。(2)双相情感障碍相关药物治疗的并发症及不良反应的治疗。(3)治疗期间及治疗后的相关检查。

八、焦虑症

(一)认定标准

(1)符合《ICD-10国际疾病分类与诊断标准(第十版)——精神与行为障碍》相关精神障碍的诊断标准。(2)精神类疾病认定机构出具出院证明书(记载病情和治疗方案)或门诊诊断证明书(提供门诊病历记载病情和治疗方案)。

(二)支付范围

(1)焦虑症的相关药物治疗。(2)焦虑症相关药物治疗的并发症及不良反应的治疗。(3)治疗期间及治疗后的相关检查。

九、强迫症

（一）认定标准

（1）符合《ICD－10 国际疾病分类与诊断标准（第十版）——精神与行为障碍》相关精神障碍的诊断标准。（2）精神类疾病认定机构出具出院证明书（记载病情和治疗方案）或门诊诊断证明书（提供门诊病历记载病情和治疗方案）。

（二）支付范围

（1）强迫症的相关药物治疗。（2）强迫症相关药物治疗的并发症及不良反应的治疗。（3）治疗期间及治疗后的相关检查。

十、高血压病

（一）认定标准

（1）认定机构出院证明书或门诊诊断证明书。（2）符合下列各项之一：①病史资料提示非同日三次血压符合 1 级及以上高血压诊断标准。②动态血压监测符合 1 级及以上高血压诊断标准。③动态血压监测或既往住院病史资料提示既往符合高血压诊断标准，经治疗后目前未达到高血压诊断水平，但需要长期服用降压药维持血压；心脏彩超、肾功能、眼底检查、CT 等其中一项提示靶器官损害。

（二）支付范围

（1）抗高血压药物治疗。（2）高血压伴发靶器官损害及相关临床疾病的治疗。（3）治疗期间及治疗后的相关检查。

十一、糖尿病

（一）认定标准

（1）认定机构出院证明书或门诊诊断证明书。（2）符合下列各项之一：

①糖尿病症状加一次随意静脉血浆葡萄糖或空腹静脉血浆葡萄糖或 OGTT 2 小时静脉血浆葡萄糖符合糖尿病诊断标准。②无糖尿病症状需要两次静脉血浆葡萄糖符合糖尿病诊断标准。

（二）支付范围

（1）口服降糖药和胰岛素治疗。（2）糖尿病并发症的治疗。（3）治疗期间及治疗后的相关检查。

十二、风湿性心脏病

（一）认定标准

（1）认定机构出院证明书或门诊诊断证明书。（2）相关病史资料、心脏彩超符合风湿性心脏病的诊断标准。

（二）支付范围

（1）抗心力衰竭和心律失常的治疗。（2）与该心脏病相关的原发疾病及继发疾病的治疗。（3）治疗期间及治疗后的相关检查。

十三、高血压性心脏病

（一）认定标准

（1）认定机构出院证明书或门诊诊断证明书。（2）相关病史资料、心电图、心脏彩超符合高血压性心脏病的诊断标准。

（二）支付范围

（1）抗心力衰竭和心律失常的治疗。（2）与该心脏病相关的原发疾病及继发疾病的治疗。（3）治疗期间及治疗后的相关检查。

十四、冠状动脉粥样硬化性心脏病

冠状动脉粥样硬化性心脏病简称冠心病。

（一）认定标准

（1）认定机构出院证明书或门诊诊断证明书。（2）符合下列各项之一：①冠脉造影符合冠心病诊断标准。②CT冠状动脉造影（CTA）符合冠心病诊断标准。③临床表现、心电图、心肌酶谱符合急性冠脉综合征诊断标准。

（二）支付范围

（1）抗心力衰竭和心律失常的治疗。（2）与该心脏病相关的原发疾病及继发疾病的治疗。（3）治疗期间及治疗后的相关检查。

十五、慢性肺源性心脏病

（一）认定标准

（1）认定机构出院证明书或门诊诊断证明书。（2）有慢性肺部或肺血管病史资料。（3）心脏彩超符合慢性肺源性心脏病的诊断标准。

（二）支付范围

（1）抗心力衰竭和心律失常的治疗。（2）与该心脏病相关的原发疾病及继发疾病的治疗。（3）治疗期间及治疗后的相关检查。

十六、脑血管意外后遗症

（一）认定标准

（1）认定机构出院证明书或门诊诊断证明书。（2）有急性脑血管病病史，如脑血栓、脑梗死、脑出血、蛛网膜下腔出血、脑室出血、静脉（窦）血栓形成。（3）有相应的客观检查诊断依据资料（如脑 CT 或 MRI 报告单等）。（4）经临床治疗三个月后仍遗留以下症状和体征（须有任意 1 项达到标准）。①意识障碍：格拉斯哥（Glasgow coma scale，GCS）昏迷量表评定≤11 分。②肢体运动功能障碍符合其中之一：a. 肌力（Lovett 分级法）＜Ⅲ级肌力；b. 肌张力：Ashworth 痉挛量表评定≥Ⅱ级；c. 偏瘫运动功能评定（Brunnstrom 评价法）≤3 级。③失语症程度（BDAE 分级法）＜2 级。④认知障碍：简易精神状态检查（MMSE）＜17 分。（5）经临床治疗三个月后脑血管意外后遗症达到中国脑卒中临床神经功能缺损程度评分为中型或重型。

同时具有以上（1）（2）（3）（4）条件或（1）（2）（3）（5）条件达到标准。

（二）支付范围

（1）脑血管疾病原发疾病的药物治疗（如降压、降糖、抗凝、抗血小板、抗动脉硬化、调脂、改善脑功能缺损等）。（2）后遗症及并发症的对症治疗。（3）中医诊疗（限针刺和灸法，且同类型仅支付一种）。（4）治疗期间及治疗后的相关检查。

十七、肝硬化

（一）认定标准

（1）认定机构出院证明书或门诊诊断证明书。（2）符合下列各项之一：①有门脉高压体征。②肝功能、凝血功能、影像学检查（B 超、CT、MRI）等结果符合肝硬化的改变。③肝穿符合 G2/S3 或肝脏瞬时弹性检查（Fibroscan）符合硬化（包括早期）指标。

（二）支付范围

（1）保肝药物治疗。（2）相关的对症治疗和并发症的治疗。（3）治疗期间不良反应的治疗。（4）治疗期间及治疗后的相关检查。

十八、帕金森病

（一）认定标准

（1）认定机构出院证明书或门诊诊断证明书。（2）符合下列各项中两项：①有肌张力增强、运动减少、静止性震颤、慌张或屈驼步态四联征之两项。②左旋多巴药物治疗有效。③头部 CT 或 MRI 扫描等检查支持本病诊断。

（二）支付范围

（1）抗震颤麻痹的药物治疗。（2）相关的对症治疗和并发症的治疗。（3）治疗期间及治疗后的相关检查。

十九、硬皮病

（一）认定标准

（1）认定机构出院证明书或门诊诊断证明书。（2）临床表现或相关检查、化验结果符合硬皮病诊断标准。

（二）支付范围

（1）药物治疗（如血管活性剂、结缔组织形成抑制剂、糖皮质激素、免疫抑制剂等）。（2）对症治疗。（3）治疗期间不良反应的治疗。（4）治疗期间及治疗后的相关检查。

二十、地中海贫血

（一）认定标准

（1）认定机构出院证明书或门诊诊断证明书。（2）血常规、血红蛋白电泳、地中海贫血基因检测报告等支持地中海贫血的诊断。

（二）支付范围

（1）血清铁蛋白>1000ng/L 进行祛铁治疗，有脏器损害需对症治疗应附相关检查报告。（2）Hb<70g/L 进行输血治疗（孕妇、14 周岁及以下儿童 Hb<80g/L）。（3）治疗期间及治疗后的相关检查。

二十一、干燥综合征

（一）认定标准

（1）认定机构出院证明书或门诊诊断证明书。（2）实验室检查，如 Schirmer 试验或角膜染色指数报告、下唇黏膜活检报告、腮腺造影或唾液腺同位素扫描或唾液流率测定报告之一、血清抗 SS－A 和（或）抗 SS－B 抗体检测报告等符合 2002 年国际分类标准或 2012 年 ACR 标准。

（二）支付范围

（1）药物治疗（如糖皮质激素、免疫抑制剂等）。（2）对症治疗。（3）糖皮质激素及免疫抑制剂不良反应的治疗。（4）治疗期间及治疗后的相关检查。

二十二、重症肌无力

（一）认定标准

（1）认定机构出院证明书或门诊诊断证明书。（2）符合下列各项之一：①典型临床症状。②抗胆碱酯酶药物试验阳性。③血清抗 AchR 抗体阳性。④肌电图报告支持重症肌无力。

（二）支付范围

（1）药物治疗（抗胆碱酯酶药物、糖皮质激素、免疫抑制剂等）。（2）对症治疗。（3）治疗期间及治疗后的相关检查。

二十三、类风湿性关节炎

（一）认定标准

（1）认定机构出院证明书或门诊诊断证明书。（2）实验室检查，如血沉、类风湿因子、C反应蛋白、抗CCP抗体、X光片等结果符合1987年ACR标准或类风湿关节炎2009年ACR/EULAR标准。

（二）支付范围

（1）抗风湿性药物治疗（如非甾体抗炎药、金制剂、免疫抑制剂、糖皮质激素等）。（2）并发症的治疗。（3）激素及免疫抑制剂相关不良反应的治疗。（4）中医诊疗（限针刺和灸法，且同类型仅支付一种）。（5）治疗期间及治疗后的相关检查。

二十四、结核病

（一）肺结核认定标准

（1）认定机构出院证明书或门诊诊断证明书。（2）痰抗酸杆菌涂片或结核菌培养或分子生物学检查阳性，或肺部组织病理检查符合结核诊断标准。（3）痰抗酸杆菌涂片或结核菌培养或分子生物学检查阴性，但胸部影像学检查发现异常者需符合下列各项之一：①临床有结核中毒症状或呼吸道症状（低热、盗汗、消瘦、咳嗽、咳痰或咯血等）。②胸部影像学检查符合肺结核特点。③结核菌素试验中度及以上阳性或γ－干扰素释放试验阳性或结核抗体阳性。④经抗结核诊断性治疗有效。⑤肺外组织病理检查结果为结核病变。⑥支气管镜下符合结核病改变。⑦胸水为渗出液，腺苷脱氨酶升高。

（二）肺外结核认定标准

（1）认定机构出院证明书或门诊诊断证明书。（2）相应器官的体液、穿刺液、活检组织的涂片、培养或分子生物学检查阳性，或相应器官的病理检查符合结核诊断标准。（3）体液、穿刺液、活检组织的涂片、培养或分子生物学检查阴性，相应器官的影像学检查符合结核改变且排除其他疾病的，还需符合下列各项之一：①临床有结核中毒症状或受累器官组织有相应临床症状（如淋巴结结核、神经系统结核、消化系统结核、泌尿系统结核、生殖系统结核、骨关节结核等）。②内镜检查符合结核病改变。③结核菌素试验中度及以上阳性或γ－干扰素释放试验阳性或结核抗体阳性。④经抗结核诊断性治疗有效。

（三）支付范围

（1）抗结核药物治疗。（2）并发症的治疗。（3）治疗期间不良反应的治疗。（4）治疗期间及治疗后的相关检查。

二十五、慢性活动性肝炎

（一）认定标准

（1）认定机构出院证明书或门诊诊断证明书。（2）实验室检查符合下列各项之一：①肝功能异常，血清学检查（HBsAg 或 HBV－DNA 阳性或抗－HDV 阳性或血清抗－HCV 阳性、血清或肝内 HCV－RNA 阳性）支持病毒性肝炎或免疫学检查支持自身免疫性肝炎。②肝功能正常，HCV－RNA 阳性或 HBV－DNA 阳性，需要继续抗病毒治疗的，需具备慢性肝炎病史半年以上，有明显的肝炎症状，实验室检查符合下列两项之一：彩超或 CT 提示慢性肝损害；肝脏病理改变提示炎症活动度为 G1、纤维化分级为 S2 以上级别。③抗病毒治疗后，HCV－RNA 阴性或 HBV－DNA 阴性，经高精度检查 HBV－DNA 或 HCV－RNA 仍为阳性或 HBeAg 阳性或抗－HBe（HBeAb）未出现。④对于已经抗病毒治疗后，肝功能正常，HCV－RNA 阴性或 HBV－DNA 阴性，需要继续抗病毒治疗的，需提供一年以内的抗病毒治疗资料，由认定机构专科副主任（含）以上医师进行认定。

（二）支付范围

（1）药物治疗（抗病毒、保肝等）。（2）治疗期间不良反应的治疗。（3）治疗期间及治疗后的相关检查。

二十六、甲状腺功能亢进

（一）认定标准

（1）认定机构出院证明书或门诊诊断证明书。（2）甲状腺功能检查如FT3、FT4、TSH或甲状腺摄131碘率等符合甲状腺功能亢进的诊断标准，超声检查提示甲状腺增大、血运丰富。

（二）支付范围

（1）抗甲状腺药物治疗。（2）放射性131碘治疗及辅助药物治疗。（3）药物治疗、放射性131碘治疗引起的相关不良反应的治疗。（4）治疗期间及治疗后的相关检查。

二十七、甲状腺功能减退

（一）认定标准

（1）认定机构出院证明书或门诊诊断证明书。（2）甲状腺功能检查如FT3、FT4、TSH或甲状腺摄131碘率等符合甲状腺功能减退的诊断标准。

（二）支付范围

（1）甲状腺激素（或左旋甲状腺素）治疗。（2）其他对症治疗。（3）药物治疗引起的相关不良反应的治疗。（4）治疗期间及治疗后的相关检查。

二十八、慢性阻塞性肺疾病

（一）认定标准

（1）认定机构出院证明书或门诊诊断证明书。（2）肺功能检查：吸入支气管舒张剂后FEV1（一秒用力呼气容积）/FVC（用力肺活量）＜70％并排除其他疾病引起的气流受限。

（二）支付范围

（1）慢性阻塞性肺疾病药物治疗。（2）慢性阻塞性肺疾病引起的相关并发症的药物治疗。（3）治疗期间及治疗后的相关检查。

二十九、青光眼

（一）认定标准

（1）认定机构出院证明书或门诊诊断证明书。（2）裂隙灯检查：开角型青光眼眼前房不浅，闭角型青光眼表现为前房浅、房角窄，继发性青光眼表现为和原发病相关的眼前改变，先天性青光眼可有眼前节扩张的改变（也可无）。（3）房角镜或 UBM、前段 OCT 检查：闭角型青光眼表现为窄房角或不同程度的房角关闭。（4）眼压测量：眼压高于 21mmHg。（5）视野的检查：特征性青光眼视野损害。（6）眼底检查：青光眼视盘改变。（7）视盘或黄斑节细胞 OCT 检查：青光眼视神经纤维层厚度变薄。

闭角型青光眼同时具备第（2）（3）（4）条；原发性开角型青光眼、先天性青光眼具备第（2）条，第（4）（5）（6）（7）条中两条；继发性青光眼同时具备第（2）（4）条，具备第（5）（6）（7）条中一条。

（二）支付范围

（1）青光眼药物治疗。（2）青光眼的相关并发症的药物治疗。（3）治疗期间及治疗后的相关检查。

三十、恶性肿瘤

（一）认定标准

（1）认定机构出院证明书或门诊诊断证明书。（2）符合以下各项之一：①病理组织学或细胞学结果经专科医生认定符合诊断标准。②因病情或身体情况不能取得病理组织学或细胞学诊断的患者，需认定机构专科副主任（含）以上医师签署诊断证明书和病情说明，根据相关病史资料、影像学资料（B超、CT、MRI、X片等）、肿瘤标记物等资料进行认定。③血液学检查或骨髓检查或染色体检查等经专科医生认定符合血液系统恶性肿瘤的诊断标准。

（二）支付范围

（1）肿瘤的放疗、化疗、核医学治疗。（2）恶性肿瘤的内分泌治疗、免疫治疗和靶向治疗。（3）必需的对症支持治疗。（4）放化疗不良反应的治疗。（5）治疗期间及治疗后的相关检查。

三十一、器官移植术后抗排斥治疗

（一）认定标准

（1）由具有器官移植资质的医院出具出院证明书或门诊诊断证明书。（2）器官移植手术的当次出院证明书、手术记录复印件。

（二）支付范围

（1）抗排斥药物治疗。（2）针对病因的治疗。（3）抗排斥治疗期间并发症的治疗。（4）治疗期间及治疗后的相关检查。

三十二、再生障碍性贫血

（一）认定标准

（1）认定机构出院证明书或门诊诊断证明书。（2）血常规、骨髓检查等符合再生障碍性贫血的诊断标准。

（二）支付范围

（1）药物治疗（包括雄激素、免疫抑制剂、造血细胞因子等）。（2）对症治疗（包括成分输血、祛铁治疗、止血及控制感染等）。（3）治疗期间及治疗后的相关检查。

三十三、骨髓增生异常综合征

（一）认定标准

（1）认定机构出院证明书或门诊诊断证明书。（2）实验室检查，如血液学检查、骨髓检查、染色体检查等符合骨髓增生异常综合征的诊断标准。

（二）支付范围

（1）药物治疗（包括激素治疗、细胞因子治疗、免疫调节治疗、化疗等）。（2）对症支持治疗（包括成分输血 Hb<60g/L，孕妇、14 周岁及以下儿童 Hb<80g/L，或伴有明显贫血症状时输注红细胞；PLT<20×10^9/L 输注血小板；祛铁治疗及控制感染等）。（3）治疗期间及治疗后的相关检查。

三十四、系统性红斑狼疮

（一）认定标准

（1）认定机构出院证明书或门诊诊断证明书。（2）实验室检查，如血常规、肾功能、相关免疫学检查等符合系统性红斑狼疮 1997 年 ACR 标准或 2009 年 SLICC 修订的 ACR 标准。

（二）支付范围

（1）药物治疗（糖皮质激素、免疫抑制剂）。（2）并发症的治疗。（3）激素及免疫抑制剂不良反应的治疗。（4）对症治疗。（5）治疗期间及治疗后的相关检查。

三十五、肾病综合征

（一）认定标准

（1）认定机构出院证明书或门诊诊断证明书。（2）符合下列各项之一：

①24小时尿蛋白定量、血浆白蛋白、血脂、肾功能检查结果符合大量蛋白尿、低蛋白血症诊断标准。②有明显的肾病综合征的临床表现，24小时尿蛋白定量接近但未达3.5g/d，需认定机构专科副主任（含）以上医师签署诊断证明书和病情说明，并根据相关病史资料、24小时尿蛋白定量、血浆白蛋白、血脂、肾功能检查等进行认定。

（二）支付范围

（1）引发肾病综合征的原发疾病的治疗（如糖皮质激素、细胞毒药物等）。（2）对症治疗（利尿、抗凝、降脂）。（3）激素及免疫抑制剂治疗不良反应的治疗。（4）治疗期间及治疗后的相关检查。

三十六、慢性肾脏病

（一）认定标准

（1）认定机构出院证明书或门诊诊断证明书。（2）实验室检查包括血常规、尿常规、肾功能检查结果经专科医生认定符合慢性肾脏病2期或以上的临床诊断标准。（3）对于CKD5期需要血液透析治疗的，凭认定机构肾透析原始资料（血常规、尿常规、肾功能检查）进行认定。（4）对于CKD2～4期合并严重并发症，内科保守治疗无效，必须透析治疗的，需具有肾透析资质的认定机构专科副主任（含）以上医师签署诊断证明书和病情说明，根据肾透析原始资料进行认定。

符合认定标准第（1）（2）条可认定，需行血液透析治疗须同时符合第（3）或（4）条。

（二）支付范围

（1）血液净化治疗。（2）慢性肾脏病的药物治疗。（3）慢性肾脏病并发症的治疗。（4）与慢性肾脏病及其并发症相关的检查。

三十七、慢性肾脏病门诊血透

（一）认定标准

（1）认定机构出院证明书或门诊诊断证明书。（2）CKD5 期患者，非糖尿病肾病 eGFR<10ml/min，糖尿病肾病 eGFR<15ml/min。（3）CKD3～5 期内科保守治疗无效，合并严重并发症需要长期维持透析。（4）急性肾损伤除外。（5）具有认定资格医院出具的有确诊意义的相关化验检查资料，包括血常规、尿常规、肾功能检查、超声检查结果。

（二）支付范围

（1）透析治疗。（2）慢性肾功能不全的并发症及原发性疾病的治疗。（3）除透析治疗外的内科治疗及相关的对症治疗。（4）治疗期间及治疗后的相关检查。

三十八、血友病

（一）认定标准

（1）认定机构出院证明书或门诊诊断证明书。（2）血常规、凝血因子、APTT 及其他凝血检查结果支持血友病的诊断。

（二）支付范围

（1）替代治疗。（2）药物治疗。（3）对症治疗（局部止血疗法、新鲜冰冻血浆、抗纤溶治疗等）。（4）治疗期间及治疗后的相关检查。

MXB

第十章 慢性病管理与分级诊疗和医联体

第一节 分级诊疗和医联体相关概念

一、三级医疗体系

20世纪50年代，WHO提出构建层级分明、分工合理的医疗体系，根据疾病危重程度和复杂性将医疗服务提供分为三个等级。我国卫生部颁布了《医院分级管理办法（试行）》和《综合医院分级管理标准（试行草案）》，将医院分为三级。一级医院是直接向一定人口的社区提供预防、医疗、保健、康复服务的基层医院和卫生院，二级医院是向多个社区提供综合医疗卫生服务和承担一定教学、科研任务的地区性医院，三级医院是向几个地区提供高水平专科性医疗卫生服务和执行高等教育、科研任务的区域性以上的医院。

二、分工协作机制

为保证医疗卫生服务的公平性、可及性，提高卫生服务体系效率，在一定区域内各级医疗卫生机构在功能定位上进行分工负责，提供不同层级的服务，同时又在疾病防治、人员培训、医疗技术研究等方面协作，为患者提供连续性的医疗卫生服务。分工协作包括分工和协作两部分。分工强调的是各级医疗机构的功能定位的不同；协作则指不同级别医疗机构之间业务和技术上的合作，比如签订合作协议、业务培训指导、建立医联体、定点对口支援等。

三、分级诊疗

分级诊疗通常是指基层医疗卫生机构、二级医院、三级医院和康复医院参与，根据患者疾病的发生发展和治疗程度，在不同疾病阶段承担不同的诊治工作的模式，可提供一个连续、协同的医疗卫生服务体系，实现医疗卫生资源使用效率最大化。分级诊疗的核心是基层首诊和双向转诊。

四、医疗联合体

医疗联合体简称医联体，是指由区域内或跨区域，不同层级或同层级的医疗机构或专科形成的联盟，目的是方便医疗卫生资源共享、双向转诊、提高专科技术水平。医联体包括城市医疗集团、县域医共体、专科联盟和远程医疗协作网等形式。

五、三级预防

三级预防是指在疾病发生、发展的不同阶段，采用不同的干预措施，预防疾病发生、控制疾病发展和恶化。第一级预防，也称病因预防，是在疾病未发生时针对病因的针对性预防控制，是最基本也是最重要的预防；第二级预防，又称三早预防，是指在疾病发生的潜伏期采取预防措施，主要包括早发现、早诊断和早治疗；第三级预防，是在疾病临床期进行的针对性治疗，又称临床预防，目的主要是恢复机体功能，防止疾病进展，改善疾病预后。

六、整合型卫生服务

整合型卫生服务是针对特定人群提供的综合的、连续的链式服务，主要目的是提高服务质量，改善患者健康状况，提高满意度和效率。整合型卫生服务，是提高卫生资源使用效率、控制医疗费用上涨和改善患者就医体验的重要措施。

七、公共卫生服务

公共卫生服务是指由疾病预防控制机构、城市社区卫生服务中心、乡（镇）卫生院等城乡基本医疗卫生机构向全体居民提供的公共卫生干预服务，具有公益性和基本性，目的是预防控制疾病。公共卫生服务是慢性病管理的核心内容。

第二节　慢性病管理与分级诊疗和医联体的关系

慢性病的危害严重和影响因素复杂，需要科学管理。但我国医疗服务供给呈现倒三角趋势，三级医疗机构承担了过多稳定期慢性病的诊治工作，基层医疗机构资源过剩，患者就医秩序混乱，治疗片面化、不连贯，造成慢性病管理效果差，医疗费用增长迅速。为提高慢性病管理水平，2017 年国务院办公厅印发的《中国防治慢性病中长期规划（2017—2025 年）》中就提出，要实施早诊早治，落实分级诊疗制度，促进医防协同等措施来促进慢性病管理水平的提高。

参照国际慢性病管理实践经验，基层首诊和双向转诊相互协作的整合型慢性病管理模式，是提高慢性病管理水平、控制医疗费用的有效手段。下面从几方面来阐释慢性病管理需要与分级诊疗和医联体共同建设的原因。

（1）慢性病发病原因复杂、病程长、危害大。基层医疗机构的一项重要职能就是提供基本公共卫生服务，并且基层医疗机构长期接触患者，容易形成良好的医患关系。总的来说，基层医疗机构在疾病预防、健康教育、疾病首诊上具有无可比拟的优势。强调基层首诊有利于全面、便捷地初步掌握患者的病情，当患者病情加重或转急时，可通过医联体和分析治疗的模式转至上级医疗机构。

（2）慢性病的管理需要为患者建立全面、连贯的健康档案，单个医疗机构片面、短暂的治疗，无益于慢性病管理整体效益。而分级诊疗和医联体的建设注重健康信息资源的整合，有利于慢性病整合型医疗服务，这点与慢性病管理的要求一致。

（3）分级诊疗和医联体建设为患者基层首诊提供了保障。当基层医疗机构无法满足患者健康治疗需要时，患者可通过分级诊疗和医联体得到更便捷、连续的医疗服务，节约时间和经济成本。当经上级医疗机构治疗病情稳定后，转入基层医疗机构，经济负担低，生活环境熟悉，更有利于康复。

（4）从医疗机构方面讲，分级诊疗和医联体可以在医疗服务体系内均衡分流患者。大医院可以集中精力完成疑难杂症的诊治和科研工作；小医院可得到充足的患者资源，并且与大医院互动，也有助于提高基层医护人员的医疗技术水平。于整体而言，分级诊疗和医联体提高了医疗卫生体系的资源使用效率和专业技术水平。

（5）从医保支付的角度讲，慢性病管理与分级诊疗和医联体建设结合起来，可减少无序就医带来的资源浪费和医疗费用的增长，有效提高医保基金使用效率，促进更大程度的医疗保障。

第三节　我国分级诊疗和医联体的发展

医联体和分级诊疗相互联系，是构建医疗机构分工协作机制、建立健全我国分级诊疗制度的重要保障。医联体的建设有助于更好地推进分级诊疗的实施。

一、我国分级诊疗制度的政策支持

1997年，《中共中央　国务院关于卫生改革与发展的决定》中首次提出了分级诊疗模式，基层医疗机构主要开展疾病预防、健康教育和常见病与多发病的诊治等工作，城市大医院主要从事急危重症和疑难杂症的诊治和科研工作，并建立双向转诊制度。

2000年，《关于城镇医药卫生体制改革的指导意见》中提出，建立健全社区卫生服务组织、综合医院和专科医院合理分工的医疗服务体系。

2006年，《国务院关于发展城市社区卫生服务的指导意见》中明确指出，“建立社区卫生服务机构与预防保健机构、医院合理的分工协作关系”。

2012年，《“十二五”期间深化医药卫生体制改革规划暨实施方案》中提出建立健全分级诊疗、双向转诊制度，积极推进基层首诊负责制试点。

2015年，《国务院办公厅关于推进分级诊疗制度建设的指导意见》中提出，以常见病、多发病、慢性病分级诊疗为突破口，完善服务网络、运行机制和激励机制，引导优质医疗资源下沉，形成科学合理就医秩序，逐步建立符合国情的分级诊疗制度。

2016年，《“十三五”深化医药卫生体制改革规划》中提出，坚持居民自愿、基层首诊、政策引导、创新机制，以家庭医生签约服务为重要手段，鼓励各地结合实际推行多种形式的分级诊疗模式，推动形成基层首诊、双向转诊、急慢分治、上下联动的就医新秩序。

二、我国医联体的发展过程

根据文献记载，我国最早的医院联合组织是20世纪80年代由沈阳市医学附属中心医院牵头成立的“沈阳市第一医疗协作联合体”，其特点为自愿参与、横向技术整合。我国医联体的发展在不同时期具有不同的特点，龙俊睿通过对相关研究的整理，将医联体发展分为萌芽期、形成期和发展期。

（一）萌芽期（20世纪80年代至90年代）

改革开放以来，医疗卫生体制从以前单一公有制转变成为多种所有制共存，公立医院扩大了经营管理自主权，不同医疗机构之间在市场经济背景下形成全面竞争的局面。为扩大医疗机构的覆盖面，在经济利益的驱动下，此阶段形成的医联体不可避免地带有逐利行为，当时医联体的结构和水平较为松散，无清晰的结构和有效的利益分配机制，主要集中了横向组合，对于基层医疗机构的扶植、支持不足。

（二）形成期（20世纪90年代至2009年新医改）

随着医疗机构市场化的不断发展，居民看病负担逐渐加重，“看病难、看病贵”成为日益严重的社会民生问题。为解决“看病难、看病贵”问题，各地不断探索各种医联体形式，医联体的整合方式、合作程度和范围也出现新的变化。部分地区医联体，在优化医疗资源配置、提高医务人员专业性、探索医联体组织结构、降低医疗成本等方面取得了一定成绩，为医联体的科学有序发展提供了一些经验。此阶段的医联体处于缓慢发展阶段，由于缺乏国家统一的指导，大部分是以资产不整合的松散式医联体为主，内部成员之间权责不清晰，导致资源综合利用效率不高，医联体内各成员为追逐更多的市场利益，过度检查、过度治疗等现象屡见不鲜，对于社会和政府关注的“看病难、看病贵”问题缺乏内在解决动力，加剧了医患冲突和矛盾。

（三）发展期（2009年新医改至今）

在国家统一部署和大力推广新医改的背景下，医联体得到了长足发展。新医改再次强调了公立医院的公益性，针对无序就医、基层医疗机构水平低下、卫生医疗费用过快增长等问题，大力提倡资产整合的区域纵向联合医联体模式。资产整合的紧密型医联体有利于实现内部资源的统一调配，更有利于分级诊疗制度的落实。纵向联合可依托高级别医院提升基层医疗机构能力，为基层首诊制度奠定基础。该阶段的医联体发展逐渐趋于清晰和统一。国家层面大力提倡医联体，使医联体的发展与医疗卫生体制改革方向一致，在提升基层医疗水平、强化分级诊疗、控制医疗费用不合理增长等方面取得较好成绩。目前关于医联体的具体架构、内部成员利益分配等方面，国家并无具体指导意见，紧密型医联体在体制和机制上仍需要探索。

三、我国主要医联体示例

（一）南京鼓楼医院集团

1996年，南京鼓楼医院集团成立，作为国内首家医院集团，其包括南京市鼓楼医院、南京市口腔医院和南京市儿童医院。初期集团成立委员会，作为医疗集团的决策机构，在不改变员工隶属关系的基础上，在科研、医疗、培训等方面实现资源共享，提升集团的整体竞争实力。此阶段的医联体模式，可归纳为松散型的横向联合模式。

由于松散型医联体存在整合资源不足的弊端，为实现医联体的更高层次发展，2005年，南京鼓楼医院集团重组形成独立的法人，实行执行董事会领导下的行政负责制，对医院集团内的人、财、物实行统一管理。此后，通过吸纳其他医院和基层医疗机构，实现了医院集团的纵向整合，有效提升了基层医疗机构专业技术水平。此阶段的医联体模式，可归纳为紧密型的纵向联合模式。

（二）马鞍山市市立医疗集团

2008年，马鞍山市人民医院等5家公立医疗机构与卫生行政部门脱离隶属关系，创建具有独立法人地位的马鞍山市市立医疗集团，集团内部执行人、财、物统一管理。按照三权分立的模式，医疗集团履行决策权、卫生行政部门履行监管权、医院履行执行权。随后医疗集团通过托管、直管、承办等方式，整合基层医疗机构，实现医疗集团的纵向发展。

马鞍山市市立医疗集团，在资源共享方面不断进行创新探索，建立检验中心，实现检验结果集团内部互认，降低检验检查重复浪费；实行联合采购，提高议价水平并采用统一配送，降低成本。

（三）华西医联体

2002年四川大学华西医院就开始探索医院之间的协作，提出构建区域性协同体系。经过不断发展，四川大学华西医院创新开启“嵌合式医联体”建设，截至2020年共形成了集团型医联体、领办型医联体、华西远程联盟、华西学科联盟和城市社区联盟共5种模式的医联体，根据不同合作医院的实际情况选择合适的医联体模式建设，既包括紧密型医联体，也包括松散型医联体。

1. 集团型医联体

按照“条块结合”一体化管理模式，由四川大学华西医院直接派驻医疗和管理团队，全面参与和负责合作医院的医疗服务、学科发展、人力资源、财务、信息系统等各个方面建设，实现人、财、物资源整合和统一调配，引导四川大学华西医院优质资源下沉，带动合作医院发展。

2. 领办型医联体

通过与政府深化合作，以“信息统一与共享、业务管理统一与共享、资源管理统一与共享”为靶向，以“管理输出+技术输出”为载体，去领办当地区域龙头医疗机构，由当地龙头医疗机构向下辐射区域内的医疗卫生机构，从而构筑起跨区域、覆盖全域的“华西医院－地市级医院－县级医院－基层医疗机构”分级协同医疗服务体系。

3. 华西远程联盟

自2001年开始筹备建立的华西远程医学网络，现已覆盖我国西部地区为主的25个省（直辖市、自治区）。借助华西远程医学网络，与各级医院开展协同医疗服务与医学教育培训，提升远程医疗合作医院医务人员的专业技术水平。

4. 华西学科联盟

作为国家级疑难重症医疗中心、国家临床医学研究中心的四川大学华西医院，积极探索优质学科资源外展，推广专科诊疗规范，推进疾病分级诊疗，建立专科医疗团队同质化培养体系。自2016年开始探索建立学科联盟型医联体，截至2020年，已牵头成立32个学科联盟，覆盖心脏内科、脑卒中、急诊、精神卫生、疼痛、耳鼻咽喉头颈外科、康复、泌尿、血液、营养、皮肤、感染与肝病、消化内科、乳腺、骨科、呼吸与危重症、视光、重症医学、肾科、消化外科、神经精神影像等慢性病诊疗学科。来自全国30个省（直辖市、自治区）共计770余家兄弟医院2200余个兄弟科室加入其中。

5. 城市社区联盟

在区级政府部门主导下，2016年成都市成华区政府与四川大学华西医院携手共建“华西—成华城市区域医疗服务联盟”，在由四川大学华西医院院长、成华区委、区政府分管领导挂帅的“华西-成华城市区域医疗服务联盟”推进领导小组的领导下，优质医疗资源下沉基层，基层服务能力有效提升，信息化建设加速推进，检验同质化工作稳步推进。开展“定制化人员培训”合作培养全科医生和基层骨干医生，组建了由“华西全科医生参与，专科医生支撑，基层医生执行”的新型家庭医生团队，基层慢性病管理能力大幅提升。

第四节　分级诊疗和医联体模式下慢性病管理实践和建议

国内外经验显示，以慢性病为切入点构建分级诊疗制度，参与慢性病管理不同节点的医疗机构之间的分工协作，可使慢性病患者在不同的医疗机构间获得连续性的同质医疗服务，有助于提高慢性病管理水平和有效控制医疗费用增长。

国内已有较多学者将分级诊疗或医联体的建设与慢性病管理实践相结合。梁宝辉研究发现，相比社区内常规治疗高血压组，实行分级诊疗的患者血压控制效果及依从率（86.50%，94.48%）均较常规治疗组（65.03%，73.62%）高。王登学等研究发现，医联体模式下三甲医院与社区卫生服务中心为一体的DR社区干预管理后，最佳矫正视力（BCVA）、空腹血糖（FBG）、糖化血红蛋白（HbA1c）、血压（BP）、血脂及对DR认知度均较干预前有所改善。章敬玉等对比医联体模式下的专科-全科联动规范化管理与常规性延伸管理在慢性阻塞性肺疾病患者上的效果，结果提示医联体模式下慢性阻塞性肺疾病管理患者的急性发作次数、住院时间、医疗费用均减少，有助于提高医疗资源的配置效率。马乐等探索分级诊疗模式在社区常见恶性肿瘤中防治效果，研究结果显示，采用基层首诊模式管理的患者肿瘤知识知晓率、癌前病变阳性率、肿瘤确诊率均高于常规诊疗组的患者，基层首诊和双向转诊有利于肿瘤患者的早发现和早治疗。

慢性病的管理需要长期整合型医疗服务供给，理想的医疗卫生体系应是不同层级医疗机构分工明确、分工协作，根据患者的病情协同一体化治疗。但我国现在医疗卫生体系供给存在“倒三角”现象，患者就医秩序混乱，治疗分散、片面化，卫生资源利用效率低下，健康管理效果低下，群众健康获得感不足。为改进慢性病管理效果，从慢性病管理宏观制度、医疗机构、患者、信息系统保障等方面提出改善建议。

一、宏观制度

政府可基于慢性病管理制度体系设计慢性病管理制度，融合卫生、环境保护、教育、劳动保障、宣传等部门共同管理慢性病健康危险因素，将传统“急性短期住院为主”的医疗服务模式逐渐转换为“慢性长期健康管理为主”的全生命周期医疗服务模式，探索医疗保障制度覆盖健康管理项目，重视疾病预防，制订同质可操作的上下转诊标准和治疗方案，指导医联体建设组织形式、绩效考核、利益分配，提高患者自我健康管理水平。

二、上级医疗机构

应重视以慢性病管理为切入点的分级诊疗和医联体建设，上级医疗机构主动下沉优质资源并形成制度化和常规化，对下沉基层的医务人员在绩效考核、职称晋升方面予以优待；符合下转标准的患者及时转至基层医疗机构，并跟踪指导基层医疗机构，提升诊治水平；在人员培训、转诊标准、诊治临床路径、医疗质量、绩效考核等方面，牵头制定细则并保障落实，做到医联体有名有实。

三、基层医疗机构

提高基层人员专业技术水平，改善基层人员绩效水平，大力培养全科医生和全科护士，共建全科医生为主、专科医生为辅的家庭医生团队签约服务，发挥好全科医生基层医疗“守门人”作用，保障基层医疗机构基本药物供应，重点关注农村和偏远地区基层医疗机构服务能力建设。

四、信息系统保障

制定慢性病健康管理统一档案，共建医联体内医疗信息共享平台，保证医联体内部共享患者的健康治疗信息，做到处方自由流动、检验结果互认、治疗连续同质化。结合移动互联设备的特点，在慢性病健康危险因素监测、数据共享和数据应用方面发挥优势，提高慢性病监测、治疗和康复各环节水平。

五、医疗保障制度

随着医联体的发展，可探索以医联体为单位进行“总额预付、节余留用、合理超支分担”考核；探索将远程医疗服务项目纳入医保基金支付范围，基金拨付比例向基层医疗机构适当倾斜，提高基层医疗机构建设能力；慢性病预防治疗成本效益高于疾病治疗，探索将慢性病健康管理项目和公共卫生服务项目纳入医保基金支付范围。

六、患者和社区

利用社区距离患者生活场所近的优势，发展社区健身、科学普及、卫生服务等，团体共同参与慢性病管理过程，规范化培训社区健康工作人员或志愿者，使患者和其家属增强主动参与自身健康管理的意识，践行“每个人都是自己健康第一责任人”的理念。

第十一章 医学科研工作

科学研究是人类探索未知、创造、发展和应用知识的认知活动过程。马克思认为科学研究是精神的生产，联合国教科文组织则用“研究与发展”来表示科学研究的概念。尽管以美国为代表的多个发达国家对科学研究有不同的定义，但概括起来不外乎是整理知识和创造知识。科学研究的本质特征是创造性与非重复性，并同时具有探索性、继承性和复杂性。结合科学研究的定义，则可认为医学科学研究是探索人体生命本质和疾病相互转化的规律、寻求防病治病和恢复健康的方法的认识活动过程。

医学科学研究的首要任务和目的是了解疾病的病因学，探索改善预防、诊断、治疗疾病的方法。随着循证医学的兴起与快速发展，一些曾被医疗界广泛接受的方法也需要再次接受科学研究的检验。人们研究医学的过程，从总体上说，是同马克思主义认识的总规律相一致的，即在实践基础上，从感性认识发展到理性认识，又从理性认识回到实践。实践—认识—再实践—再认识，医学科学研究就是以这种形式循环往复，止于至善。

第一节　医学科研课题的选择

选题是科学研究的战略性步骤和首要环节，正如爱因斯坦所言：“提出一个问题比解决一个问题更重要。”选题恰当与否，关系到整个科研工作的成败与成果水平的高低。科研选题是对某一科学问题在理论上和实验技术方面的概括。它集中反映了选题基本理论与专业知识的丰富程度、实验技术与方法的熟练程度、科学思辨能力的强弱、知识结构的合理程度与知识面的广度。然而，随着医学科学的飞速发展，一些医学科研人员反而陷入了“山穷水尽疑无路”的困境，主要的原因也是医学科研选题时遇到障碍。由于医学科学的特殊性，医学科研选题本身就是严肃的科学研究。受到医学研究的目的、条件和价值等因素的影响和制约，医学科研课题的选择不存在固定的模式。经过医学研究的长期探索，发现医学科研选题仍存在一些共性，在选择医学科研课题时，都应遵循特定的原则和方法。

一、医学科研课题选择的原则

（一）创新性原则

科研的本质和灵魂是创新，只有创新才能真正体现科研的价值。创新性原则是指课题选择要有先进性和新颖性，创新性原则体现了医学研究的“价值原则”。创新可分为两大类，一类是原始创新，另一类是次级创新。原始创新的关键在于所在研究领域中基本概念的建立或突破、新方法的建立或在新的领域内的拓展。次级创新主要表现在对现有概念、理论、方法等的补充和改良。医学基础理论研究课题多属于原始创新，通常是在世界范围来衡量，是相对于人类医学知识总体而言的。研究成果要有新见解、新发现、新结论，获得诺贝尔奖的相关研究多属于这类。临床应用性研究课题则主要是次级创新，通过研究要求能发明新技术、新材料、新术式、新疗法或是把原有技术应用推广于新领域。医学应用类研究的创新性具有相对性，有的成果是在国际上领先的，有的成果填补了国内某项研究空白，有的则只是适用于某个地区的新成果，但从总体来说都是具有创新性的。要真正做到创新，必须把握好几个问题：

（1）医学科研课题选择要有助于国家发展目标的实现，即在我国现代化建设过程中，科技工作必须围绕国家经济建设和社会发展中的重大关键性科技问题进行布置和规划，促进国家经济发展，提高国家的整体科技水平，增强综合国力。课题的选择要把注重在学科领域内创新和体现国家经济、社会与科技发展目标有机地结合起来，充分体现对科学发展趋势、对市场需求的预测和对国家总体发展目标的理解与把握。只有两者结合，才算选准课题，瞄准目标，同时兼具创新性。

（2）医学科研课题选择要正确认识前沿与自身特色的关系。科研的前沿问题可分为两类：一类是已在某学科或领域取得突破性进展或者出现了新的技术手段有利于进一步深入研究时形成的问题，当前有很多人围绕其展开研究，我们称其为热前沿。如从基因水平揭示疾病的发生机制，探求新的防治方法及基本病理过程，这是国内外基础医学和临床医学的热前沿。另一类是人们难以着手或未予以重视，但却有着重大意义的问题，当前很少有人研究，我们称其为冷前沿。特色是指科研工作者们长期围绕某主题开展研究，经过长期积累而形成的传统型研究方向和专长。在课题选择过程中，既可以从前沿中借用新理论、新手段和新方法来研究传统特色方向或领域存在的问题，也可以从学科发展的前沿去选择课题并长期坚持，从而形成自身特色。

（3）医学科研课题选择可通过学科融合、交叉体现创新。学科融合、交叉可根据交叉程度的不同分为三类：一是方法上的交叉，即借用其他学科的研究方法和技术手段来解决本学科或领域的问题。二是研究视角和研究团队的融合，即不同学科、不同专业的研究人员结合起来，从不同视角针对同一问题去探求其本质和规律。三是学术思想上的交叉、融合，用多学科的理论基础和技术手段来解决某一学科存在的问题。选择课题时应从多学科的融合中提出新问题，选出新方向。

（二）科学性原则

科学性原则是指选择课题要"有理、有据"，必须深刻掌握科学理论知识，充分了解拟选课题的国内外研究现状和发展趋势，避免出现低水平重复。根据课题选择的科学性原则，选择医学基础类课题时，都要有经证实的及已确立的科学规律、理论、经验为依据。因为医学基础理论研究，主要是对人体和疾病本质规律的探索，人体的奥秘永远都有人们尚未发现的规律性的东西。选择这类课题进行研究，虽不能在短时间内出成果，但当各方条件成熟时，成功的概率很大。若选择医学应用类课题，则必须有科学理论做依据，保证课题的研究方向正确，避免出现"南辕北辙"现象，浪费人力、财力、物力。

（三）实用性原则

医学科研的最终目的是要为人类健康服务，否则就只能是"水中花，镜中月"。因此，选择课题时要考虑到科研课题的实用价值。一般而言，凡是具有科学性的课题都具有一定的应用价值，要么可以直接用于临床并带来相应的经济效益，要么在不久的将来可用于医疗实践并产生社会经济效益。我们强调课题选择的实用性和经济效益，并不是要放弃那些有学术价值的纯理论课题和长远发展需要的课题，而是要把那些具有重大经济效益和应用价值的课题放到第一位，以解决当前对人类健康造成威胁的紧迫问题。因此，从医学研究的总体设计上来讲，既要考虑到社会医疗实践的需要，也要顾及医学自身发展的需要；既要重视当前的需要，又要顾及长远的需要。医学科研课题的选择要克服片面追求当前经济效益，只搞"短、平、快"短期行为项目的倾向，力求做到实用性与先进性相结合，远近兼顾。

（四）可行性原则

所谓可行性原则，是指在选择课题时要联系实际研究条件，注意课题的可操作性。坚持课题选择的可行性原则要注意以下几点：

首先，要正确评价研究者的主观条件，即研究者的知识水平、研究能力、思维能力及个人素质；同时，也要评价科研管理者的科研管理能力和水平。

其次，要正确评价开展研究具备的客观条件，即研究课题的手段、物质保障、文献资料、经费支持、协作条件、相关学科的发展程度等。

最后，要能预见科研过程中可能遇到的问题，并想好问题的解决对策。

二、医学科研课题选择的方法

科研课题选择的优劣是科研成败的关键因素，因此，要高度重视课题的选择。科研工作者经过长期实践积累，总结出了一些科研课题选择的技巧与方法。

（一）博览文献，重视查新

文献是对前人研究和工作的经验总结，蕴藏着大量的科研信息，也是课题的重要来源。医学科研工作者应尽可能多地通过网络、报刊等多种手段，查阅行业内文献，紧密跟踪国内外医学领域的新进展。尚无课题选择目标的科研工作者，应在文献阅读时发现研究空白，并对其相关研究进行系统了解和分析，确认研究的创新（创造）性和实用性，作为课题选择的参考。若科研工作者已有课题选择方向，博览文献可验证课题选择的创新性，也可从文献中受到启发，发现新问题，提出新见解，增加新亮点，对已有课题进行有益补充。通过博览文献，系统梳理相关文献资料和文献查新，避免出现重复研究。通过查新，可以学习、借鉴他人的研究成果，可以较全面地了解当前该课题的现状及预测将来的发展趋势，有助于科研工作者正确决定课题方向和提高课题中标率。目前，凡重要的课题立项申报或成果鉴定、申请奖励等，都必须有相应级别的情报查新部门出具的查新报告，国家科学技术委员会已将查新工作正式纳入各级科研管理程序。

（二）从临床实践中挖掘新课题

所谓“巧妇难为无米之炊”，在医学实践工作中经常会遇到各种实际问题，若注意对此类问题的积累和资料的收集整理，可为科研课题的选择提供宝贵的素材和来源。特别是在临床实践工作中，课题来源非常丰富。例如，发现疾病新的症状、病因、诊断指标，对疾病流行病学进行调查，改进药物的使用方法或剂量以提高疗效或降低不良反应，总结误诊、误治的经验教训，探讨手术时机的选择对预后的影响等，诸如此类，不胜枚举。基层医院的科研工作者要充分结合当地特色，认清我国基层医疗工作的主要任务，重点从公共卫生领域进行科研课题选择，如可对居民的就医需求、健康状况、健康影响因素、健康生活方式等方面的问题展开研究，也可对一些特殊人群的健康问题展开研究。

（三）从交叉学科领域选择课题

目前，医学分科越来越精细，形成了很多不同的医学交叉学科，而这些交叉区域存在大量的空白需要通过科研予以填补。因此，从多学科的交叉融合中提出新问题是科研课题的重要来源。控制论的创始人维纳指出："在科学发展上可以得到最大收获的领域，是各种已经建立起来的各部门之间的无人区。"随着物理学、化学、计算机、工程技术科学向医学领域广泛而深入的渗透，社会科学、人文科学与医学相互渗透，这些学科的边缘区、交叉区出现大量需要解决的问题。可通过引入交叉学科领域的新概念、新成果、新技术、新方法等实现从交叉学科领域选择课题，如血流动力学、药物动力学就是血液学或药物学与力学相结合提出的课题。在解决交叉学科间的问题时，科研工作者也要加强创新思维和跨学科学习能力的培养，提高自身的文献查阅能力、多种语言能力和计算机技术应用水平，为顺利开展科研工作奠定基础。

（四）在各级政府课题中选择

依据国家医药卫生事业发展的需要，各政府行政主管部门每年会下达课题，具有很强的权威性。选择这些课题可保证科研方向正确且具有很强的实际意义。从国家科研课题选择指南中选择课题是一种事半功倍的方法。例如国家自然科学基金、国家社会科学基金等项目招标指南，都明确提出了鼓励研究的领域和重点资助范围，并提出了可供选择的系列研究项目和课题。这类信息可通过国家科学技术委员会、国家卫健委、中国科学院、各省科委、省卫健委、省医科院、医学院校等发布的文件获得。

近年来，慢性病已成为威胁人群健康的主要疾病之一，且研究表明，慢性疾病与人们的健康行为密切相关。2016 年，中共中央、国务院印发《健康中国 2030 规划纲要》，指出要实施健康中国战略，提高全民健康素养，促进全民健康生活方式的形成。人民健康被提到关系国家长治久安的战略高度，开展健康教育被认为是慢性病防治的“低成本，高收益”的手段。国家级、省级科研招标指南中有大量相关课题值得深入研究和探讨。

第二节　科研设计

科研设计是医学科研中至关重要的一个环节。一项完善的科研设计，不仅可以节约大量的人力、物力、财力，也能保证研究成果的质量。科研课题设计要回答“做什么、怎么做、做成什么样”等问题并做一系列计划和方案。科研课题设计包括专业设计和统计学设计两部分。专业设计是从专业角度做出的各种计划或安排，课题研究价值的评估、背景信息的搜集、假说的建立到观测指标（特别是结局指标）的选定等都要靠专业知识来完成。专业设计着重从有关专业理论知识出发，设想用什么实验观察内容来验证假说或回答其他有关的专业问题，是科研成果有效性、独创性的前提和基础。统计学设计着重从数理统计学理论技术出发，合理设计实验观察内容，以便实验观察结果可进行相应最有效率的统计整理分析，使从最少的实验观察次数（例数）得出相对最优的结果和相对最可靠的（或其误差大小可以定量估计的）结论，即保证实验观察结果的可重复性和经济性。科研设计中，应以专业知识为基础，以统计学知识为辅助，两者缺一不可。

一、医学科研设计的基本步骤

医学科研是环环相扣的，必须严格按照科研设计的基本步骤来进行：

（1）研究问题的选定与表述。其中，选题的背景和研究问题的重要性需要概括阐述，特别是课题与国家或地区卫生目标的关系要讲清楚。

（2）文献复习，总结已有研究基础，避免出现低级重复研究。文献检索要做到查全、查准，最终验证选题的境界。查全即把国内外与选定的科研课题有关的所有文献资料都检索出来，尽量避免漏检。通过查阅该领域的文献，进行广泛的学术调研，了解该领域研究的现状、研究水平、发展趋势以及存在的问题。查准是从广泛检索到准确检索的过渡，是科研人员已有的专业知识积累和获取信息的有机结合，是逐步将研究目标清晰化、明朗化的创造性思维过程。

文献查准可以准确地选出可以进行研究的主题及其研究方向，并为提出研究假设提供有力支撑。经过查全和查准的过程，可初步明确科研课题或假设是否成立、可行，选题验证是文献复习的第三境界。选题验证的过程就是一个证明新颖性、找寻假设的合理性和科学性的过程。验证可以依据前期研究结果和相关研究结论，也可以采用文献学非相关文献知识发现法，从而实现科学选题。

（3）提出研究假设，清晰描述科研课题要做什么。由于事物的复杂性和多样性，对一些比较复杂的问题，应该尽可能多考虑一些可能性，提出多个假设。即使有些假设最终被证明是错误的也有一定的价值，至少可以为其他研究堵上一条重犯错误的道路，避免造成人力、财力、物力的浪费。

（4）筛选科学的研究方法，验证假设。科研设计的每个环节都需要仔细斟酌具体的方法，如搜集数据的方法、抽取样本的方法、资料和数据的处理分析方法等。科学的方法可以提高科研结果的可靠性，保障其可重复性。

二、医学科研设计的主要内容

医学科研项目有大、中、小之分，但“麻雀虽小，五脏俱全”，所有科研项目的设计都包括以下内容。

（一）研究目的

科研攻关如同作战，每一个课题相当于一个大战役，其分题和小题相当于大大小小的战斗，科研设计如同具体的作战计划，服务于攻关全局。因此，每个科研设计均须与实验目的和验证假设紧密相连，不可脱离全局。科研设计者及其合作者应清楚地把握科研目的，清楚科研要解决的问题。一般而言，一个科研设计仅针对整个科研的一个环节，突出一个重点，不宜包罗万象或模棱两可。科研设计立足于现实基础，必要的前期工作可决定科研设计的成败，有充分的人力、财力、物力保障才能顺利完成科研课题。

（二）研究目标与研究内容

科研工作中，研究目标是研究目的的具体化，研究内容是为实现研究目标服务的。针对每个科研课题都可提出多个分目标或阶段性目标，为了实现每个分目标都可以进行独立的科研设计，明确研究内容从而实现阶段性目标。通过实现所有的阶段性目标而实现最终目标。确立分目标时，要紧扣总目标且为验证科研假设服务，各分目标间是相辅相成的。总之，务必目标明确，内容具体。

（三）研究方案

研究方案是科研设计的核心部分，旨在说明“怎样具体开展研究”。研究方案根据研究类型的不同，侧重点会有差异。哲学社会科学类项目的研究方案制订过程中，重点在于资料的收集、整理与分析。自然科学类项目大多数是以实验的形式开展，其研究方案主要是围绕如何保障实验质量来进行设计。随着学科间的交叉融合，相互渗透，近年来无论是哲学社会科学类项目还是自然科学类项目，在研究设计中有越来越多的共性出现。由于科研项目涉及的专业理论知识或技术差异较大，不能一概而论，此处重点介绍科研设计中的统计学设计。

1. 统计学设计的类型

（1）观察性研究。

这是一种客观地观察、记录和描述事物或现象的认识活动，对处于自然状态下的事物或现象不给予任何干预。在医疗卫生领域，观察性研究通常分为横断面研究、回顾性研究和前瞻性研究。大多数调查研究即是横断面研究，病例对照研究即为回顾性研究，队列研究即是前瞻性研究。

（2）实验性研究。

这类研究通常是在观察性研究的基础上，在人为控制实验条件或对研究事物或现象施加一定的干预措施的条件下进行，可以根据实验对象分为动物试验、临床试验和社区试验。动物试验的研究对象通常是动物或样品，各试验因素由研究者根据专业知识选定，非试验因素也比较容易控制。临床试验的研究对象是正常人或患者，试验首先必须符合伦理道德要求，做到维护研究对象的生命尊严、尊重自主权、尊重知情同意权以及遵循不伤害原则，任何临床试验的实施都要以保障研究对象的利益为前提。其次，要解决好怎样提高研究对象的依从性问题。总之，怎样设置对照、如何遵守伦理道德、如何选择和提出研究对象、如何控制整个临床试验过程中可能产生的误差等问题的合理解决就是临床试验设计的最重要的内容。社区试验是以自然人群作为研究对象，在现场环境下进行的干预研究，接受干预措施的基本单位是整个社区或者某一人群中的各个亚人群。

2. 统计学设计的要点

（1）考察研究对象。

根据研究目的，结合具体情况，制定明确可行的“纳入和排除标准”，确定同质的研究对象的总体，然后选择适宜的抽样方法进行抽样确定研究样本和对象。

（2）考察影响因素。

无论是哪种类型的研究都不可避免地受到干扰因素的影响而导致观测结果不同程度失真。这些干扰因素有的来自客观环境，有的来自研究者和研究对象，也可能是研究者特意安排的因素。科研开展过程中研究者对试验因素和干扰因素的考虑是否周全、处理是否妥当，都将直接影响结论的正确性。

（3）考察观测指标。

研究结果通常都是通过一系列指标来体现的，指标的客观性和灵敏度的高低，将严重影响结论的可信度。

（4）考察随机原则。

在观察性研究中，尤其是调查研究涉及如何随机抽取研究对象；在实验研究中，涉及如何随机分组。随机化是保证研究对象代表性和组间可比性的重要手段。若研究设计中不注意贯彻随机化原则，会严重影响结论的可信度。

（5）考察对照原则。

观察性研究中仅病例对照研究要求设立对照组，实验研究一般情况下必须设立对照组。严格遵循对照原则，就要合理设立对照组，否则研究结论缺乏说服力。

（6）考察重复原则。

科研设计的统计学设计中，必须要保障样本量足够，以使随机变量的取值规律得以显露，提升研究结论的可信度。

（7）考察均衡原则。

在统计学设计中，除了试验因素根据研究目的取不同水平外，其他非试验因素的水平应基本接近。要实现各因素的均衡，一是要制定合适的研究对象纳入和排除标准，二是要采取最佳的随机抽样方法或分组方法，三是要设立合适的对照组，四是要样本量足够，五是要在数据统计分析阶段采用恰当的方法进行处理与分析。

3. 统计学设计的优化

在科研设计中，要评价一份科研设计方案的统计学设计的优劣，可以从以下几方面进行。

（1）考察科研设计方案中的人力、财力、物力等是否满足特定要求。

（2）考察设计方案中的研究对象、试验因素与非试验因素及观察指标等三要素是否符合专业和统计学要求。

（3）考察设计方案中对随机、对照、重复、均衡等原则的贯彻举措是否符合专业和统计学要求。

（4）考察设计方案中对重要的非试验因素的控制手段是否有效。

（5）考察设计方案中是否充分考虑了开展研究可能遇到的困难以及解决困难的措施是否得当。

（6）考察设计方案中是否对操作方法以及试验数据的收集、整理、分析等均有明确的规定。

根据这些要点对方案进行优化，能够使科研设计方案更加完善，有利于科研工作顺利开展。

4. 计划进度安排

科研设计应有计划进度和阶段目标的具体安排，以利于研究组成员按计划开展工作，便于各级科研主管部门和课题负责人随时进行检查并督促课题如期完成。科研计划进度安排主要从完成全部研究课题所需时间和主要工作的具体进度计划两方面进行考虑。对于较大的研究课题，一般是以子课题或阶段为单位制订出明确的进度计划，包括试验准备、人员培训、试验观察、整理资料、阶段性交流、阶段性小结、成果报告等，均应做出具体安排。对于交叉项目较多的科研进度计划，一般采用“进度显示表”的方式设计。显示表左侧纵列为“工作项目”，顶端横栏为科研周期的年度，每一年度下再分为 12 个月或者 4 个季度，表格中具体填写各项工作的起止时间。

5. 科研成果的社会经济效益

科研选题的实用性与科研成果的社会经济效益密切相关，在确定开展某项研究之初就要充分考虑其实用性，科研成果对于社会发展的哪些方面可能有益。例如，开展“互联网＋医疗”的相关研究，科研成果既可以加快“互联网＋医疗”的深度融合，促进产业优化升级，也可以在一定程度上缓解百姓日益增长的优质医疗资源需求与资源缺乏的矛盾，还可以推动传统医疗卫生服务模式的转变。当然在科研设计中，需要根据科研项目的具体内容来将科研成果的社会经济效益再细化阐述。

三、科研设计的几个问题

（一）确定主攻方向和主攻目标

科研课题确定后，涉及的问题往往较多，一个课题不可能解决全部问题，这就需要研究者能够准确地抓住主要矛盾，选择可能的突破口，果断确定主攻方向。科研设计时，必须明确入手的角度，以便逐个击破。一般而言，先抓住全课题的主要矛盾或本质性问题，最好同时是最薄弱环节，再制订明确具体的阶段目标，这样就有可能为该课题的深入研究创造条件或打开缺口。

（二）思路清晰和进退有序

研究者对开展课题的关键技术和问题需全面把握，进行通盘考虑后再做出全面部署。在头绪纷繁、因素较多时，须将问题和因素进行排队分析，最好以调查研究的结果为基础，在全局权衡的基础上，选好研究的突破口，从而形成攻关方案。不宜在研究的初始阶段就开展复杂的试验，试图对所有问题做出全面回答，这样难以获得理想结果。应将研究工作分阶段逐步开展，因为后面的实验可能需要根据前面的实验结果加以修订。研究工作环环相扣，每一步都必须踏踏实实地完成后才能进入下一步，否则全部工作可能因为草率马虎而毫无意义。

另外，课题负责人应组织课题组全体人员深入、充分地讨论设计方案，集中合理的意见，反复修改设计，使之更加完善。执行过程中若遇到重要难点，还可再加讨论和修改，其关键是发扬学术民主，调动全体参与者的积极性，争取做到人人心中有数，对本课题的成败进退均有一定的估计与对策。

（三）建立客观观察指标

客观观察指标如同一把“尺”，寻找和建立客观观察指标是科研工作中重要的一环。客观观察指标须具有特异性和先进性，才能说明问题和体现水平。若暂时尚无特异性的先进指标，可选择学术界公认的普通常用指标。如果某些客观观察指标在技术上很先进，但无特异性，则并不能真实反映所探索问题的本质。但在医疗卫生领域的具体科研工作中，如中医科研设计中，若过分追求客观观察指标的先进性而忽视其特异性，可能偏离中医科研的主题。因此，选择客观观察指标不仅要符合统计学设计的要求，还要充分结合指标的专业意义进行考虑。

（四）设计科学可行的评价标准

科研评价标准的设立要结合研究内容、研究目的等综合考虑。若已有国际、国内的统一评价标准，应尽可能按此统一标准评价。若无或虽然有但不完全符合本课题研究内容，也可自定标准，或根据统一标准适当增减某些项目或内容。如果是实验研究，可通过实验结果观察其定性、定位、定量及动态变化过程，以图和数字显示，其标准显而易见，严谨精确。如果是观察性研究，就要通过广泛查阅相关文献，选择得到业内承认的评价标准体系，从而使研究结果更具有说服力和可行性。

第三节　科研课题申报

一、科研课题分类

按照来源，科研课题可分为不同的类型。在课题申报过程中，不同类型的课题对科研人员的年龄、职称等均有明确的要求，且有些课题对申请者的前期研究基础有非常高的要求。不同类型的课题，在批准立项后获得的科研经费资助额度差距较大，这就要求申请者在申报课题时要认真进行课题经费预算。一般而言，申请者所在单位会对立项的课题给予一定的科研匹配资金，以确保课题顺利开展。

（一）国家级任务型课题

这类课题具有较强的指令性，是根据国家经济发展规划制定的各部门（行业）规划中要求来确定的科研课题。在医疗卫生领域，除了高新技术发展规划中有关生物技术的研究是需要长期公关的难题，还可从细胞工程、基因工程、酶工程、生物反应器等方面确定研究课题。对于因一些突发事件而暴露的我国卫生体系的缺陷也可作为国家级任务型课题。例如，新型冠状病毒肺炎的暴发，暴露出我国公共卫生人才培养、重大公共卫生应急机制、临床与公卫协同机制等方面的一系列问题，迫切需要通过科研来弥补这些不足。这类课题中有部分就会作为指令性课题下达，最终由指定的科研团队来完成。

（二）指导性研究课题

这类课题可分为国家级、省部级、厅局级。国家级指导性研究课题是根据不同部门提出的指南，科研人员提出申请并获得批准的课题，如国家自然科学基金、国家哲学社会科学基金的课题，目的是促进科学事业发展，以基础研究、应用基础研究为主进行资助。省部级指导性研究课题主要是根据国家各部门和各省科技主管部门或同级机构根据其主管领域的当下和中长期需要解决的主要问题拟定的科研指南，科研人员提出申请后择优立项资助的课题。厅局级指导性研究课题主要是根据各省（市）的科、教、文、卫、农等厅级单位结合本次各部门的主要问题拟定的科研指南，科研人员提出申请后择优立项资助的课题。另外，还有一些挂靠在高效的厅局级科研基地的课题也属于厅局级指导性研究课题。医学相关的指导性研究课题除国家级课题外，主要来自各省自然科学基金项目、软科学项目，以及省（市）卫健委（处）的项目。

（三）委托研究型课题

这类课题是根据社会各方面的需要，接受委托的研究任务。这类课题由委托单位给接受委托的单位和科研团队提供资助，一般采用签订合同的形式进行管理。

（四）自由选题

这类课题是根据学科发展和科研人员特长，由科研人员自己提出的研究课题，必须经过评议、审批等科研立项评审过程才能获得相应的资助。在国家级、省部级、厅局级课题中都有一定的资金用于对自由选题的资助。

二、科研课题申报

（一）科研课题申报的准备阶段

1. 把握课题申报时机

科研课题申报不是偶然的灵感或一时的冲动，是研究者在长期的科研工作中将关系国家社会经济发展的问题与自身专业背景和兴趣的结合，必须建立在一定的研究基础之上。申报科研课题至少要做好两方面的准备，一是具有丰富的前期相关成果、资料信息、研究条件和科研实践等客观条件保障，二是研究者要具备较强的专业知识、学术理论、研究能力以及对课题的兴趣等主观条件保障。

科研课题切忌在刚发现某个问题，仅进行简单思考后觉得有研究价值时便急于向科研主管部门申报。这种课题申报行为由于缺少周密的考虑，准备不足，要么因为论证不够充分、透彻，前期准备不足而使得本身有价值的课题缺乏说服力和吸引力，最终申报失败；要么课题侥幸申报成功，但在课题开展过程中，会遇到很多意外的难题，而有些难题是现阶段无法解决的，最终导致不能顺利结题，影响研究者学术声誉。

科研课题应该在发现并提出问题后，对问题开展了实质性研究并已经接触到问题的关键，并有可行的方案可以解决问题时再去申报。各类课题发布申报通知的时间每年变化不大，有意向申报的研究者可根据自己的专业背景和前期研究积累提前做好准备。

2. 组建课题研究团队

申报课题前课题负责人要先组建起结构合理的研究团队，主要从研究成员的学历、职称、专业背景、科研能力等方面进行考虑。越是高级别的课题，对研究团队的综合实力要求越高。近年来，各级各类科研课题比较倡导跨学科、跨单位组建研究团队，以提高团队的整体科研水平。当前，在确定研究团队成员的名单前，要充分与当事人进行沟通，必须征得本人同意才能将其作为研究组成员。合理组建研究团队，研究成员的前期相关科研成果可作为课题申报的前期基础，在同类项目评审中有更多脱颖而出的机会。同时，在组建团队时，就要与各参研人员进行初步的分工，若获得立项，在制订科研设计方案时再进行具体详细的任务划分。

（二）科研课题申报书的填报

各级各类科研课题都会通过官网发布申报通知，申报指南中会对申报者的各项基本条件做明确的要求。不同类型的课题，对申报者的年龄、职称、专业背景等都有不同的要求。在填写科研课题申报书时，应首先认真阅读课题申报指南，找准符合条件的课题进行申报，否则一票否决。

科研课题申报书的填写是一项系统工程，规范、完整是填写的基本要求。规范填写要求在论证时注意语言的学术性，避免口语化；尽可能不用第一人称作为叙述主语，要尽量用第三人称；措辞要准确，不能浮夸。完整就是要逐项按照要求填写，不能随意、模糊地填写，也不能对难题避而不谈。虽然不同的科研项目的申报表略有差异，但各种科研课题申报书的主要内容包括以下几方面。

1. 立项依据

立项依据一般是申报书的第一部分，也是一份申报书的灵魂内容。立项依据反映了申报者对项目相关研究领域的了解程度和对所研究问题的重视程度。论述国内外研究现状时，尽量选择具有权威性、时效性的国内外同行的资料，开门见山地讲清楚发现了什么问题，准备解决什么问题，以及拟怎样做。论证时，如果自己有相关的研究成果可以引用，更能说明自己对问题的了解程度和已有的前期研究基础，更能获得评审专家的青睐。

2. 研究目标、内容和拟解决的关键问题

研究目标是指课题研究最终要解决什么问题，研究目标要明确恰当，大而空的目标会让人感觉不易实现。研究内容是为实现研究目标服务的，论述时要与研究目标相呼应，每一项研究内容都有其对应的研究目标。因此，研究内容的顺序应与研究目标相一致，完成所有的研究内容即可实现总的研究目标。

研究拟解决的关键问题是研究内容和目标中所列举的最关键的一个或几个。这类问题的解决是完成该项研究的关键环节，对课题研究的成败起决定性作用。当然，一般这类问题解决起来都有一定的难度，因此，在摆出该问题后紧接着就要详细阐述解决该问题的办法和举措。

3. 研究方法、技术路线及可行性分析

在描述研究方法时要使用专业术语规范地介绍，并具体阐述每一种研究方法用来解决什么问题。研究方法尽可能使用经过了实践检验的经典方法，再结合课题研究的需要添加最新的方法，做到经典方法与最新方法相结合。技术路线是用图谱的形式展示研究者完成科研课题的大概思路，绘制技术路线时要简明清晰。课题可行性分析一方面要从学术角度阐述具备完成课题研究的专业和科研储备；另一方面要从完成科研所需的人力、财力、物力等方面的牢靠保障展现完成科研的可行性，重点论述科研课题在理论上的可行性、在研究方法和技术路线上的科学性及可操作性等。

4. 课题创新性

这部分是申报书的亮点，体现申报的项目与同行研究相比的独特之处，主要从立项依据、研究内容、方法、技术路线等方面进行概括提炼。研究的创新点应从研究的新思想、新方法和新技术等方面，具体明确回答所研究的内容到底创新在何处。一般而言，每个项目的创新点不宜太多，有一两点就够了。在措辞上避免使用国内首创、填补空白等字眼，过度强调创新的结果就是过犹不及。

5. 研究基础

这部分应从前期工作基础、研究条件、已承担科研项目情况、课题申请者及其团队成员的学术背景与水平、专业素养等方面进行介绍，重点介绍和列举与所申报的课题相关的研究成果，如实地反映优势，突出科研水平。

6. 经费预算

项目申请经费预算的合理性对能否成功立项有一定影响。尤其是高级别项目的申报，要求项目经费预算的各项条款有明确的用途说明，并且在项目执行中要严格遵守。在项目申报时，既要考虑项目主管部门能给予的经费支持额度，又要准确估算项目进行所需的各项经费。如果申报书对各项开支有具体的比例要求，则严格按照对应的比例进行预算列支。

三、科研课题自我管理

当申报的课题获得立项后，课题负责人就要从以下几方面做好课题的自我管理工作。

（一）根据研究规划开展课题研究

课题立项后，应该及时部署课题实施的步骤和制订研究方案，理清研究工作的主次，把重要的工作做在前面。根据研究制订的阶段目标和起止时间，逐步推进研究工作。不宜“三天打鱼两天晒网”，研究工作贵在坚持，时断时续的研究，会使原有的研究基础、思路中断，一段时间后又要从头再来，需要花费更多的时间和精力。在课题实施过程中，课题负责人要做好协调督导工作，让每一位成员都能按期保质地完成自己承担的科研任务。

（二）把握好科研经费使用的进度

科研经费到账后，课题组应该在积极开展研究的同时，积极地使用经费，不要积压经费到后期再集中大笔使用，避免突击花钱的情况。经费的开支要合理，在课题研究范围内开支，按照申报书或者合同书中的经费预算来开支。这样在课题结题时经费审查才能顺利过关。

（三）结合预期成果开展研究

项目申报时一般都要填写预期成果，在科研项目开展过程中，要严格按照申报书中填写的成果形式和数量去完成。一般而言，高级别的课题要有较丰富的预期成果，如专著或者研究报告加上数篇高质量的论文。在研究结题时，要将申报书填写的预期成果提供给专家评审，以便顺利结题。对于科研成果的保密性及公开发表，要严格按照课题管理部门的要求执行。

（四）做好课题档案材料的保存

课题负责人要妥善保管好与课题相关的档案材料，包括课题申报书、立项批文、项目合同书、中期检查报告书、结题审批书、结项证书或课题产生的各种阶段性成果。课题负责人要提醒课题组成员注意保管好跟自己相关的、能证明自己参与课题研究的材料，如有自己亲笔签名的课题申报书、课题产生的各种有自己署名的阶段性成果。

第四节　科研成果鉴定与转化

根据控制论中的闭环原理，科研管理是一个立题—研究—鉴定—推广应用的连续的封闭回路，并在封闭的回路中不断完善与加强。科研成果的鉴定与转化是科研管理系统的有机组成部分，但这两个环节是目前科研管理中的薄弱点。

一、科研成果的鉴定

科研成果的鉴定是评价科研成果通过市场竞争以及学术上的争鸣等多种方式得到的评价和认可。第一，科研成果的鉴定有利于保证科研成果质量，促进推广应用。一个严肃的评审会使科研成果的应用令人信服，有利于其推广应用。第二，科研成果的鉴定有利于科研工作向纵深发展。经过同行专家评审中的智慧碰撞，能够产生新的科研设想；同时，评审中指出的研究不足与问题为研究者指明了继续深入与改进的方向，使科研工作水平不断提高。第三，科研成果的鉴定保护了科研人员的创造性。通过鉴定，意味着一项科研成果得到了学术界同行的认可，能够极大地提高科研人员的创造积极性。第四，科研成果的鉴定有助于保护成果的知识产权，能够有效维护科研人员的合法权益。

因此，为科研人员提供条件，搭建平台，积极鼓励科研人员申请科研成果鉴定是科研管理工作的重要内容。

二、科研成果的转化

“经济建设必须要依靠科学技术，科学技术必须要面向经济建设”，这句话阐明了科学技术与经济建设的联系。只有将科研成果转化推广，使之成为现实的生产力才能推动经济的发展。医学科研成果的转化推广是一项受多种因素影响和制约的复杂工作，科研人员的成果转化意识弱、商品经济观念落后、科研成果开发制度不健全、知识产权保护机制不完善等都会阻碍科研成果的转化推广。然而，科研成果若能得到有效的转化推广，将使科研人员所在单位、集体、个人均受益，能够极大地调动医务人员投身科研、主动促进转化的积极性。科研管理部门，要积极创造条件，促进科技成果的转化推广。

（一）开展培训，强化科研人员知识产权意识

知识产权是维护科研人员权益，保护科研成果不受侵犯的重要手段。科研管理部门应开展专题培训，加强科研人员对著作权、专利权等有关法规和知识的学习，强化其知识产权意识。在成果申报、鉴定过程中，要注重保护科研机密，适合的成果及时申报专利。

（二）指导科研人员积极申报科研成果奖励

科研成果奖励的申报是一个对科研成果进一步整理、包装的过程。奖励申报的指导工作对于能否获得奖励具有十分重要的意义。首先，要选择合适的时间进行申报，同时要选择恰当的激励类别和等级。其次，要认真填写申报书。填写过程中要充分体现成果的水平，反映研究成果的全貌，尤其突出研究成果的创新点和先进性。最后，要遵循实事求是的原则，客观反映研究成果中存在的问题，不能含糊其辞。

（三）建立科学的激励机制调动科研人员的积极性

科研人员的积极主动性和自觉性是做好科研工作的一个决定性因素。重视科研成果的奖励工作，建立一套科学合理的激励机制，肯定科研人员所做的工作和获得的成就，充分发挥科研奖励的导向作用，将进一步激发科研人员的工作热情，促进科研工作的良性循环。

（四）为科研人员搭建成果转化平台，增强其成果转化意识

科研管理部门要加大对科研成果转化的宣传力度，强化科研人员成果转化和市场参与意识；积极创造条件，为科研人员在专利申请、审批和保护等方面提供服务；努力与政府搭建转化平台，探索与企业联合研发等转化合作模式；通过加强与成果转化中介服务机构的联系，在成果供需双方之间架起一座信息沟通的“桥梁”，缩短成果走向市场的周期，避免人力、物力和财力的浪费；对转化成功并取得效益的项目，给予主要研究人员及课题组重奖，调动科研人员的积极性。

第五节　慢性病科研工作简介

慢性病是一类与健康行为密切相关的疾病，不仅需要在急性发作期给予及时的临床治疗，更重要的是在缓解期进行持续规范的自我健康管理。因此，慢性病科研工作根据干预措施的不同可从两个维度展开，一是从临床治疗的角度，通过科学研究开发针对各种慢性病更有效、更优化的治疗方法和药物；二是从预防的角度，通过科学研究发现更有效的慢性病防控手段，降低疾病的发生率，减缓疾病的恶化进程，减少并发症的出现。

慢性病相关科研工作是医疗卫生科研领域的重要组成部分。全球慢性病患者数量急剧增加，慢性病已成为威胁人类健康的主要疾病。在某种程度上，可以认为慢性病的防控意义远大于临床治疗。因此，“生物—心理—社会”医学模式不仅可以指导临床诊疗服务的实施，也为慢性病科研工作的开展提供了新的视角。随着网络信息技术的飞速发展，“互联网+慢性病”成为业内的研究热点，但研究成果还不多，需要科研人员进一步“深耕细作”，通过科学研究找到慢性病防控的“低成本，高收益”举措，为实现“健康中国战略”献计献策。

参考文献

[1] 中华人民共和国药品管理法［N］. 人民日报，2020－03－17（15）.

[2] 刘春光，金锋，苑国辉. 我国药品分类管理的历史与展望［J］. 中国药物警戒，2013，10（6）：348－351，354.

[3] 处方药与非处方药分类管理办法［J］. 中华人民共和国国务院公报，1999（29）：1283－1285.

[4] 国家药品监督管理局执业药师资格认证中心. 药事管理与法规［M］. 8版. 北京：中国医药科技出版社，2020.

[5] 麻醉药品和精神药品管理条例［J］. 中华人民共和国国务院公报，2005（29）：5－16.

[6] 医疗用毒性药品管理办法［J］. 中华人民共和国国务院公报，1988（28）：905－907.

[7] 放射性药品管理办法［J］. 中华人民共和国国务院公报，1989（1）：12－17.

[8] 韩成林，孙丽，王庆华，等. PDCA循环方法在我院高危药品管理中的应用［J］. 中国药房，2016，27（7）：929－931.

[9] 张红旭，杨庆，郭辉. JCI认证标准在医院高危药品管理中的应用［J］. 中国药物警戒，2016，13（8）：482－483.

[10] 丁选胜. 药学服务概论［M］. 北京：人民卫生出版社，2016.

[11] 刘治军. 韩红蕾. 药物相互作用基础与临床［M］. 北京：人民卫生出版社，2019.

[12] 沙碧君，周素凤，王璐，等. 药物相互作用临床研究方法及进展［J］. 中国临床药理学与治疗学，2019，24（9）：1037－1045.

[13] 徐小平，王曙，陈聪，等. 质子泵抑制剂与药物的相互作用［J］. 华西药学杂志，2000，15（5）：371－372.

[14] Harmsen S，Meijerman I，Beijnen J H，et al. The role of nuclear receptors in pharmacokinetic drug-drug interactions in oncology［J］.

Cancer Treatment Reviews，2007，33（4）：369－380.
［15］赵艳杰，蒋育男，王珊珊，等．老年居家患者药物漏服的调查分析［J］．中国疗养医学，2009，18（11）：1036－1037.
［16］陈锦珊，郭东宇．合理用药 ABC［M］．上海：第二军医大学出版社，2013.
［17］范倩倩，李秋月，朱珠，等．从对北京居民用药安全知信行的探索性调查看公众用药误区［J］．中国药物应用与监测，2018，15（6）：368－371.
［18］葛佳佳，宋维，郑胜男，等．美国药物治疗管理实施现状［J］．医药导报，2021，40（3）：348－351.
［19］王乔宇，赵志刚．药师在美国医疗保险体系中发挥的控制费用增长作用综述［J］．药品评价，2018，15（6）：14－17，29.
［20］毛静怡，柳丽丽，潘永卉．美国药物治疗管理对我国药学服务的启示［J］．现代药物与临床，2017，32（10）：2031－2035.
［21］田华，李沐，张相林．慢性病管理模式的国内外现状分析［J］．中国药房，2016，27（32）：4465－4468.
［22］葛卫红，谢菡．慢性病管理现状［J］．药学与临床研究，2012，20（6）：479－484.
［23］李全志，朱思源，邵晓楠，等．我国药物治疗管理服务现状及补偿机制研究［J］．中国医院，2020，24（2）：1－4.
［24］吕兰婷，林筑，张延．我国慢性病防控与管理研究的十年综述［J］．中国卫生事业管理，2020，37（1）：32－34，37.
［25］林茂，陈哲，曾力楠，等．国内、外药物治疗管理文献研究现状分析［J］．中国药房，2019，30（17）：2305－2310.
［26］阎玉梅，王雯．慢性病管理的药学服务模式探讨［J］．中医药管理杂志，2019，27（1）：95－96.
［27］中国医院协会药事专业委员会《医疗机构药学服务规范》编写组．医疗机构药学服务规范：通则、药学门诊、处方审核、药物重整［J］．中国药房，2019，30（23）：3169－3180.
［28］国家卫生健康委员会办公厅，国家中医药管理局办公室，中央军委后勤保障部办公厅．关于印发医疗机构处方审核规范的通知［J］．中华人民共和国国家卫生健康委员会公报，2018（7）：35－38.
［29］中华人民共和国卫生部．抗菌药物临床应用管理办法［J］．中国执业药师，2012，9（6）：3－8.

[30] 胡晨吉，王世燕，金朝辉，等. 医院“互联网+”门诊药学服务模式实践与效果 [J]. 中国药业，2021，30 (9)：18−22.

[31] 谭涵梦，魏理. 国内外药学门诊发展现状 [J]. 智慧健康，2021，7 (1)：56−58，61.

[32] 梁耀文，蔡钙强，林小华，等. 门诊药房开展药学服务的模式及对药学服务质量的影响分析 [J]. 中国处方药，2020，18 (7)：57−58.

[33] 王世燕，胡晨吉，金朝辉，等. 新型冠状病毒肺炎疫情期间慢性病患者门诊药学服务需求问卷调查研究 [J]. 中国药业，2020，29 (8)：32−35.

[34] 中国医院协会药事专业委员会《医疗机构药学服务规范》编写组. 医疗机构药学服务规范（二）：用药咨询、用药教育、药学查房、用药监护、居家药学服务 [J]. 中国药房，2019，30 (24)：3313−3324.

[35] 高婷，王晓剑，张超，等. 我国药物咨询门诊工作现状分析 [J]. 中国医院用药评价与分析，2021，21 (2)：244−246.

[36] 刘林红，肖薇，王宏蕾，等. 30574 例药师参与的用药咨询分析 [J]. 中国医院用药评价与分析，2021，21 (1)：117−120.

[37] 施淑娟. 门诊药房用药咨询服务对临床合理用药与疗效的影响 [J]. 中国医药指南，2020，18 (31)：28−29.

[38] 黄立，张蓉，何静. 社区老年患者多重用药药学服务实践分析 [J]. 临床合理用药杂志，2020，13 (31)：13−15，19.

[39] 吴汀溪，邢云利，黄凤，等. 老年多重用药住院患者的用药现状评估及药师干预效果评价 [J]. 中国药房，2019，30 (22)：3150−3154.

[40] 陈红. 药师基于安全药师制参与保障特殊人群用药安全的实践研究 [D]. 重庆：重庆医科大学，2019.

[41] 李鑫，左静，郭美琦，等. 某院非住院患者合理用药监护系统的应用与分析 [J]. 中国医院药学杂志，2019，39 (20)：2095−2098.

[42] 吴晓玲，赵志刚，于国超. 临床药物治疗管理学（家庭药师版） [M]. 北京：化学工业出版社，2020.

[43] 吴凯珊，伍俊妍，郑志华，等. 超说明书用药的处方审核基本要素与方法 [J]. 医药导报，2020，39 (9)：1215−1221.

[44] 张薇，许吉，邓宏勇. 国际医学证据分级与推荐体系发展及现状 [J]. 中国循证医学杂志，2019，19 (11)：1373−1378.

[45] 郑志华，黄红兵，王景浩，等. 推动“处方精简”工作在我国的开展

[J]. 今日药学，2019，29 (6)：431−432.
[46] 李晨，林欣，陈孟莉. 老年患者多重用药处方精简干预临床效果的 Meta 分析 [J]. 中华老年多器官疾病杂志，2019，18 (3)：161−168.
[47] 曾英彤，杨敏，伍俊妍，等. 药学服务新模式——处方精简 (Deprescribing) [J]. 今日药学，2017，27 (6)：390−393.
[48] 胡丽萍，彭小莲，胡越，等. 家庭医生团队对社区老年共病患者药物重整效果评价 [J]. 药物流行病学杂志，2021，30 (4)：278−282.
[49] Daliri S，Bouhnouf M，van de Meerendonk H W P C，et al. Longitudinal medication reconciliation at hospital admission，discharge and post-discharge [J]. Research in Social & Administrative Pharmacy，2021，17 (4)：677−684.
[50] Petrovich B，Sweet M，Gillian S，et al. Assessing the impact of a pharmacist-managed discharge medication reconciliation pilot at a community hospital system [J]. Journal for Healthcare Quality，2021，43 (2)：e26−e32.
[51] 许杜娟. 药学服务实务 [M]. 北京：中国医药科技出版社，2016.
[52] 杨丽娟，刘思彤，杨雅麟，等. 国内外居家药学服务现状及补偿机制探讨 [J]. 中国医院，2021，25 (1)：41−43.
[53] Zhou M，Wang H，Zeng X，et al. Mortality，morbidity，and risk factors in China and its provinces，1990−2017：a systematic analysis for the Global Burden of Disease Study 2017 [J]. The Lancet，2019，394 (10204)：1145−1158.
[54] 龙俊睿. 基于人工神经网络模型的区域纵向紧密型医疗联合体绩效评估研究——以上海市为例 [D]. 上海：中国人民解放军海军军医大学，2018.
[55] 梁宝辉. 社区高血压分级管理对高血压患者血压控制效果的影响观察 [J]. 中国实用医药，2018，13 (26)：156−158.
[56] 王登学，刘露霞，许光军，等. 医联体模式下糖尿病视网膜病变社区干预效果研究 [J]. 重庆医学，2020，49 (11)：1855−1858.
[57] 章敬玉，沈礼娟，陈勇. 医联体模式下慢性阻塞性肺病的分级管理和效果评价 [J]. 临床肺科杂志，2019，24 (9)：1574−1577.
[58] 马乐，杨森，谢木金，等. 分级诊疗模式下社区常见恶性肿瘤防治的效果研究 [J]. 实用医院临床杂志，2020，17 (2)：214−216.

[59] 黄晓旭，李子昀，王朝昕，等. 医疗机构慢性病随访开展现况及关键问题剖析 [J]. 中国全科医学，2020，23 (28)：3522－3526.

[60] 陈子豪，赵婷，贾静，等. “互联网＋”慢性病管理模式的发展及现状综述 [J]. 昆明学院学报，2018，40 (3)：109－114.

[61] 钟城垚，周定群，毛进，等. 遵义市 9476 例社区老年人门诊特殊慢性病的流行病学特征分析 [J]. 现代预防医学，2018，45 (20)：3676－3680.

[62] 鲁蓓，袁杨，李庆印. 新冠病毒疫情下慢病用药政策的影响和建议 [J]. 中国社会保障，2020 (3)：86－87.

[63] 王雪冬. 门诊慢性病“扩容”与“并轨”路径思考 [J]. 中国医疗保险，2018 (1)：43－45.

[64] 国家卫生健康委员会. 进一步改善医疗服务行动计划（2018－2020 年）考核指标 [Z]. 2018.

[65] 李文玲. 慢性病管理模式现状分析 [J]. 医学理论与实践，2018，31 (22)：3353－3354.

[66] 张洪波，王杰萍，佟秀梅，等. 分级诊疗背景下三级医院与社区协作慢病管理分析 [J]. 解放军医院管理杂志，2019，26 (9)：815－817.

[67] 王晥琳，李景宇，谭明英. 我国互联网＋慢性病管理模式应用前景分析 [J]. 中国卫生信息管理杂志，2020，17 (2)：168－171，187.

[68] 朱枫，何小舟，薛东，等. 慢性疾病互联网化管理体系搭建的必要性与可行性分析 [J]. 中国卫生产业，2019，16 (19)：194－196.

[69] 舒阳，张春霞，敖斌，等. “互联网＋慢病管理”模式的探索与实践 [J]. 中国处方药，2019，17 (3)：11－12.

[70] 张梦倩，王艳翚，钱珍光，等. 我国互联网医院发展模式分析 [J]. 卫生经济研究，2019，36 (5)：23－26.

[71] 孙青青. 慢病延续护理国内现况的分析与建议 [J]. 中医药管理杂志，2018，26 (6)：11－13.

[72] 胡文爽，封国生，张柠，等. 医联体平台下北京某三级医院慢性病管理方式探索 [J]. 中华医院管理杂志，2018，34 (11)：885－888.

[73] 王静，蔡虻，苗艳青，等. 慢性病人群健康管理服务规范及支撑体系研究 [J]. 中华医院管理杂志，2020，36 (6)：446－451.

[74] 张学本，战浩. 健康中国战略视角下我国社区慢病防治的优化策略 [J]. 行政与法，2018 (8)：69－78.

[75] 张艳春，秦江梅，董亚丽，等. 社区“互联网+”慢性病管理的问题与对策调查研究 [J]. 中国卫生经济，2019，38 (6)：54-57.
[76] 徐康，陈侃侃，胡明礼，等. 引入“互联网+”探索构建门诊慢性病管理服务新模式 [J]. 江苏卫生事业管理，2018，29 (8)：927-930.
[77] 蒋凌志，许丹媛，杨志雄. 老年 COPD 患者血清 PCT、hs-CRP 的表达与肺功能指标、生活质量的相关性 [J]. 中国老年学杂志，2018，38 (7)：1623-1625.
[78] 康建忠. 社区规范化管理在控制 2 型糖尿病患者糖化血红蛋白及并发症的应用研究 [J]. 实用临床医药杂志，2018，22 (1)：139-142.
[79] 管细红，徐勇飞，王羡欠，等. 我院远程医疗应用现状及发展建设的实践体会 [J]. 现代医院，2018，18 (7)：983-985，992.
[80] 洪建，颜雨春，周典，等. “互联网+”时代下分级诊疗模式建设思考 [J]. 中国数字医学，2018，13 (1)：19-20，26.
[81] 石钰，陈艳，陈学涛，等. 互联网+专科护理门诊提高患者慢病管理水平 [J]. 中国数字医学，2018，13 (6)：13-15.
[82] 金丹，徐静，马楠，等. 医院多学科诊疗的信息化管理体系构建 [J]. 中华医院管理杂志，2019，35 (12)：999-1003.
[83] 郭佳林，汪浩. 实用医患沟通手册 [M]. 上海：同济大学出版社，2019.
[84] 宋维，葛佳佳，束庆，等. 美国医疗保险与药物治疗管理服务 [J]. 医药导报，2021，40 (3)：336-339.
[85] 葛佳佳，宋维，郑胜男，等. 美国药物治疗管理实施现状 [J]. 医药导报，2021，40 (3)：348-351.
[86] 刘秋风，田侃，喻小勇. 美国药师合作实践协议 (CPA) 介绍及对我国的启示 [J]. 中国医院药学杂志，2020，40 (10)：1170-1173.
[87] 王可，侯凯旋，闫素英. 国内外药物治疗管理开展现状 [J]. 中国药房，2018，29 (5)：580-586.